rowohlt
POLARIS

Dr. med. Sheila de Liz

Unverschämt

Alles über den fabelhaften weiblichen Körper

Mit Illustrationen von
Luisa Stömer

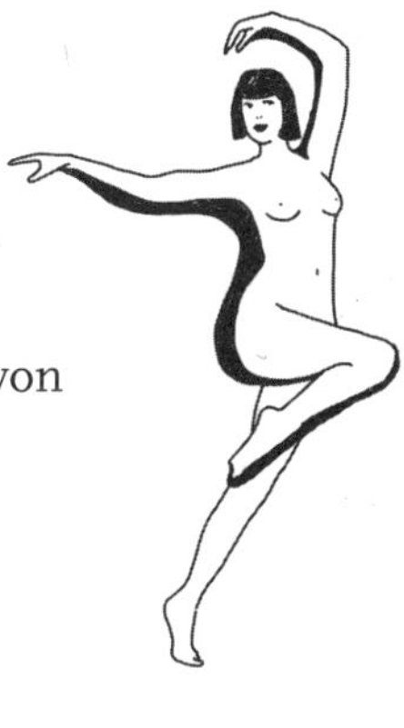

Rowohlt Polaris

19. Auflage März 2026
Veröffentlicht im Rowohlt Taschenbuch Verlag
Rowohlt Verlag GmbH, Kirchenallee 19, 20099 Hamburg

Originalausgabe
Zuerst veröffentlicht im Rowohlt Taschenbuch Verlag,
Hamburg bei Reinbek, April 2019

Umschlaggestaltung Hauptmann & Kompanie
Werbeagentur, Zürich
Umschlagmotiv Gaby Gerster / Feinkorn
Satz aus der Scala Pro
Innengestaltung Birgit Rohrbach
Druck und Bindung
CPI books GmbH, Leck
ISBN 978-3-499-60668-7

Kontaktadresse nach EU-Produktsicherheitsverordnung:
produktsicherheit@rowohlt.de

MIX
Papier | Fördert gute Waldnutzung
FSC® C083411

For all the women of the world

Inhalt

Dieses Buch ist so konzipiert, dass man es entweder von vorne bis hinten durchlesen oder aber sich einzelne Bereiche, die einen besonders interessieren, herauspicken kann. Da es in der Natur meines Faches liegt, dass alles miteinander zusammenhängt und verwoben ist, gibt es einige Wiederholungen oder Verweise auf Seiten, wo Basics erklärt werden, zum Beispiel die Anatomie, das Hormonsystem etc.

Ich habe bei meinen Ausführungen die für uns Gynäkologen alltäglichen Erkrankungen und «üblichen Verdächtigen» näher beleuchtet und auch manches, was selten ist, aber natürlich kann ein Buch nicht alles abdecken. Auf einige abgefahrene Krankheitsbilder oder Zustände konnte ich daher nicht eingehen.

Das Buch richtet sich generell an alle Frauen, im Bereich der Sexualität habe ich mich allerdings auf die Probleme und Missverständnisse in der heterosexuellen Welt beschränkt; das liegt daran, dass der Großteil meiner Patientinnen heterosexuell ist und viele ihrer Probleme so in der lesbischen Welt nicht vorhanden sind. Die Bedürfnisse von Transfrauen kann das Buch ebenfalls nicht ansprechen, obwohl auch sie – wie alle Frauen – fabelhaft sind.

Ich duze dich, liebe Leserin, erstens weil ich als Amerikanerin diesen entspannteren Umgang bevorzuge und zweitens weil ich in meiner Praxis auch viele Freundinnen habe, die ich zunächst als Patientinnen kennengelernt habe. Meine Stimme richtet sich zwar jeden Tag an sie, aber hier und heute besonders an dich, liebe Leserin. Und weil wir hier wirklich intime, wichtige Dinge besprechen, hat in diesem Raum eine steife Distanz keinen Platz.

Mein Team und ich nennen uns in unserer WhatsApp-Gruppe «Dr. Shayla und die Vaginistas» – in diesem Sinne, liebe Leserin, viel Spaß und lustige Lernmomente mit diesem Buch wünschen dir von Herzen

Dr. Shayla und die Vaginistas

Einleitung

Was wäre, wenn deine Gynäkologin deine beste Freundin wäre und du ihr jede Frage stellen könntest?

Nur Mut – ich kenne alle Fragen. Ich bekomme sie zu jeder Gelegenheit gestellt. Wie zum Beispiel letzten Sommer auf einer Grillparty. Ich setzte mich zu späterer Stunde mit einer Weinflasche und zwei Gläsern zu meiner Freundin Sandy auf die Terrasse des Gastgebers. Sandy ist wie ich Amerikanerin, wir kennen uns schon lange, und hin und wieder kommt sie zu mir als Patientin. Kurze Zeit später gesellten sich andere Frauen dazu, während unsere Männer in typischer Steinzeit-Manier sich zuerst um das Fleisch kümmerten und sich anschließend in der Küche über Whisky und Rennräder unterhielten. Es war ein lauwarmer Abend, und der Wein floss im angenehmen Tempo.

«Echt, du bist Frauenärztin?», fragte eine der Frauen. «Wie ist das so ...?» Sie ließ die Frage in der Luft hängen, und ich wusste sofort, um was es geht.

«Du meinst, den ganzen Tag nackte Frauen anzuschauen? Schön!», antwortete ich. Frauen jeden Alters als Patientinnen zu haben, ist oft lustig, manchmal rührend, stets aber abwechslungsreich. Ich erzählte, dass mein Schwerpunkt vaginale und sexuelle Gesundheit sei und von ein paar typischen Dingen, die ich behandele.

Durch meine Offenheit ermutigt, schlossen sich die anderen, wenn auch erst noch zögerlich, mit ihren Fragen an: Was denn besser für den Beckenboden sei, ein Kaiserschnitt oder eine normale Geburt? Überhaupt, wann sei man «zu alt», um ein Baby zu bekommen? Wie wichtig sei es, Baumwollunterwäsche zu tragen? Warum sollte man nach jedem Sex pinkeln? Dann wurden sie mutiger: Sieht ein Gynäkologe, ob man viel Sex hatte? Gibt es den G-Punkt wirklich? Wie ist das so mit Schamlippen-OPs? Sind viele Frauen unten noch unrasiert?

Tatsächlich haben wir Frauen oft viele Fragen, Fragen, die wir unserem Arzt oder unserer Ärztin in der Regel nicht stellen. Vielleicht reicht die Zeit beim Frauenarztbesuch nicht aus, oder das Verhältnis zum Gynäkologen gibt es einfach nicht her, gewisse Themen umfangreich zu behandeln. Ich kann mich noch sehr gut an meinen ersten Frauenarzttermin erinnern: Ich war 17, konnte weder richtig Deutsch, noch hatte ich von Sexualität eine Ahnung. Meine Ärztin war sehr ruppig, redete nicht viel, und die zwei Fragen, die ich mich getraut hatte zu stellen, beantwortete sie knapp und leicht genervt. Sie fragte mich weder, ob ich schon mal Sex gehabt hatte (ich war noch Jungfrau), noch erklärte sie mir richtig die Pille, die sie mir dann verschrieb – das tat im Anschluss die Arzthelferin. Das waren die Achtziger, damals wurde das Klischee der unsensiblen, wenig freundlichen Frauenärztin noch richtig gelebt. Als ich beschloss, Gynäkologin zu werden, wusste ich schon, dass man das anders machen muss. Ich sehe es seitdem als meine Aufgabe an, mein Wissen an Frauen weiterzugeben, und zwar in einer lebendigen Sprache, die sich gut und vertraut anfühlt. Wenn ich Unwissenheit oder Unbehagen über den eigenen Körper in einer humorvollen Atmosphäre beseitigen kann, umso besser. So wie Jamie Oliver die Kochkunst für jedermann zugänglich gemacht hat, sehe ich es als meine Berufung, neben der eigentlichen Gynäkologie Frauen ihren Körper und deren Besonderheiten locker und easy zu erklären. Denn wenn es eine Frauenärztin nicht macht, wer dann?

Missverständnisse und Unsicherheiten gibt es reichlich, und sie werden oft schon in der Kindheit gesät.

Idealerweise hätten wir uns schon als kleine Mädchen mit unserem Körper angefreundet – unaufgeregt und entspannt. Die in der Pubertät auftretenden körperlichen Veränderungen würden wir neugierig und gelassen zur Kenntnis nehmen, auch dann, wenn wir merken, dass unser Genital eine Art Eigenleben entwickelt. Man würde die Vagina kennen als ein Organ, in das manche Dinge reingehen und aus dem manches auch rauskommen kann, im Großen und Ganzen aber als etwas Freundliches, das es gut mit uns meint. Wir würden die zyklischen Schwankungen und Launen unseres Körpers kennen und gut vorbereitet sein auf die Veränderungen, die kommen.

Viel häufiger ist es jedoch der Fall, dass Frauen eine unsichere, zwiespältige oder sogar ablehnende Haltung gegenüber ihrem Körper im Allgemeinen und ihrem Genital im Besonderen haben, die oft mit Schamgefühl und Peinlichkeit besetzt ist. Frauen und Mädchen wähnen sich mit vielen Problemen alleine und trauen sich nicht, ihre Freundinnen oder ihren Frauenarzt zu fragen. Der Unterleib und das Genital behalten immer etwas Mysteriöses oder Unberechenbares. Diese Haltung geben sie unbewusst an ihre Töchter weiter.

Später kommen dann andere Verunsicherungen dazu: PMS, Zwischenblutungen, Verhütung – nirgendwo bekommt man eine klare Antwort, woher denn auch? Das Internet quillt über, die Werbung sagt: Lesen Sie die Packungsbeilage und fragen Sie Ihren Arzt oder Apotheker. Man hörte gestern noch, Hormone bringen einen um – und heute schon sollen sie neues Leben schenken. Wem soll man da glauben? Meine Mission ist es, Klarheit in die Sache zu bringen, die Fakten von den Meinungen zu trennen, neue Software in die weibliche Festplatte Deutschlands einzuspielen, damit die Frauen von heute wichtige Dinge lernen, die sie wirklich angehen – alltägliches und fundiertes Wissen über ihren Körper. Tatsächlich ist mein Fachbereich zwar mehrschichtig und facettenreich, und die Erfahrung eines Arztes ist wirklich durch nichts zu ersetzen, aber die Theorie ist für jeden erlernbar. Das entmystifiziert und nimmt die Angst, schließlich fürchten wir uns immer nur vor den Sachen, die wir nicht verstehen. Nur mit dieser Art des Wissens-Upgrades kann man die Sorgen über den eigenen Körper beiseitelassen und sich um die anderen wichtigen Dinge im Leben kümmern. Daher darf die weibliche Biologie kein Insiderwissen mehr bleiben, mit dem nur der Frauenarzt sich auskennt. Ich behaupte, wer in der Lage ist, einer Netflix-Serie mit mehreren Staffeln zu folgen, der schafft es locker, sich die Basics der gynäkologischen Medizin anzueignen.

Ich bin hier, um den Anfang zu machen. Ich gehe voran und führe euch durch die wunderbare Welt der weiblichen Biologie. Mädchen und Frauen sollten sich heute nicht nur in ihrem Körper gut auskennen, sondern auch Spaß an ihm haben. Wir haben ein schlaues Körpersystem, das weise ist und seiner Besitzerin oft Hinweise gibt, was wirklich fehlt. Und nur wir Frauen haben schließlich Zubehör, das nicht nur der Fortpflanzung dient, sondern auch unserem Vergnügen. Ich persönlich finde es herrlich, eine Frau zu sein – wir können Frauenfreundschaften genießen, Glitzer-Sandaletten tragen, Babys gebären und auch Business-Deals abschließen. Dieses Buch ist allen Frauen gewidmet.

1. Deine fabelhafte Bewohnerin im Bikini Bottom

Anatomie der Vulva – oder: #jadasistnormal

Willkommen im Basiskurs für weibliche Anatomie! In diesem Kapitel lernen wir das kleine Einmaleins der Bauweise unseres fabelhaften Genitals. Zuerst möchte ich drei der größten Irrtümer über das weibliche Geschlecht aus dem Weg räumen:

Erstens, wir unterscheiden zwischen Vagina und Vulva. Alles, was außen ist – der Schamhügel, die großen Schamlippen, darunterliegend die kleinen Schamlippen und die Klitoris – nennt man zusammengefasst **Vulva**. Am Eingang, hinter dem Kranz des Jungfernhäutchens (den wir später genauer inspizieren), fängt offiziell die **Vagina** an, die am Ende mit dem Gebärmutterhals abschließt. Man sieht also die Vagina oder Scheide normalerweise nicht von außen. Während ein Mann alle seine Genitalien nach außen sichtbar trägt, haben wir sowohl welche, die außen liegen, als auch solche, die Innendienst leisten. Vulva und Vagina befinden sich an zwei unterschiedlichen Locations, sind aber zusammen ein dynamisches Duo, wie Rizzoli und Isles oder Beyoncé und Solange.

Zweitens, wir haben unten *drei* Löcher – nicht zwei! Wenn du das bisher nicht wusstest, keine Scham bitte – du bist nicht allein. Mir sind schon Akademikerinnen begegnet, zum Teil auch Ärztinnen, denen nicht klar war, dass man aus der Harnröhre pinkelt und nicht aus der Vagina.

Drittens – und dies ist eine der wichtigsten Lektionen überhaupt in diesem Buch –, fast alle Varianten der äußerlichen Genitalien sind normal, von Muschel bis Schmetterling. Laut Studien aus den USA haben lediglich 26 Prozent aller Frauen sich jemals richtig ihre Genitalien angeschaut. Nun, wir sind vielleicht nicht die oft als prüde geltenden Amerikanerinnen, aber ich glaube, dass hier in Europa die weibliche Intimzone einen ähnlich schweren Stand hat. Dabei ist es so wichtig, die eigene Anatomie zu kennen und sie auch gut zu finden. Man hat festgestellt, dass eine größere Akzeptanz der eigenen Genitalien sich sehr positiv auf die Sexualität auswirkt. Man hat mehr Sex und kommt häufiger zum Orgasmus, wenn man seine Vulva und Vagina wirklich kennt und noch dazu mag.

In der deutschen Sprache sind zudem die Namen des Genitalbereichs etwas unglücklich gewählt: Schambereich, Schamhügel, Schamlippen – fast so, als müssten wir uns alle dafür schämen. In vielen feministisch ausgerichteten Büchern wird bewusst dagegen vorgegangen und nach Ersatzbegriffen gesucht, die augenzwinkernd die Norm in Frage stellen, wie zum Beispiel Charme-Hügel, Liebes-Lippen etc. Ich dagegen bevorzuge einen lässigeren Umgang mit der Norm und messe der Wortwahl keine so schwerwiegende Bedeutung bei; ja, sie ist etwas *old school*, aber ich rege mich nicht mehr über sie auf, sie hat bei mir einen ähnlichen Stand wie eine in die Jahre gekommene Schwiegermutter. Daher werde ich die Begriffe – dein freundliches Einverständnis vorausgesetzt, werte Leserin – so lassen, wie sie sind. Ich werde uns bzw. mir aber durchaus den Spaß gönnen, unsere Bewohnerin im Bikini Bottom zwischendurch liebevoll mit netten Namen zu bezeichnen wie Mumu, Freundin oder Muschel.

Und nun befassen wir uns erst einmal näher mit dem Außenbezirk, der Vulva: Vulven gibt es in verschiedenen Größen, Farben und Styles – die Natur liebt die wunderbare Vielfalt. Wer möchte, kann sich an dieser Stelle einen Spiegel holen, sich breitbeinig hinsetzen und mit schauen, während ich eine kleine Vorstellungsrunde der Haupt- und Nebendarsteller des weiblichen Genitals mache. Gerne darfst du dir mit dem Handy Licht oder auch Fotos machen und diese dann studieren, wenn du nicht sehr gelenkig bist. Es ist übrigens völlig normal, beim ersten Anblick seiner Genitalien diese nicht sofort wunderschön zu finden, sondern eher komisch und wabbelig. Wenn man den Anblick nicht gewohnt ist, hat man es erst mal mit vielen weichen anatomischen Teilen zu tun; eine Vulva kann mehrfarbig und runzelig und vielleicht auch lustig aussehen. Sie kann glatt und einfarbig sein, klar definiert oder unübersichtlich. Es ist also okay, peinlich berührt zu sein, wenn man sein Geschlecht das erste Mal ge-

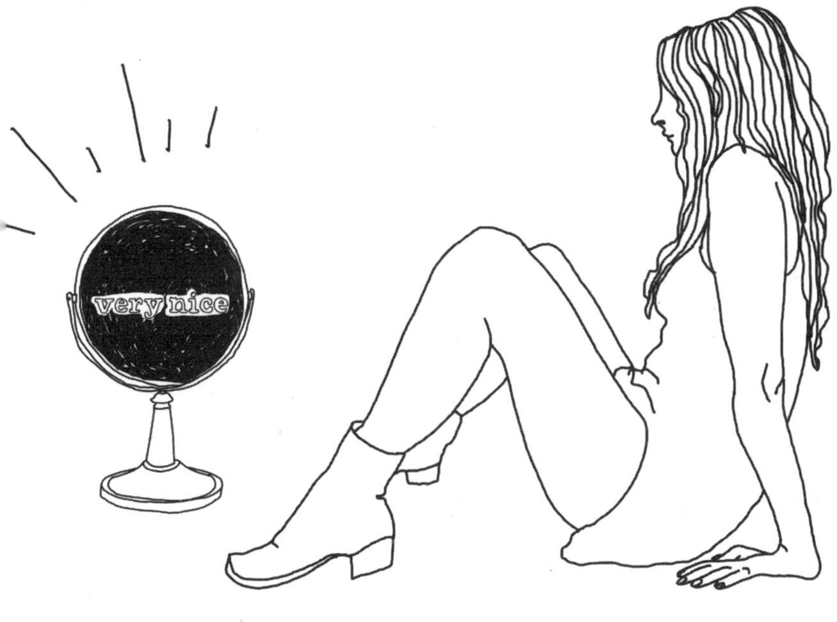

nauer inspiziert – wann macht man das denn auch sonst? Die Vulva mit Schamlippen und allem Zubehör befindet sich nun mal meistens nicht in unserem Sichtfeld, und wer nicht in einem Hippie-Haushalt groß geworden ist oder als Kind auf dem FKK-Campingplatz den anderen beim Bocciaspielen zugeschaut hat, hat nicht unbedingt viele nackte Menschen von unten betrachten können, geschweige denn sich selbst regelmäßig unten mit einem Spiegel inspiziert.

Insidertipp

Wer mit dem Aussehen seiner Vulva hadert oder sich einfach nur fragt, ob sie normal aussieht, dem empfehle ich unbedingt die Werke des britischen Bildhauers Jamie McCartney, die man sich auf seiner Great-Wall-of-Vaginas-Website anschauen kann. McCartney hat von Hunderten von Frauen zwischen 18 und 76 Jahren Gipsabdrucke der Vulva gemacht, um die bunte Vielfalt zu demonstrieren.

Beginnen wir also die Führung von oben: Man sieht zunächst den **Schamhügel** (auch Venushügel genannt). Der Schamhügel ist ein Fettpolster, um das darunterliegende Schambein zu schützen. Hiervon ausgehend teilen sich zwei Lappen links und rechts. Das sind die **großen Schamlippen**. Diese sind bei manchen Frauen fest, bei anderen hängen sie eher. Bei einigen sind sie platt, wiederum andere sind fülliger. Sie sind wie der Schamhügel mit Fett gefüllt und beschützen die Vagina.

Wo die großen Schamlippen oben zusammentreffen, befindet sich der Kopf der **Klitoris**. Der Klitoriskopf thront als Königin der Erregungsorgane über allem und ist unter einer Kapuze mehr oder weniger verdeckt. Hier gibt es oft Variationen. Bei manchen ist die Haut wabblig und weit, bei anderen schaut im Normalzustand der Kopf der Klitoris heraus, weil

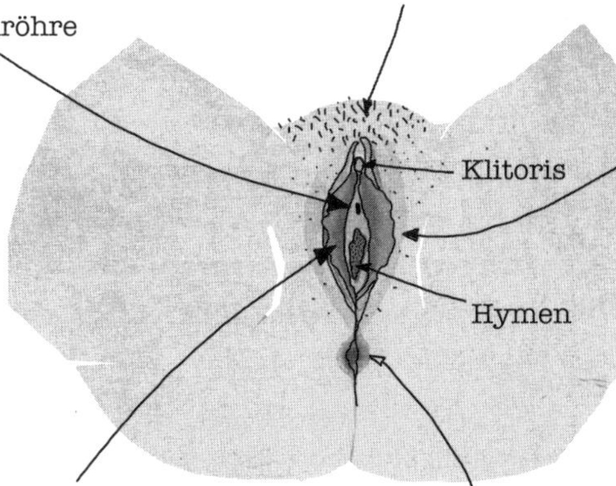

die Kapuze recht knapp angelegt wurde. Die Kapuze der Klitoris geht manchmal nahtlos, manchmal etwas versetzt nach unten in die **kleinen Schamlippen** über, die in Größe und Form ebenfalls sehr variieren können. Diese Schätzchen haben viele Nerven und sind daher sehr wichtig beim Sex. Auf sie gehen wir später ausführlicher ein.

Wenn man von der Klitoris ca. ein bis zwei Zentimeter aus nach unten schaut (auch hier können die Abstände variieren), findet man eine sehr kleine Öffnung, die empfindlich ist: Das ist die **Harnröhre**, aus der man Wasser lässt. Neben der Harnröhre befinden sich die Skene-Drüsen, die in die Harnröhre münden (aber die sieht man schlecht). Diese sind unser Pendant zur männlichen Prostata und verantwortlich für die sagenumwobene weibliche Ejakulation (dazu mehr im Kapitel 2).

Wenn wir weiter nach unten scrollen, finden wir den Eingang zur Scheide, umringt von einer dünnen Hautfalte. Dies ist der sogenannte **Hymenalsaum**, der Reste des Jungfernhäutchens darstellt. Wer noch keinen Sex hatte, sieht eventuell – aber bestimmt nicht immer! – sein Jungfernhäutchen hier als dünne Membran, die wie ein Haargummi das Eingangsloch umsäumt. Hier bzw. hinter der Hymenalgrenze beginnt die eigentliche Vagina. Links und rechts am Hymenalsaum befinden sich die Ausgänge der Bartholinischen Drüsen, die man im Normalfall ebenfalls nicht sieht. Sie spielen eine Nebenrolle bei der Befeuchtung der Vagina, wie wir in Kapitel 2 lernen werden.

Die **Vagina** ist das Reich des Tampons, die Wirkstätte von vaginalen Zäpfchen, Babys letzter dunkler Abschnitt, bevor es das Licht der Welt erblickt, sowie der viel besungene Vereinigungsort der Geschlechter. Im entspannten Zustand ist sie flach zusammengefallen. Als Wundertüte, die die Vagina ja ist, hat sie ein Paar Zentimeter im Inneren ein sexuelles Ass im Ärmel versteckt: den **G-Punkt**, über dessen Existenz mehr gestritten wird als über die von Ufos und Yetis. Die Vagina wird am Ende abgeschlossen durch den Gebärmutterhals, der wie ein Korken in die Vagina hineinragt und sich sehr fest anfühlt.

Wenn wir nun weiter Richtung Süden gehen, sehen wir ein Paar Zentimeter Haut zwischen Scheidenausgang und After. Diesen Bereich nennt man **Damm**, hier werden bei Bedarf die Dammschnitte bei Entbindungen durchgeführt, und hier befindet sich ein sehr häufiger Landeplatz für genitale Infektionen wie Herpes oder Genitalwarzen.

Der **After** sieht aus wie ein Kussmund oder ein Seestern. In der Schwangerschaft oder bei großen Hämorrhoiden kann das Poloch vergrößert oder geschwollen sein.

Nachdem ich die Haupt- und Nebendarsteller des weiblichen Genitals kurz vorgestellt habe, wollen wir uns nun eingehender mit ein paar von ihnen befassen und ihre Launen, Variationen sowie Special Effects kennenlernen.

Finding Clitory – Geschichte einer versteckten Heldin

Viele Mädchen entdecken schon als Kind, dass ihre Klitoris empfindlich ist und ein wenig «kitzelt», wenn man sie anfasst. Spätestens bis zur Pubertät haben dann die meisten die Klitoris entdeckt als das, was sie ist: ein nervenreiches Organ, dessen Spitze als «Perle» zu fühlen ist, ungefähr dort, wo die beiden großen Schamlippen zusammentreffen.

Dass die Klitoris für manche ein Buch mit sieben Siegeln ist, wird häufig bei den ersten Petting-Erfahrungen klar: Die Jungs finden sie nicht, oder sie fassen sie falsch an, oder sie rutschen mit den Fingern auf ihr herum auf der Suche nach der optimalen Position. Dass die Jungs anfangs keinen Plan haben, ist vielleicht bedauerlich, aber nicht verwunderlich – sie befinden sich nämlich in guter Gesellschaft, und das seit Jahrhunderten.

Zwar haben die Araber und Perser schon immer gewusst, wozu die Klitoris da ist, auch die Griechen waren der Sache auf der Spur, aber in Nordeuropa herrschte lange große Unwissenheit über die Klitoris. Das lag zum Teil daran, dass das Sezieren von Leichen kirchlich verboten war. Außerdem waren sich die Gelehrten stets uneins; manche glaubten, die Klitoris sei nutzlos, wie das Zäpfchen hinten am Gaumen, wiederum andere glaubten, die Klitoris würde zur Befruchtung beisteuern. Manche meinten, sie sei ein verkümmerter Penis. Das ging so bis in die Renaissance hinein. Erst im Jahr 1559 haben Anatomen aus Padua die Klitoris als ein Organ beschrieben, das einen sexuellen Zweck hat und weder nutzlos noch schädlich ist. Sie nannten sie *amor veneris*, ein Organ der weiblichen Freude.

1844 war ein weiteres Erfolgsjahr für die Klitoris. In diesem stellte nämlich erstmals ein deutscher Anatom namens Georg

Ludwig Kobelt fest, dass die Klitoris ein Gefäßgeflecht besitzt, das mit zwei großen Schwellkörpern verwoben ist, die hinter den großen Schamlippen sitzen. In seinem Werk mit dem, wie ich finde, grandiosen Titel *Die männlichen und weiblichen Wollustorgane des Menschen und einiger Säugetiere* beschrieb er das recht ausführlich; und er stellte eine Verbindung zur weiblichen sexuellen Erregung her, die bis dahin nicht ausführlich erforscht war.

In einer perfekten Welt hätte spätestens zu diesem Zeitpunkt die Wissenschaft die Klitoris weiter untersucht, und sie hätte eine steile Karriere hingelegt als neuentdecktes Zubehör des weiblichen Genitals. Stattdessen begann erneut ein dunkles Kapitel in ihrer Geschichte. In den folgenden Jahrzehnten gewann nämlich eine prüdere Einstellung in der Wissenschaft die Oberhand; man fand die Klitoris nutzlos bis schädlich, ja, man entfernte sie sogar zum Teil, um weibliche «Hysterie» zu kurieren. Anfang des 20. Jahrhunderts deklarierte Sigmund Freud, der Begründer der Psychotherapie und ein großer Mansplainer und Frauenversteher seiner Zeit, die Klitoris als Instrument des «infantilen» Orgasmus, das nur für kleine Mädchen zum Spielen da sei, und zwar ohne jeglichen Beweis. «Richtige» Frauen wiederum müssten vaginal kommen, denn wer nur klitoral zum Orgasmus käme, der könne ja nur eine unreifes Ding sein, unterentwickelt, da nicht fähig, ohne zusätzliche Stimulation von außen zu kommen, wie es ein Mann tut. Obwohl das Dogma eines isoliert vaginalen und damit einzig wahren Orgasmus in den fünfziger Jahren durch Alfred Kinsey revidiert wurde, existiert diese Vorstellung leider bis heute. (Wie man kommt, warum und wenn, dann wie oft, werden wir in Kapitel 2 vertiefen.)

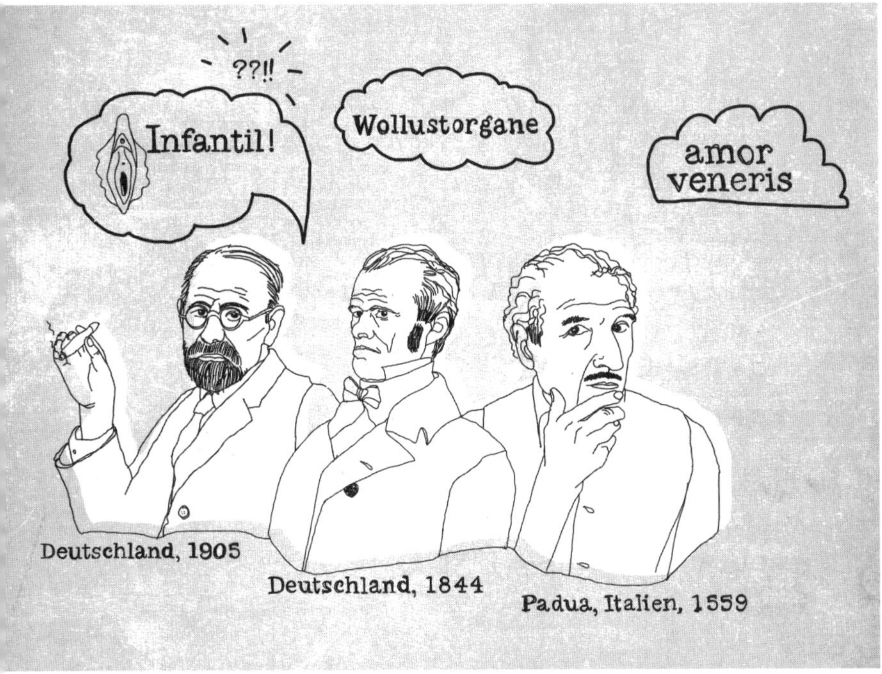

Endlich: die Wiederentdeckung

Noch 1999 im Medizinstudium in Mainz habe ich gelernt, dass die Klitoris eine Art «Mini-Penis» sei, nur ein bis zwei Zentimeter lang und immer ihrem großen Vorbild, dem Penis des Mannes, nacheifernd. Eigentlich wurde das gesamte Thema «weibliches Geschlecht» nur am Rande behandelt – über die Vulva oder die Klitoris steht bis heute leider sehr wenig in den klassischen Anatomiebüchern. Wir würden vermutlich immer noch im Dunkeln tappen, wenn nicht eine australische Urologin Ende der Neunziger ständig durch eine Prüfung gerasselt wäre und damals beschloss, ihre Wissensdefizite in der Anatomie endgültig zu beseitigen. Beim Sezieren einer weiblichen Leiche machte Helen O'Connell 1998 zu unserem Glück eine erstaunliche Entdeckung: Sie fand heraus, dass die

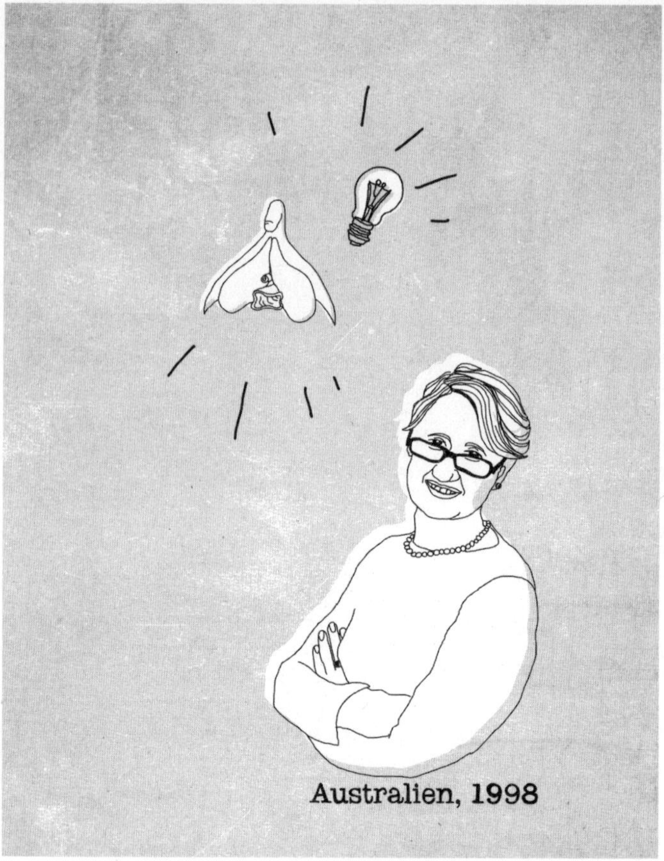

Klitoris nicht eine kleine Perle ist, sondern weitaus mehr zu bieten hat, als das Auge sieht. Das, was wir als Klitoris bezeichnen, ist nur die Spitze des Eisberges! Unter der Oberfläche fand O'Connell ein verzweigtes Organ mit konkreten Verbindungen zur Harnröhre und zur Vaginalwand.[1] Und das hat vielleicht Nerven! Die Gefäß-Nervenbündel der Klitoris sind richtig dicke, kräftige Leitungen, die mit dem bloßen Auge zu erkennen sind. Die Klitoris hat über 8000 Nervenfasern – und hängt dabei locker den Penis ab, der einige hundert Nervenenden an der Eichel hat.

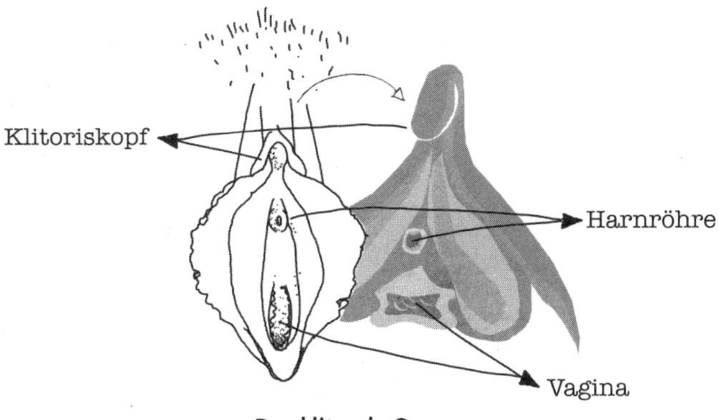

Das klitorale Organ

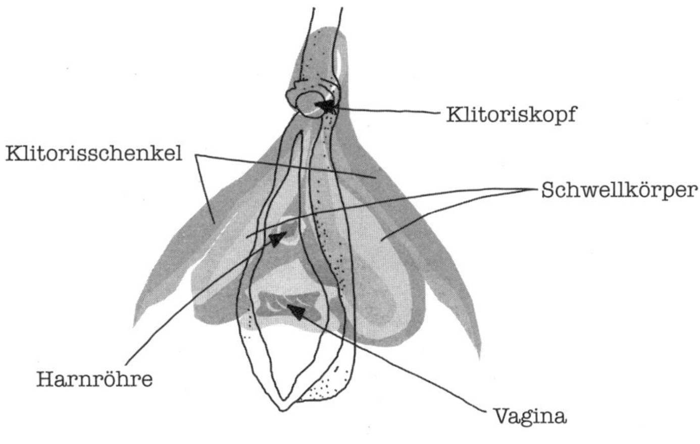

Das geheime Leben der Vagina

Size matters: Warum die Klitoris größenmäßig dem Penis Konkurrenz macht

Der Klitoriskopf schaut unten aus der Vorhaut raus, steigt nach oben und wird zum Klitoriskörper. Dieser thront auf der Spitze einer Pyramide, bestehend aus zwei Schenkeln, die acht bis neun Zentimeter lang sind, und zwei Schwellkörpern. Diese wiederum umklammern links und rechts fest die Harnröhre und die Vagina. Die komplette Pyramide, inklusive Schenkel, Körper und Schwellkörper, nennt man das klitorale Organ. Es besteht aus gefäßreichen, schwammähnlichen Strukturen, die sich mit Blut bei Erregung tuffig aufplustern, zum Beispiel wenn man zu oft *Magic Mike* geschaut hat.

Helen O'Connell hat des Weiteren beschrieben, dass die seitlichen Vaginalwände eigentlich bereits in die Schwellkörper übergehen – die Vagina *ist* also teilweise die Klitoris, im erweiterten Sinne. Wenn man penetriert wird beim Sex, drückt der Penis noch mehr Blut in die Schwellkörper; folglich wird die Vagina enger, was wiederum die Schwellkörper des Penis freut. Ein nettes Geben und Nehmen.

Hast du dich jemals vorher gefragt, warum, wenn man die Perle oben stimuliert – die Maus quasi «doppelklickt» –, die Scheide innerlich anschwillt? Spätestens jetzt wissen wir, dass wir bis vor kurzem gar nichts wussten und dass offenbar jeder diese Unwissenheit hingenommen hat. Warum das so ist, darüber kann man eigentlich nur spekulieren. Hat der vielbeschäftigte, dauergestresste, vom Burn-out bedrohte Anatom der Neuzeit die Klitoris aus Zeitgründen ignoriert? Oder war es schlicht leichter anzunehmen, sie sei ein Mini-Penis, so nach dem Motto: Erst bekam die Frau die Rippe vom Mann, dann auch den Penis, aber bitte in der praktischen Miniatur-Reisegröße fürs Handgepäck?

Es ist eigentlich nicht zu erklären, wie es die Medizin bis 1998 geschafft hat, die Klitoris anatomisch in ihrem Umfang komplett zu übersehen. Man bedenke: In der Zwischenzeit hat man die DNA entschlüsselt, Herzen transplantiert, Schafe geklont und ist mit Robotern auf dem Mars herumgefahren.

Aber, sei's drum! Mit unserem jetzigen Wissen können wir die Klitoris würdigen und nutzen als das, was sie ist, nämlich das einzige Organ, das einzig und alleine zu unserem sexuellen Vergnügen da ist. Da hat Mutter Natur schön mitgedacht – nehmen wir das Geschenk doch dankend an.

Schamlippen – von Barbie bis Batgirl

Wenn man dabei ist, seine eigenen Schamlippen (medizinisch: Labien) anzuschauen, muss man eine Sache verinnerlichen, und das ist mir wirklich wichtig: Das eine «normal für alle» gibt es nicht. Genauso wie es keine Einheitsfrisur für alle Köpfe oder Einheitsfüße für alle Menschen gibt. In einer berühmten Studie, die 2004 von der Gynäkologin Jillian Lloyd in England durchgeführt wurde, hat man die enormen Unterschiede der weiblichen Genitalien erstmals wissen-

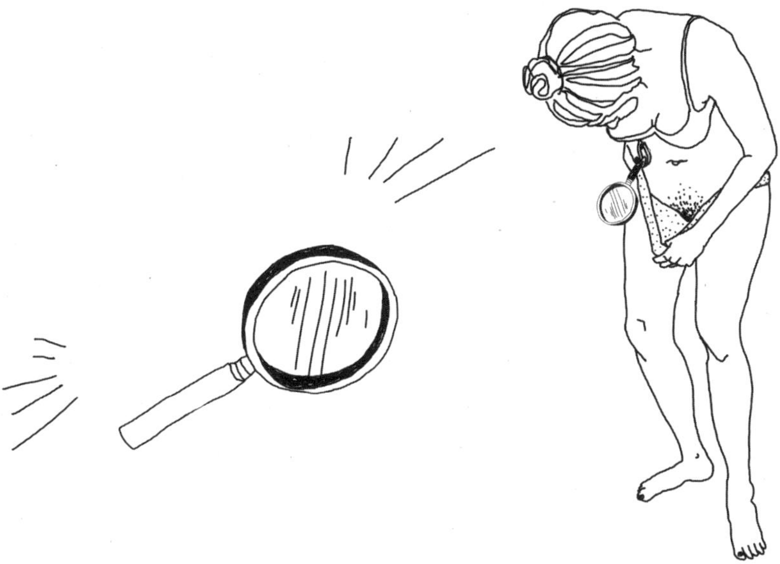

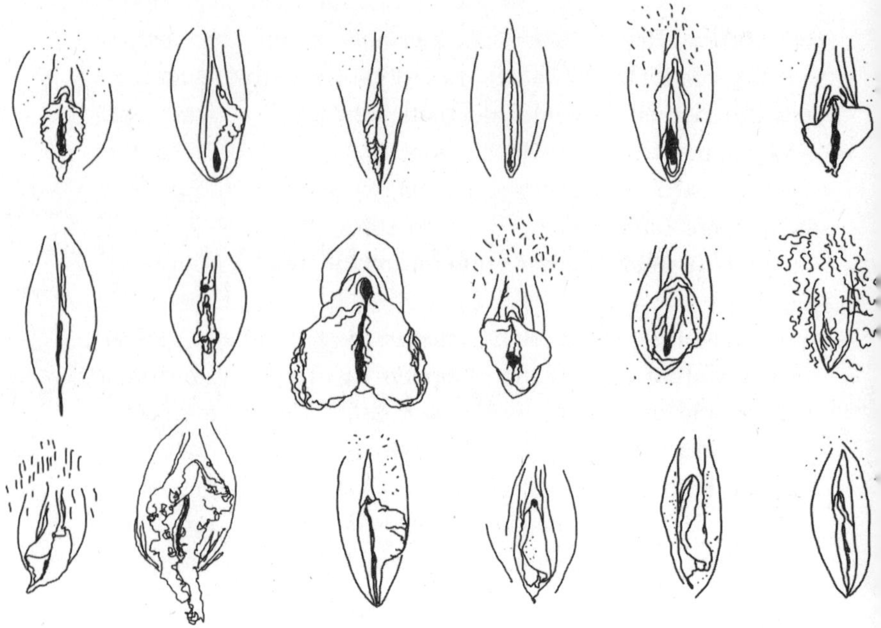

schaftlich gemessen und dokumentiert. Es wurden 50 Frauen unterschiedlichen Alters und unterschiedlicher Ethnien untersucht, und siehe da: Alle waren anders.

Die Länge der kleinen Schamlippen (von unten nach oben gemessen) reichte von 2 bis 10 Zentimetern Größe. Die Breite der Flügel variierte ebenfalls zwischen 0,5 Zentimetern bei der einen Frau und 5 Zentimetern bei einer anderen. Und auch Asymmetrien sind ganz normal – sehr oft ist eine Schamlippe größer als die andere. Bei über der Hälfte aller Frauen überragen die kleinen Schamlippen die großen Schamlippen und schließen nicht bündig mit ihnen ab. Die Farbe der Schamlippen ist so variabel wie die Farbe unserer Lippen im Gesicht – alles ist vertreten, von zartrosa über dunkelbraun bis lila. Manche sind innen rosa und am Rand dunkel. Oft, aber nicht immer, sind die Schamlippen dunkler als der Rest der Haut am Körper. Häufig findet man hier auch kleine Erhabenheiten, die wie Pickel aussehen, das ist ganz normal. Auch können die kleinen Schamlippen glatt, schrumpelig, gekräuselt oder faltig sein. Die Form der kleinen Schamlippen variiert ebenfalls sehr. Jede Schamlippe hat, wenn man sie zur Seite zieht, mehr oder minder die Form eines Flügels. Die Flügelspitze kann oben angeordnet sein, mittig oder aber auch unten liegen.

Die kleinen Schamlippen müssen auch nicht die gleiche Länge wie die großen Schamlippen haben, manche enden und verschmelzen mit den großen Schamlippen auf halber Strecke. Man spricht hier im Fachjargon vom «Take-off»-Punkt der Schamlippen.

Aufgabenverteilung

Die Schamlippen haben verschiedene Funktionen, die sich in ihrer Konstruktion widerspiegeln. Die großen Schamlippen sind die Beschützer, die kleinen Schamlippen dagegen sind mehr für das eigene Entertainment zuständig.

Die großen Schwestern haben auf der Vorderseite Haare, Talg- und Schweißdrüsen, außerdem eine höhere Pigmentierung als die restliche Haut. Sie sind das weibliche Pendant zum Hodensack beim Mann. Die großen Schamlippen haben einen Fettkörper, der die kleinen Schamlippen und die Vagina vor Reibung und Trauma beschützt, und Schwellkörper, die die Vagina und Harnröhre beim Sex beschützen. Außerdem haben die Haare an den Schamlippen eine Schutzfunktion, damit in der Steinzeit keine Käfer in die Vagina reinkrabbeln konnten, um einem damit den Tag zu vermiesen. Die Schamhaare sind zudem als Duftträger bestens geeignet, um das

Männchen anzulocken. Sozusagen die Steinzeit-Variante von Chanel Nr. 5.

Die kleinen Schamlippen bestehen aus einer anderen Haut als die großen Schamlippen, die eher der Haut des Penis entspricht. Sie haben viele Gefäße und sehr, sehr viele Nerven. Die kleinen Schamlippen leisten dadurch Wichtiges für das sexuelle Erleben; sie sind kleine empfindliche Schätzchen, die uns viele gute Gefühle bescheren, wenn sie in einem sexuellen Kontext gestreichelt oder geleckt werden oder an ihnen liebevoll gesaugt wird. Das darf man nicht vergessen, wenn man eine rein kosmetische Verkleinerung seiner Schamlippen in Erwägung zieht.

Witterungseinflüsse an der Vulva

Die Vulva verändert ihr Aussehen im Laufe des Lebens. Bei einer jungen Frau sind die äußeren Schamlippen noch prall und verdecken vieles, wenn nicht alles von den kleinen Schamlippen. Aber der Zahn der Zeit nagt auch an der Vulva. So können die großen Schamlippen nach einem Gewichtsverlust oder einer Schwangerschaft, bei Hormonmangel in den Wechseljahren oder durch tagtäglichen Verschleiß (Radfahren, Waxing etc.) an Fülle verlieren und faltig und schrumpelig werden. Wie ein Federkopfkissen, das zu viele Federn im Laufe der Zeit verloren hat, können sie durchaus etwas schlaff hängen, dafür kommen die kleinen Schamlippen mehr zur Geltung. Hinzu kommt, dass die kleinen Schamlippen durch hormonelle Umstellungen langsam wachsen können und mit der Zeit dunkler werden. Die Schambehaarung wird dünner, und die ersten grauen Haare können auch hier erscheinen.

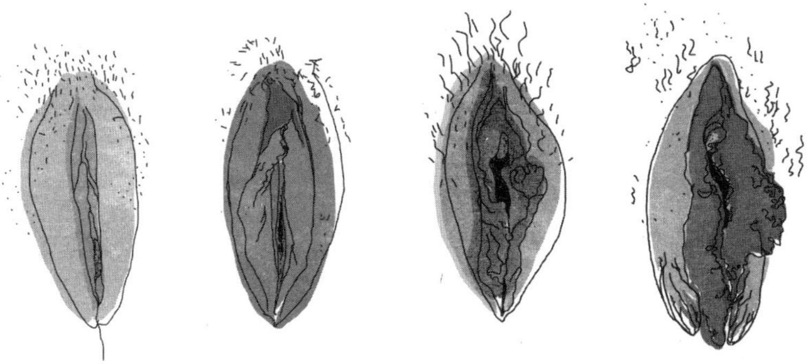

20-jährige Labien, 30-jährige Labien, 50-jährige Labien, Oma-Labien

Weil ich es mir wert bin? Ein Wort zu kosmetischen Eingriffen

Machen wir uns nichts vor, Schamlippen führen insgesamt oft ein trauriges Dasein. Wenig wertgeschätzt und nicht selten ungeliebt, müssen sie viel aushalten: Sie werden rasiert, gewaxt, gelasert, man sitzt auf ihnen den ganzen Tag in Bürostühlen und schwitzt. Wir muten ihnen unbequeme Sattel im Spinning-Kurs zu, zwingen sie in zu enge Tangas und konfrontieren sie mit Slipeinlagen und Cremes aller Art. Manche Frauen finden sich wirklich unschön und hadern mit ihrem Aussehen so intensiv, dass sie eine operative Anpassung wünschen. Die Zahl der kosmetischen Eingriffe an den Genitalien hat in den letzten zehn Jahren massiv zugenommen. Woher kommt das?

Erotikstars haben als Erste damit begonnen, sich unten komplett zu rasieren. Wenn man sich Pornos der Siebziger anschaut, sieht man noch lauter Naturbüsche. Das änderte sich dann erst in der Pornowelt und schwappte später in die reale über. Das wiederum führte dazu, dass man erstmals anfing zu schauen, wie andere Frauen aussehen.

Problematisch wurde das Ganze, als Pornodarstellerinnen anfingen sich operieren zu lassen, um eine Vulva ohne sichtbare kleine Schamlippen zu haben. Das nennt man in kosmetisch-gynäkologischen Kreisen den «Barbie»-Look, weil man die kleinen Schamlippen nicht mehr sieht, nur eine geschlossene Muschel.

Hinzu kommt, dass in Zeitschriften wie dem *Playboy* die Schamhaare seit 2005 komplett fehlen, da die Bilder retuschiert werden. Dank Photoshop haben dort alle Models eine vermeintlich makellose Einheits-Mumu ohne große Variationen. Tatsache ist aber, dass diese Art der mädchenhaften Vulva eine echte Rarität darstellt bei erwachsenen Frauen, sodass – wie sonst auch in der Werbung – Photoshop uns ein Image der Vulva präsentiert, das es so in der realen Welt kaum gibt. Das kann ich als professionelle Vulva-Begutachterin mit mehr als zwanzig Jahren Erfahrung wirklich mit Bestimmtheit sagen.

Meine Erfahrung haben aber die meisten Frauen nicht, und woher denn auch? Woher soll überhaupt jemand wissen, was normal ist? In den Medien ist es zwar völlig normal, nackte Frauen zu sehen, aber der Anblick von Schamlippen irritiert und destabilisiert Menschen immer noch, weshalb Schamlippen, besonders die kleinen, bis heute im Mainstream Funk und Fernsehen nicht existent sind. Allein wegen der Altersfreigabe für Filme und Serien gäbe es hier sicherlich Probleme. Außerdem ist es, bei aller sexuellen Freizügigkeit, die uns *Sex and the City* und *Fifty Shades of Grey* beschert haben, unüblich, dass Frauen sich untereinander über ihre Schamlippen austauschen oder sich gegenseitig unten ansehen. Über Sex reden ja, über Fesseln und Oralverkehr vielleicht, aber über die Variationen der Genitalien nicht, vermutlich weil wir entweder mit unserer Ausstattung zufrieden sind oder eben nicht und uns dafür genieren. Manchmal hat man auch nur eine vage Vorstellung davon, was richtig und normal ist, und man will diese nicht in Frage stellen – wir haben ja schließlich schon genug selbstauferlegte Problemzonen. Es liegt in unserer Natur, uns angleichen, attraktiver machen zu wollen. Das machen alle aus dem Tierreich, und die Spezies Mensch ist keine Ausnahme. Wir streben nach dem perfekten Körper, den perfekten Haaren, der perfekten Schminktechnik, wir legen operativ Ohren an, lasern Haare weg, investieren in Nagelstudios für schöne Hände, entfernen Besenreißer und noch vieles mehr. Es ist also durchaus denkbar, dass so ein intimer Bereich, auch wenn ihn nur wenige Menschen zu Gesicht bekommen, ebenfalls der strengen weiblichen Zensur unterzogen wird und sich herausstellt, dass da Verbesserungspotenzial herrscht.

Aber auch die einfachen Alterungsprozesse an der Vulva bewegen viele dazu, sich operieren zu lassen. Tatsächlich, auch wenn einem erst einmal das Image des schönheitswahnsinnigen, labilen Menschen vom Planeten Hollywood in den Sinn kommt, sind es im Schnitt eher ältere Frauen, die sich eine Verkleinerung der Schamlippen wünschen. Es kann einen finanziellen Aspekt haben, aber auch mit der abgeschlossenen Kinderplanung zu tun haben, dass die Patientinnen nicht alle in ihren Zwanzigern sind. Wenn jüngere Patientinnen sich für eine operative Veränderung interessieren, dann häufig wegen angeborener längerer Schamlippen. Die meisten wünschen sich, ob älter oder jünger, aber keine Barbie-Variante, sondern nur eine Verkürzung ihrer Schamlippen, damit sie nicht raushängen und bündig mit den großen Schamlippen abschließen. Viele stört auch die dunkle Pigmentierung des Randes der kleinen Schamlippen. Einige lassen sich außerdem die Kapuze der Klitoris stutzen, um ein harmonisches Aussehen zu erzielen. Viele Frauen stören auch eine oder beide Schamlippen, wenn sie zu lang sind: Sie scheuern sich auf, werden in der Unterwäsche eingeklemmt oder rutschen beim Sex auf schmerzhafte Weise mit in die Scheide.

Mythbuster

Die wenigsten Schamlippen müssen aus medizinischen Gründen operiert werden, denn auch die langen Flügel im Batgirl-Style sind alltäglich und normal – man hat sie nur vorher unter den Haaren des Naturbusches nicht gesehen. Eine extreme anatomische Variante, die eine operative Korrektur medizinisch wirklich erforderlich macht, ist eine Seltenheit, wahrscheinlich gibt es sie bei weit unter einem Prozent aller Frauen.

Eine solche Operation ist auch mit Risiken behaftet: Nachblutungen und Wundheilungsstörungen sind nicht selten, ebenso das Risiko, zu viel Gewebe zu entfernen oder dass die Patientin für immer Schmerzen beim Sex hat. Die Wahl des richtigen Chirurgen ist sehr, sehr wichtig; nicht jeder Chirurg oder Gynäkologe ist darauf spezialisiert, da die Methode relativ neu ist und eine Nischen-Spezialität. Auch wenn man kein Verständnis für Frauen hat, die sich operieren lassen wollen, darf man nicht vergessen, dass diese häufig wirklich leiden, oft so sehr, dass sie aus Scham nicht zum Frauenarzt gehen, nicht einmal zur Krebsvorsorge. Statistiken zeigen zudem, dass nach solchen Eingriffen eine hohe Patientinnenzufriedenheit herrscht. Auch wenn ich als Gynäkologin am Anfang meiner Karriere diese Frauen packen und schütteln wollte, weiß ich inzwischen: Man darf Frauen, die sich operieren lassen wollen, nicht verurteilen oder belächeln – die meisten entscheiden sich nicht leichtfertig für eine Operation und machen das nur für sich. Der Männerwelt ist es nämlich, am Rande bemerkt, ziemlich schnurzegal, wie die Genitalien aussehen. Die meisten Männer verstehen die Diskussion einer

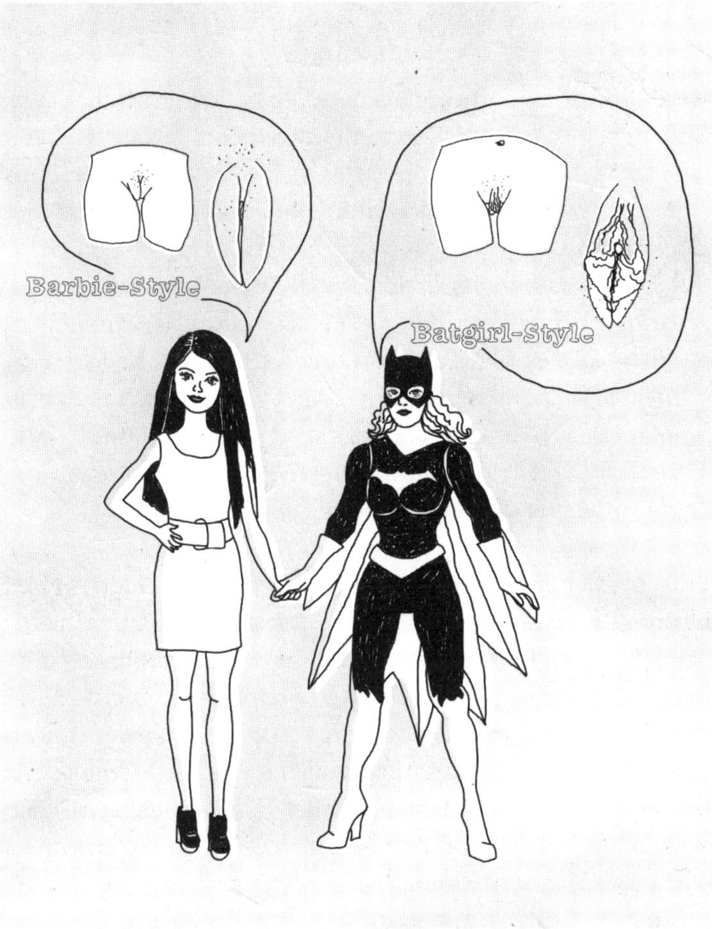

Schönheitsoperation der Schamlippen gar nicht, schließlich sind sie meistens heilfroh und freudig entzückt, die Vulva hautnah sehen zu dürfen, und kämen gar nicht auf die Idee, wegen Äußerlichkeiten zu meckern – die Männer, die es wert sind, versteht sich.

Also bitte, Mädels und Frauen, Mütter und Töchter, erzählt es euch gegenseitig und ruft es von den Dächern der Stadt: Wir sehen alle unten individuell und einzigartig aus! Out of the dark, and into the light. Wenn ihr es noch nicht tut, es ist höchste Zeit zu chillen, was das Aussehen eurer Genitalien anbelangt. Und wen es trotz aller Aufklärung immer noch zu einer operativen Anpassung drängt, der wünschen wir einen glücklichen OP-Verlauf und freuen uns, wenn sie dann auch mit dem Ergebnis happy ist. Denn die Hauptsache ist doch, dass wir am Ende des Tages glücklich mit uns selbst sind, ob Barbie oder Batgirl.

Tag der offenen Tür – alles über den Eingang

Der Eingang der Vagina ist der Teil, den wir am ehesten kennen und zu dem wir auch am meisten Bezug haben. Beim Abwischen auf der Toilette, beim Tamponeinführen oder auch weil wir Liebesfreuden, aber auch Schmerzen beim Sex hier am intensivsten spüren.

Lasst uns also an den Eingang heranzoomen, denn hier sind einige Stellen, die den meisten Frauen eher unbekannt sind, aber unterschiedliche Aufgaben haben, und das auch noch auf kleinstem Raum. Auf den ersten Blick ist es verwirrend wie der Blick in das Cockpit eines Flugzeugs, aber nur am Anfang: Wir gehen das Schritt für Schritt durch. Bei deinem nächsten Frauenarztbesuch kannst du dann mit Insiderwissen beeindrucken und eventuell vorhandene Beschwerden genau lokalisieren. Auf geht's!

Die kleinen Schamlippen umringen den Eingang, der in der Fachsprache **Vestibulum** genannt wird, das bedeutet so viel wie Vorhof oder Vorgarten. Im Vorgarten sieht man den Übergang von der trockenen zur feuchten Vulvahaut, sichtbar sind alle Öffnungen, die im weiblichen Geschlecht vorhanden sind: Ganz oben, unter der Klitoris, befindet sich die Harnröhre (Urethra). Links und rechts von ihr liegen die winzigkleinen Öffnungen der **Skene-Drüsen**, die aus einem ähnlichen Gewebe bestehen wie die Prostata beim Mann. Die Skene-Drüsen produzieren kleine Mengen einer Flüssigkeit, die bei manchen Frauen beim Höhepunkt ausgeschieden wird, in Form der geheimnisumwitterten weiblichen Ejakulation (dieses vermeintliche «Einhorn» der weiblichen Mythologie werden wir später studieren). Und dann ist da natürlich der eigentliche Scheidenkanaleingang, in der Fachsprache **Introitus** genannt. Unsichtbar sind hier zu beiden Seiten des Introitus die Ausgänge der **Bartholinischen Drüsen**. Diese Drüsen sitzen im Foyer des Introitus und haben die Aufgabe, den Eingang beim Sex angenehm feucht zu machen, sozusagen als Begrüßungsempfang für den Penis. Diese Drüsen merkt man normalerweise nicht, nur wenn sie entzündet sind: Dann können sie beim Sitzen und beim Sex sehr weh tun und sich sogar mit Eiter füllen. Warum das passieren kann und was man dann unternimmt, erfährst du im Kapitel 5.

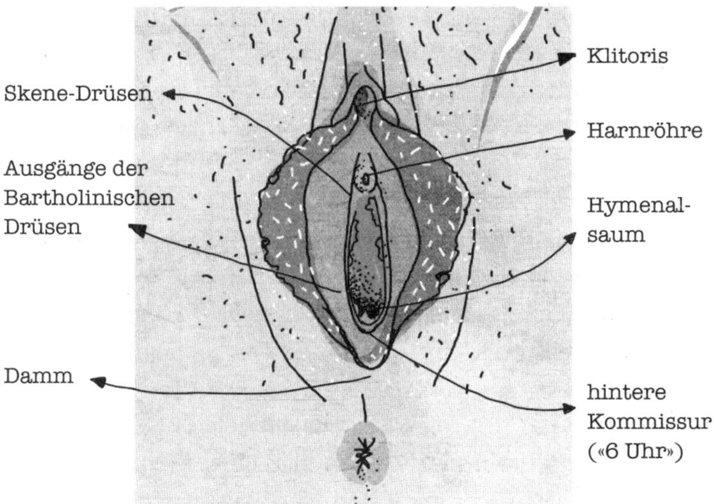

Der südlichste Pol des Vestibulums (ich nenne es auch gerne die «6-Uhr-Stelle») ist die **hintere Kommissur**, ein Ort, in den sich das Rückholbändchen vom Tampon gerne hineinschleicht. Die hintere Kommissur ist ein neuralgischer Punkt der Vulva, da sie die empfindlichste Stelle ist und als Erstes Alarm schlägt bei Störungen aller Art: Wenn es beim Sex weh tut, dann oft dort am schlimmsten; vaginale Pilzinfektionen jucken am intensivsten an der hinteren Kommissur, und bei heftigem Sex, großer Trockenheit oder sehr groß gebautem Partner kann die Haut dort oberflächlich einreißen. Sie ist die erste Stelle, die betroffen ist von Schleimhautschwund und Hormonmangel, und ein äußerst beliebter Ort für Feigwarzen. Überhaupt sind das äußere Drittel der Vagina und die Vulva insgesamt empfindlicher als die inneren zwei Drittel; hier liegen mehr Nerven und auch viel mehr Hormonrezeptoren als am inneren Ende der Vagina. Warum ist das so? Vermutlich weil das Innere der Vagina bei einer Geburt in der Lage sein muss, sich sehr zu dehnen, und das geht am besten, wenn der Bereich eher sparsam mit Nerven besiedelt ist. Der äußere Teil der Vagina ist wiederum empfindlicher, weil wir ja sonst überhaupt keinen Spaß am Sex hätten und natürlich auch als Schutzfunktion, um unsere Murmel vor Gefahren zu schützen. Die vielen Andockstellen für Sexualhormone (auch Hormonrezeptoren genannt) im Gewebe sind ein Hinweis, wie sehr unser geschätzter Eingang von den Sexualhormonen gesteuert und genährt wird. Das wird besonders deutlich bei Hormonmangel, wenn es sehr brennen und jucken kann und Linderung oft erst durch das langfristige Anwenden einer hormonhaltigen Salbe gelingt.

Unterhalb der Harnröhre finden wir als Übergang vom Introitus in die Vagina den **Hymen**, auch bekannt als Jungfernhäutchen. Das Jungfernhäutchen ist eine sehr dünne Membran, die randständig als schmale Krone vorhanden oder auch bis ein Zentimeter hoch sein kann. Das hat vermutlich den Zweck, die Mädchen-Scheide vor kleinen Fremdkörpern wie Legosteinen oder Barbie-Schuhen zu schützen. Das Hymen ist also kein kompletter Verschluss wie der Frischesiegel beim Nutella-Glas. Die Vagina ist trotz Jungfernhäutchen immer etwas durchlässig, sodass beispielsweise bei der Periode ein Mini-Tampon problemlos eingeführt werden kann, ohne das Hymen zu verletzen.

Wenn man noch nie Sex hatte, kann das Jungfernhäutchen wie gesagt als Krone oder Kränzchen sichtbar sein – es kann aber auch trotz Jungfräulichkeit eingerissen sein, Zacken haben oder kaum zu finden sein. Es kann auch dehnbar oder straff sein, dünn oder dicker. Deshalb hat es wirklich überhaupt nichts zu bedeuten, wenn man beim ersten Sex nicht blutet – bestimmt die Hälfte aller Mädchen blutet überhaupt nicht beim ersten Mal! Das liegt schlicht und ergreifend an der Form und Konsistenz der Krone, die Mutter Natur uns geschenkt hat.

Bei sexuell erfahrenen Frauen ist das Hymen meist in kleineren Zacken noch sichtbar am Introitus, man nennt ihn dann den Hymenalsaum. Später, nach den Wechseljahren, bildet sich der Saum noch weiter zurück, und unsere Krone ist (dort zumindest) verschwunden.

Mythbuster

Das Hymen ist kein Frischesiegel, das beim Sex durchbrochen wird und danach verkümmert. Es reißt und blutet auch nur bei 50 Prozent der Frauen nach dem ersten Sex – das heißt, jede zweite blutet nicht. Das Hymen kann sehr elastisch sein, man kann sich diesen Hautring am Eingang wie ein Haargummi vorstellen. Das kann gedehnt werden und, zack, zur Originalgröße zurückkehren, ohne zu reißen oder zu bluten. Deshalb ist das erste Mal Sex für viele Mädchen auf dieser Welt ein Test, den sie niemals bestehen können: Wenn eine Frau in ihrer Hochzeitsnacht nicht blutet, ist damit in vielen Kulturen der Beweis nicht erbracht, dass sie Jungfrau war. Das beruht auf einem jahrtausendealten Brauch, der den Sinn hatte, den Preis einer jungen Braut zu rechtfertigen. Aber nicht nur in fernen Kulturen ist das ein Problem: Auch in unserem Kulturkreis werden viele junge Frauen nach ihrem ersten Mal aus Unwissenheit als Lügnerin hingestellt, wenn sie nicht bluten; ihr Partner glaubte, ihr Erster zu sein, und bezweifelt dies nun. Wenn die Blutung nicht reicht als Beweis für ihre Jungfräulichkeit, was dann?, fragt sich manch junger Mann von heute. Meine Antwort lautet: Chill, Junge, sei froh, dass du für die Jungfernfahrt auserwählt wurdest, mach keinen Stress und glaub es ihr einfach.

Der Eingang der Vagina kann beim Betrachten eng ausschauen oder auch aufklaffen. Ob und wie sehr die Haustür offen steht, hängt von vielen verschiedenen Faktoren ab: vom eigenen Körpergewicht, ob man viele Babys, große Babys oder schwere Geburten hatte oder ob man von Natur aus ein schwaches Bindegewebe im Beckenboden hat. Wenn die Vagina sehr gedehnt wurde, zum Beispiel bei schwierigen oder langen Geburten, kann es sein, dass die Harnblase auch nach der Rückbildung der Gebärmutter durch die schwache Decke der Vagina durchhängt. Das wird in der Laiensprache «Blasenvorfall» genannt und ist eigentlich nicht akkurat, denn die Harnblase ist nicht gefallen, sondern sie sackt in die Vagina hinein, wie ein großer Hintern auf einer durchgesessenen Hängematte. In der Fachwelt heißt sie *Zystozele* und kann für Probleme mit der Kontinenz sorgen oder in sehr ausgeprägten Fällen ein Fremdkörpergefühl in der Vagina (mehr dazu im Kapitel 10). Wenn man eine klaffende Öffnung hat, liegt es nah, dass auch die Vagina während der Geburt überdehnt wurde und dass damit die sexuelle Empfindung nachlässt – konkret heißt das, das beste Stück des Partners fühlt sich dünner an, und das ist meistens nicht sexy. Ich kann hier wärmstens Kegel-Übungen empfehlen, die man jeden Tag macht, um den Beckenboden, der die Vagina umschließt, wieder zu stärken. Ein Trainingsprogramm, um unser Fräulein Untergeschoss wieder fit zu machen, besprechen wir ausführlicher in Kapitel 4.

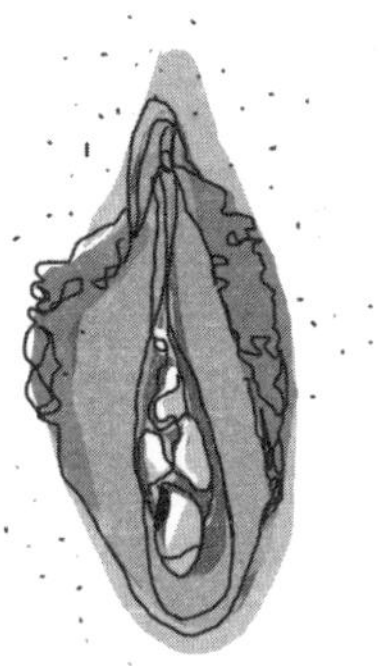

Vulva vor Baby

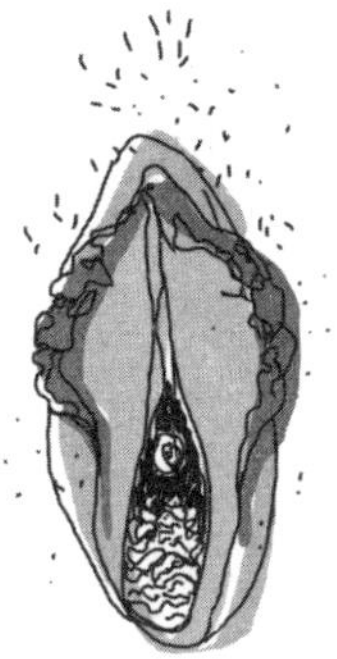

Vulva nach Baby

Der Damm beschreibt die Stelle zwischen Vagina und After und ist im Durchschnitt zwischen zwei und sechs Zentimeter hoch. Auf dem Damm können Schamhaare wachsen, die sich bis zum Poloch ausdehnen. Der Damm ist dazu da, sich zu dehnen und Platz zu machen für den Kopf des Babys, und wird während der Schwangerschaft sehr weich und dehnbar. Während einer Geburt kann er reißen, meistens in einer geraden Linie nach unten. Die meisten Dammrisse heilen erstaunlich gut und stören hinterher nicht sehr. In Einzelfällen reißt der Damm bis zum After, aber das ist sehr selten, da die Hebammen gut dafür sorgen, dass es gar nicht so weit kommt (ein gezielter Dammschnitt kann das beispielsweise verhindern). Man sollte versuchen, sich als Schwangere nicht den Kopf darüber zu zerbrechen, ob man einen Dammschnitt haben möchte oder ihn bei der Geburt natürlich reißen lassen will; das ist Aufgabe der Hebamme und des Arztes, im richtigen Moment die richtige Entscheidung zu treffen.

Außerhalb der Schwangerschaft bemerkt man den Damm bei Problemen: Hier zeigen sich gerne Irritationen bei zu engen Tangas, Unverträglichkeiten von Slipeinlagen, Pilzinfektionen aufgrund von Wärme und Feuchtigkeit oder auch Mitbewohner wie Genitalwarzen oder Herpes-Bläschen. Hygiene ist in diesem Zusammenhang nicht so sehr das Problem – eigentlich ist weniger mehr, etwas Wasser und ein wenig milde Seife einmal am Tag reichen völlig aus. Wichtiger ist es, den Damm trocken zu halten, um Pilzen und anderen Infektionen das Leben schwerzumachen. Wer häufiger Pilzinfektionen am Damm, am Poloch oder in den Leisten bekommt, sollte lieber darauf achten, sich immer gut abzutrocknen – auch gerne mit dem Föhn. Hierzu einfach das Bein auf die Toilette oder den Badewannenrand stellen und von unten anföhnen – wie in der letzten Phase der Autowaschanlage nach der Unterbodenwäsche. Nur nicht zu lang und zu heiß!

Haare, Frisuren und Styling – New York, Rio, Tokio

Schamhaare

Manche Frauen tragen blank wie ein Pfirsich, andere rocken ihren Vollbusch, und dazwischen gibt es viele Varianten. Wie die Kopfhaare kommen die Schamhaare in den unterschiedlichsten Ausführungen daher: von weiß bis schwarz, von gekräuselt bis ganz glatt, von dicht bis sparsam. Sie sitzen generell auf dem Venushügel und bedecken die Vorderseite der großen Schamlippen, aber sie ufern auch gerne in alle Richtungen aus: In die Leisten und über den Damm und weit bis zum Poloch können sie sprießen, oder sie kriechen wie eine Kletterpflanze hoch zum Bauchnabel und links und rechts weit über den Bikinirand hinaus.

Die Farbe der Schamhaare ist oft dieselbe wie am Kopf, aber nicht immer müssen die Vorhänge sozusagen zum Teppich passen: Oft sind die Schamhaare dunkler, weil sie einen höheren Gehalt an Melanin, unserem Haut- und Haarfarbstoff, haben. Die Form der Haare wird auch durch unsere Hautfarbe bestimmt: Asiaten und amerikanische Ureinwohner haben eher einen runden Haarschaft, der sich kaum kräuselt, daher haben sie meist glattes Schamhaar. Kaukasier haben einen eiförmigen Haarschaft, der die Haare zum Kräuseln bringt, und Menschen afrikanischen Ursprungs haben einen elliptischen Haarschaft, der bekanntermaßen bewirkt, dass ihnen super Afro wachsen.

Aber warum hat man überhaupt Haare im Schambereich? Zum einen beschützen sie die Vulva und Schamlippen beim Geschlechtsverkehr – jeder, der schon mal frisch rasiert Marathon-Sex hatte, wird bestätigen, dass es hinterher echt brennen kann. Zum anderen hatten die Schamhaare in der Steinzeit nicht nur die Funktion, Käfer und Ungeziefer davon abzuhalten, in die Vagina zu krabbeln, sondern man vermutet noch eine andere Komponente: Damals signalisierte eine Frau mit Schamhaaren Geschlechtsreife. Die Theorie lautet, dass man als Kind oder aber auch als älterer Mensch mit sparsamer Behaarung als potenzieller Geschlechtspartner nicht in Frage kam. Außerdem sind Schamhaare ein wichtiger Duftträger, um Pheromone zu verteilen; der Duft im Schritt signalisierte männlichen Interessenten, ob eine Frau paarungsbereit war oder bereits durch jemand bestiegen wurde oder ob sie gerade schwanger oder am Stillen war.

Es ist historisch nachgewiesen, dass die Menschen sich bereits sehr früh die Schamhaare entfernt haben. Schon in den Jahren 4000 bis 3000 vor Christus war es üblich, sämtliche Körperhaare zu entfernen. Man hat sogar nachweisen können, dass im alten Ägypten alle Haare entfernt wurden, selbst die Augenbrauen und das Kopfhaar, das galt als besonders sexy und edel. Reliefs, die man gefunden hat, deuten außerdem darauf hin, dass eine Schamhaarentfernung im 12. Jahrhundert bekannt war. Später, im 15. und 16. Jahrhundert, rasierte man im Zuge der Hexenjagd verdächtigen Frauen alle Haare ab, zum einen weil man die Macht der Hexe in ihren Haaren vermutete, zum anderen wollte man das «Mal des Teufels» finden, wo der Leibhaftige die Frauen markiert haben soll.

Im viktorianischen Zeitalter wiederum entfernte man alle Haare, um Filzläuse fernzuhalten; lediglich Prostituierte benutzten ein Schamhaartoupet, um ihre Syphilis-Beulen zu verstecken. Schamhaartoupets sind übrigens noch heute in der Filmindustrie in Gebrauch, denn bei vielen Schauspielerinnen wachsen nach Jahren des Waxings und Laserns im Intimbereich keine Haare mehr. Kate Winslet soll dieses Problem im Film *Der Vorleser* in der Szene, in der sie aus der Badewanne steigt, mit eben so einem Schamhaartoupet gelöst haben. Im Mainstream-Filmbusiness ist es außerdem oft ein Problem, wenn die Schamlippen einer Schauspielerin zu sehen sind, weil das als zu explizit empfunden wird und die Grenze für die Altersfreigabe nach oben Richtung Pornographie verschiebt. Ein Schamhaartoupet ist hier oft eine elegante Lösung für den Regisseur. Wer sich aus Spaß so ein Schamhaartoupet zulegen will, findet im Internet diverse Anbieter. (Vielleicht auch eine originelle Idee für ein Wichtelgeschenk – darüber wird man sicher noch lange im Büro reden.)

Im Dritten Reich sollte die Frau wieder natürliches Schamhaar tragen, weil sich dies für ein reines deutsches Fräulein so gehörte. Nach dem Zweiten Weltkrieg hatten die Frauen dann andere Sorgen, aber mit dem Wandel in der Bademode und knapper werdenden Bikinis fing man in den frühen sechziger Jahren an, der Körperbehaarung wieder mehr Aufmerksamkeit zu schenken. Ein Schlüsselmoment war 1962, als Ursula Andress im knappen Bikini im James-Bond-Film aus dem Wasser stieg – diese Szene brachte die nächste große Enthaarungswelle ins Rollen. Diese endete jedoch mit der Hippie- und Frauenbewegung in den Sechzigern und Siebzigern, als alle wieder stolz den Naturbusch trugen. Die Trends im Schamhaar-Styling kann man wunderbar anhand der Playmates im *Playboy* nachvollziehen, von den siebziger Jahren bis heute. Bis in die Neunziger hinein wurde das Schamhaarfeld immer schmaler, bis um das Millennium herum alle nur noch einen schmalen Streifen trugen. Das erste Playboy-Bunny, das untenrum komplett ohne Haare abgelichtet wurde, war Amanda Paige 2005 – und auf einen Schlag waren danach alle Models unten blank.

Haarentfernung

Es gibt viele Gründe für die Haarentfernung: Man will nicht, dass die Haare im Bikinibereich sichtbar sind, oder man findet es hygienischer. Viele Frauen sagen, dass sie so mehr beim Sex spüren oder dass der Oralverkehr für beide Seiten angenehmer ist. Manche Frauen enthaaren sich immer komplett, andere nur, wenn sie einen Partner haben.

Die einfachste und unkomplizierteste Art der Haarentfernung ist das Rasieren. Beim Rasieren ist unbedingt darauf zu achten, dass man eine saubere, frische Klinge nimmt und nicht den alten Einmalrasierer, der schon seit Wochen in der Dusche sein Dasein fristet. Die Haut sollte sauber sein, und man sollte Rasierschaum verwenden oder zumindest Seifenschaum. Wer empfindlich auf Seife reagiert, kann auch sehr gut Haarspülung nehmen oder Intimseife. Theoretisch sollte man immer in Wuchsrichtung der Haare rasieren, um den Haarfollikel nicht zu sehr zu ärgern. Aber gerade an den Schamlippen, wo die Haare in alle Richtungen wachsen, ist das sehr tricky und oft nicht umsetzbar, es sei denn, man ist Torsionskünstler.

Enthaarungscremes lösen die Haarproteine auf und sind auch eine mögliche Methode, falls man Angst hat, sich beim Rasieren zu schneiden, oder wenn man gerade nicht gut seine Schamlippen anschauen kann, beispielsweise in der Schwangerschaft. Unbedingt vorher auf Verträglichkeit prüfen!

Eine andere beliebte Möglichkeit der Haarentfernung ist das Waxing oder in spezialisierten Studios das Sugaring. Beim Waxing werden mit warmem, flüssigem Wachs und Streifen von Baumwolltüchern die Haare ruckartig gegen die Wuchsrichtung rausgezogen. Beim Sugaring werden mit einer Zuckerpaste die Haare mit der Wuchsrichtung entfernt. Das Sugaring ist schwieriger zu erlernen als das reine Waxing, und auch beim Waxing kann eine ungeübte Depiladora viel falsch machen – schließlich sind die Schamlippen empfindlich, und wenn man falsch oder zu heftig an ihnen zieht, kann es Schwellungen und Verletzungen geben. Daher unbedingt ein Studio mit gutem Ruf aussuchen!

Eine sehr beliebte Methode ist die permanente Haarentfernung mit Laser oder IPL (das steht für Intense Pulsed Light und arbeitet mit Xenon-Licht). Beide Methoden arbeiten mit dem Prinzip, dunkle Haarwurzeln zu suchen und zu zerstören. Das Lasern stellt aus medizinischer Sicht die effektivere

Methode dar. Es müssen in mehreren Sitzungen die Haare gelasert werden, je nach Behaarung in mindestens fünf. Eine Laserbehandlung tut immer etwas weh, das liegt in der Natur der Sache. Die besseren und teureren Geräte von heute lasern schneller und schonender. Ich empfehle, sich nur bei einem Arzt lasern zu lassen. Dieser sollte nachweisen, dass er und seine Angestellten Fortbildungen im Bereich des Laserschutzes gemacht haben. Meistens haben Ärzte auch geprüfte Geräte von namhaften Herstellern und nicht Billiggeräte aus Asien. Das ist natürlich auch ein Grund, warum das Lasern beim Arzt teurer ist als in einem Kosmetikstudio. Ich rate unbedingt dazu, hier nicht an der falschen Stelle zu sparen. Nur mit günstigen Geräten lässt sich eine Laserbehandlung extrem billig anbieten, außerdem fehlt den Kosmetikerinnen oft komplett die so wichtige fachliche Einweisung. Bei fehlenden Kenntnissen über die Hauttypen können nach der Behandlung schwere Verbrennungen und Narben zurückbleiben.

Die Laser-Haarentfernung ist effektiver, je stärker der Kontrast zwischen Haar- und Hautfarbe ist. Am Günstigsten sind dunkle Haare auf heller Haut, daher sollte man sich immer dann lasern lassen, wenn man gerade besonders blass ist, zum Beispiel im Winter.

Komplikationen nach dem Enthaaren

Das Rasieren birgt neben dem Verletzungsrisiko ein paar andere Risiken: Manche Frauen bekommen rote Rasierpickelchen wegen der Bakterien, die sich in der Haut absetzen. Wenn die Bakterien weiterwandern, kann dies zu richtigen Abszessen führen, die sich in den Haarfollikeln ausbreiten. Diese sind typischerweise schmerzhafte, rote Beulen, die sich unbehandelt zu riesigen unterirdischen Kammern mit Eiter entwickeln können. Bitte nicht selbst versuchen auszudrücken! Diese müssen dann operativ entfernt werden, sind aber zum Glück nicht an der Tagesordnung. Auch besteht die Gefahr für andere Infektionen, wie zum Beispiel festsitzende Hautpilze, die sich in einer mikroskopisch kleinen Schnittwunde gemütlich ausbreiten. Daher ist eine Hautdesinfektion, zum Beispiel mit Octenidin, nach dem Rasieren keine schlechte Idee (Männer machen mit Aftershave nichts anderes – würde ich aber trotz des Namens nicht für den After verwenden, und für die Vulva schon gar nicht).

Eingewachsene Haare können nach dem Waxing, Sugaring oder auch nach dem Rasieren entstehen und kleinere Infektionen auslösen. Ein Haar kann einwachsen, wenn das stumpf abgeschnittene oder ausgerissene Haar keine Spitze mehr hat, um durch die Pore zu dringen, und sich einen Weg unter der Haut sucht. Das zeigt sich dann in einem Pickel auf der Vulva oder an den Schamlippen, der einfach nicht abheilen will. Manchmal haben die Pickel einen Eiterkopf, dann ist es relativ simpel, sie auszudrücken, weil das Haar gleich mitkommt. Wenn der Pickel aber nur mit Haut überzogen ist, muss man manchmal etwas Haut abkratzen, bevor man drücken kann, aber bitte nur wenn man das Haar in der Tiefe schimmern sehen kann. Es empfiehlt sich, das direkt nach dem Baden zu machen, wenn die Haut weich ist, und das Haar mit einer Pinzette zu entfernen. Auf alle Fälle die Stelle anschließend desinfizieren! Wer sich nicht traut, kann sich auch gerne an seinen Frauenarzt wenden, wir sind dafür meistens in der Praxis ausgestattet.

Vermeiden kann man eingewachsene Haare, wenn man regelmäßig ein Peeling an der Vulva und an den großen Schamlippen durchführt – gerne einfach regelmäßig unter der Dusche mit einem Peeling-Handschuh sanft rübergehen.

Styles

Es gibt viele verschiedene Arten, seine Schamhaare zu tragen: Naturbusch, Bikini, Landing Strip, Brazilian oder Hollywood Cut, um ein paar der beliebtesten Styles zu nennen. Ich habe in meiner Praxis schon alles gesehen, von natürlich bis kahl bis hin zu grell gefärbten Schamhaaren, die zum Kopfhaar passen.

Die Fachtermini für die verschiedenen Styles haben fast internationale Gültigkeit, sodass man wahrscheinlich wie bei Starbucks in irgendein Waxing-Studio der Welt gehen und den gewünschten Style ordern könnte, ohne die Landessprache sonst zu sprechen. Ein paar Missverständnisse könnte es trotzdem geben, weshalb ich hier die einzelnen Stilrichtungen kurz erklären möchte.

Bikini: Die Haare werden an den Seiten entfernt, sodass seitlich neben dem Slip nichts zu sehen ist. Ansonsten werden die Haare auf dem Schamhügel und an den Schamlippen so belassen, wie sie sind.

Landing Strip: Das Schamdreieck wird links und rechts abrasiert oder weggewachst, sodass ein mittiger vertikaler Streifen bleibt, der kurzgeschoren ist. Die großen Schamlippen sind ebenfalls enthaart.

Brazilian: In Brasilien hat man angefangen, die Schamhaare relativ radikal zu entfernen wegen den Mikrobikinis, die man dort am Strand trägt und liebevoll «Zahnseide» nennt, da ein dünner Streifen Stoff zwischen den meist glücklich-prallen Rundungen des brasilianischen Hinterns verschwindet. Da die Brasilianerin sehr haarig sein kann, muss man hier allumfassend vorgehen und die Haare um das Poloch, am Damm,

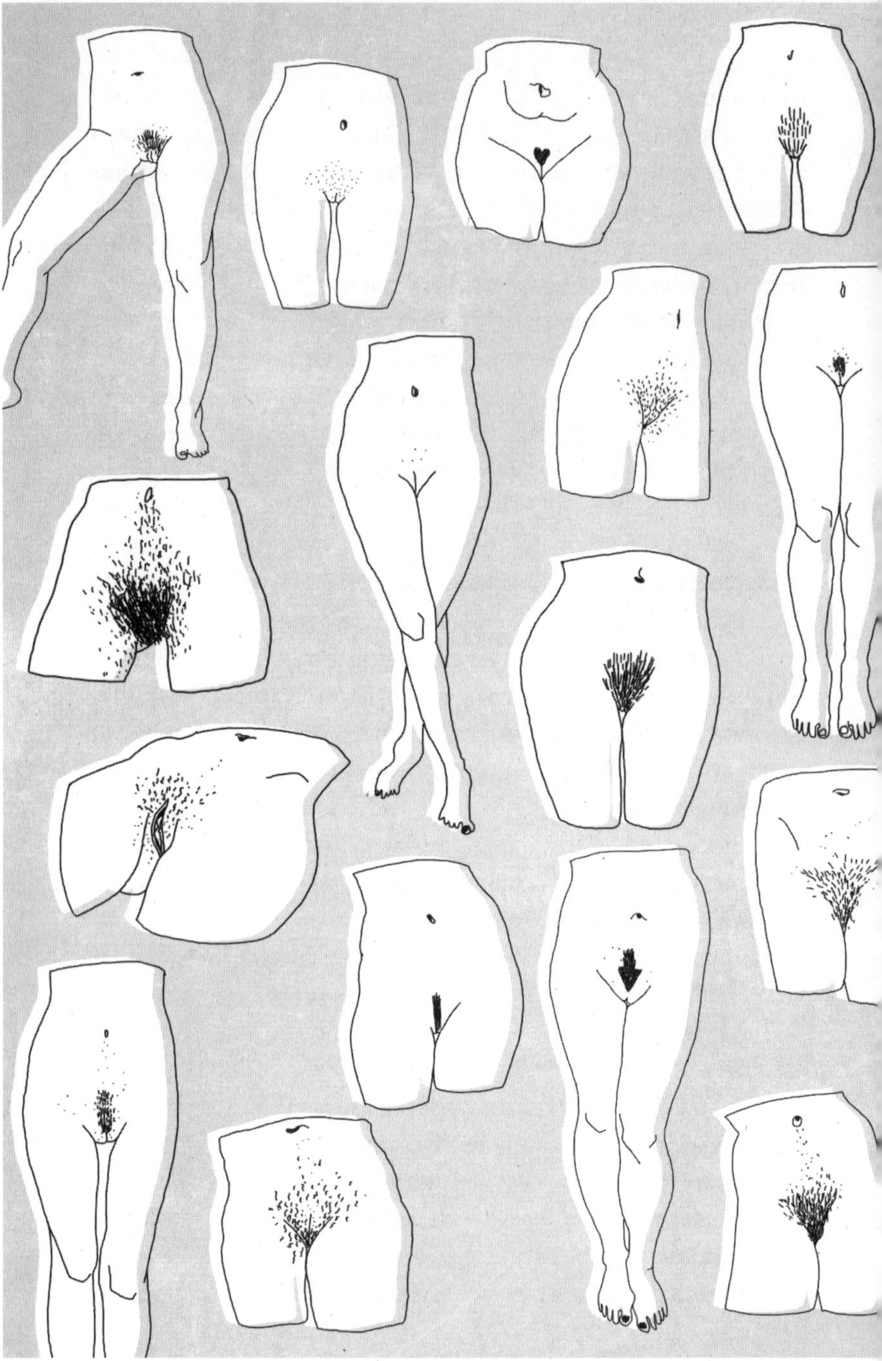

an den großen Schamlippen und weit links und rechts des Schamdreiecks entfernen. Die Brasilianerin an sich trägt also genau genommen keinen Kahlschlag, sondern behält immer ein kleines Dreieck in der Mitte. Das Brazilian-Waxing wiederum ist nicht typisch brasilianisch, sondern rührt daher, dass sieben Schwestern aus Brasilien nach Hollywood gezogen sind, dort einen Waxing-Salon aufmachten und anfingen, alle ihre Kundinnen blank zu wachsen. So wurde der Brazilian Wax geboren, der mit seinem Auftritt in *Sex and the City* eine weltweite Waxing-Bewegung auslöste, die bis heute anhält – allerdings ist der aktuellere Terminus dafür jetzt Hollywood Cut.

Hollywood Cut: Der Hollywood Cut bezeichnet die komplette Entfernung der Schamhaare, sowohl oben als auch an den Schamlippen, am Damm und um das Poloch herum. Vorreiterinnen des Hollywood Cuts (ehemals Brazilian – ihr wisst jetzt Bescheid) waren die Pornodarstellerinnen, obwohl die Frauen der arabischen Welt eine komplette Enthaarung seit Jahrtausenden betreiben, aber Scharm-El-Sheik-Cut klingt wahrscheinlich nicht so catchy. Viele Unten-ohne-Trägerinnen tun dies aus Gründen der Sauberkeit, obwohl es erwiesenermaßen nicht hygienischer ist, sich die Haare komplett zu entfernen. Man vermutet, dass Schamhaare jede Menge Infektionen abwehren, indem Keime und Viren an ihnen hängen bleiben.

Ein Phänomen des Unten-ohne-Trends ist, dass man dank ihm die Schamlippen erstmals sehen kann und damit ein ganz neues Bewusstsein für unsere Genitalien entstand. Was wir sehen können, vergleichen wir mit anderen, so ticken wir Menschen, das ist evolutionsbedingt. Man vergleicht, prüft und versucht, alles möglichst attraktiv zu machen. Problematisch wird es, wenn man durch die Haarlosigkeit auf einmal an seinen Schamlippen etwas auszusetzen hat, weil sie nicht einer vermeintlichen Schönheitsnorm entsprechen. In dem Fall plädiere ich wieder für mehr Haare, und das bringt uns zum …

Naturbusch: Was früher alltäglich und normal war, war phasenweise kaum noch zu finden; lediglich das ältere Publikum hat sich nicht von Schamhaartrends beeinflussen lassen und ließ die Frisur so, wie sie seit fünfzig Jahren war. Als die Popularität der Nacktschnecke in den späten nuller Jahren auf ihrem absoluten Höhepunkt war, waren zwei von drei Frauen in Europa komplett rasiert. In den letzten Jahren geht der Trend in den USA wieder zu mehr Haaren, also werden demnächst auch in Europa wieder mehr Haare zu sehen sein.

Wir haben also gelernt, dass unsere brasilianischen Schwestern nicht einer Nacktschnecke frönen, sondern noch etwas Deckhaar auf dem Schamhügel lassen. Im englischsprachigen Raum, also USA, England und Australien, findet man häufiger die blanke Maus, und im arabischen Raum ist es üblich, sich komplett zu enthaaren. In Asien, auf der anderen Seite, gelten Schamhaare als chic und sexy. Die Japanerinnen finden es zuweilen völlig absurd, die Schamhaare zu entfernen, und in Korea gibt es sogar viele Schamhaartransplantationen. Man sieht also: Ob New York, Rio oder Tokio – andere Länder, andere Frisuren!

2
Sex und der große O

Was passiert mit unserem Körper beim Sex?

Liebe machen, Sex haben, den Beischlaf vollführen, ein Schäferstündchen halten, das Tier mit zwei Rücken machen, eine Nummer schieben – so viele Namen hat der Akt, der dauernd Thema in aller Öffentlichkeit ist, der jedes Produkt der Welt verkaufen kann, von Bodenwachs bis Jahrgangssekt, über den lange Zeit niemand gesprochen hat, über den jetzt scheinbar jeder spricht und bei dem doch viele Fragen offen sind. Auch bei den Recherchen für dieses Buch fiel mir eins auf: Über der weiblichen Sexualität liegt nach wie vor ein Schleier der Unklarheit, voller Mutmaßungen und Meinungen, die man so zur männlichen Sexualität nicht findet. Das mag daran liegen, dass die Sexualität des Mannes direkter ist und man beim Mann alles sieht: die Erektion, das Ejakulat etc. Man weiß ja außerdem, dass man als Frau keinen Spaß an Sex haben muss; um sich fortzupflanzen, muss man nicht mal einen Höhepunkt erleben – und genau da lag der Hund sehr lange begraben. Es war sozusagen gar nicht nötig, die Sexualität der Frau zu ergründen, da sie schwanger wurde, ganz gleich, ob ihr das ganze Spektakel Spaß machte oder nicht. Bei einer Frau läuft vieles intern ab, ihre Erregung kann man nicht so deutlich sehen wie beim Mann, und der Höhepunkt und auch die Art, dorthin zu gelangen, ist selbst für Erfahrene nicht in Stein gemeißelt – die weibliche Sexualität ist immer im Fluss.

In diesem Kapitel lernen wir wirklich Fundiertes über unsere Sexualität, und zwar anhand der aktuellen Wissenschaft. Ich halte mich hierbei an die wichtigsten Arbeiten von Ärzten und Sexualwissenschaftlern – sozusagen die Sex-Nerds von damals und heute – und verspreche, dass es trotz Nerdy Talk spannend bleibt. Bitte anschnallen, alle elektronischen Geräte ausschalten und den Tisch hochklappen, wir beginnen den Landeanflug auf die weibliche Sexualität!

Wenn wir die Biologie der weiblichen sexuellen Reaktion beleuchten wollen, fangen wir am besten bei den Basics an, und die befassen sich im Grunde mit drei Fragen:

1.) Was passiert im weiblichen Organismus beim Sex?
2.) Warum fühlt sich die Penetration (im Idealfall) gut an?
3.) Welche Rolle spielt dabei die Klitoris?

Um zu klären, was beim Sex mit unserem Körper passiert, richten wir den Blick als Erstes auf die Wissenschaft, die in den letzten achtzig Jahren riesige Fortschritte gemacht hat. Das begann mit Alfred Kinsey Anfang der Fünfziger,[2] einem der ersten Sex-Punks des 20. Jahrhunderts. Er befragte zwanzigtausend amerikanische Männer und Frauen in schriftlichen Interviews nach ihrem sexuellen Verhalten und ihren Vorlieben. Die Ergebnisse dieser Studie polarisierten, da erstmals in aller Öffentlichkeit über Homosexualität und Selbstbefriedigung gesprochen wurde. Kinsey bezeichnete außerdem die Vagina als «relativ unempfindliche Körperöffnung für die Erotik» und fand heraus, dass viele Frauen heimlich ihre Klitoris beim Sex stimulierten, weil dies für sie den einzigen Weg darstellte, zum Höhepunkt zu gelangen. Er bemerkte darüber hinaus, dass Tausende Frauen sehr gestresst waren über ihr «Scheitern, diese biologische Unmöglichkeit zu erreichen».

Man muss bedenken, dass sich bis dahin noch immer «weibliche Hysterie» als Diagnose in den medizinischen Büchern fand und Sigmund Freud als Speerspitze der Psychoanalytik unterwegs war, um unsere Sexualität in die falsche Schublade zu schieben. Zur Erinnerung: Freud sagte, der klitorale Orgasmus sei ein unreifer und kein «echter» Orgasmus, weil er aus der Kindheit stamme. Der Orgasmus müsse in der Pubertät zur Vagina transferieren, damit wir spätestens dann nur vaginal, ohne manuelle Hilfe (Schau, Mama, keine Hände!) zum Höhepunkt kämen. Überhaupt hatten anständige Frauen kein Interesse an Sex zu haben. Gute und normale Frauen hatten nur in der Ehe Sex, und dies, um die männlichen Bedürfnisse zu befriedigen – ihr eigenes Bedürfnis war nur und ausschließlich, Mutter zu werden. Dieses Denken war in den fünfziger Jahren noch fest verankert und als Programm auf die Festplatten unserer Mütter, Großmütter und Urgroßmütter geschrieben. Alfred Kinsey stieß mit seiner Arbeit die sexuelle Revolution an und bereitete die Bühne vor für ein waghalsiges Paar namens William Masters und Virginia Johnson.

Masters und Johnson waren Sexforscher – er Arzt und sie seine wissenschaftliche Assistentin –, die geheime Versuche in St. Louis durchführten. Dazu beobachteten sie 694 freiwillige Frauen und Männer unter Laborbedingungen beim Sex, sowohl zusammen als auch bei der Selbstbefriedigung. Den Teilnehmern wurden Elektroden am Kopf angebracht, ihr Puls und ihre Atemfrequenz gemessen und den Frauen in späteren Versuchen sogar eine Minikamera in die Vagina eingebracht. Auf Grundlage dieser Versuche definierten Masters und Johnson in ihrer Arbeit *The Human Sexual Response*[3] erstmals die vier Phasen des weiblichen sexuellen Zyklus.

In der ersten Phase, der Erregungsphase, steigen Herzfrequenz und Atemfrequenz. Die kleinen Schamlippen und die Klitoris verfärben sich dunkel und beginnen anzuschwellen.

Das komplette klitorale Organ schwillt jetzt an, der Eingang der Vagina öffnet sich, und durch den erhöhten Blutfluss wird Feuchtigkeit von den Kapillaren des vaginalen Gefäßkomplexes in die Vagina gepresst. Sie wird feucht, fängt an zu «schwitzen», wird länger, und die Gebärmutter richtet sich auf (das kann man manchmal als ein tiefes Ziehen im Unterbauch spüren). Die Skene-Drüsen (die Drüsen neben der Harnröhre) beginnen, Feuchtigkeit zu produzieren. Die Klitoris richtet sich auf – das erinnert an eine Mini-Erektion – und schaut vorsichtig unter der Kapuze hervor.

Mythbuster

Die Vagina enthält zwar zwei Drüsenarten, die zur Erregungsfeuchte beitragen – die Skene-Drüsen und die Bartholinischen Drüsen –, aber der Löwenanteil der Erregungsfeuchte kommt durch die erhöhte Durchblutung der Vagina! Durch die starke Durchblutung in den Kapillaren wird Feuchtigkeit in die Wand gepresst, ähnlich wie das Ausdrücken eines Schwammes.

Auch die Brüste schwellen an, und die Brustwarzen richten sich auf. Die Erregungsphase kann unterschiedlich lang anhalten, wird aber aufrechterhalten durch einen Neurotransmitter namens Dopamin. Neurotransmitter sind Messenger im Gehirn, Botenstoffe also, die kleine WhatsApp-Nachrichten in den Körper hinausschicken. Dopamin ist unser Belohnungshormon, auch bekannt als Glückshormon, das bei Genuss ausgeschüttet wird und bewirkt, dass wir uns gut fühlen. Außerdem wird Östrogen vermehrt ausgeschüttet, das Hormon, durch das wir uns sexy und weiblich fühlen.

Die zweite Phase ist die Plateauphase. In der Plateauphase arbeiten die *Bartholinischen Drüsen* auf Hochtouren und befeuchten den Eingang noch mal ordentlich. Das klitorale Organ schwillt weiter und zieht den Klitoriskopf zurück unter die Kapuze. Auch die Harnröhre ist davon betroffen (wer schon mal versucht hat, in dieser Phase zu pinkeln, weiß, was ich meine). Dafür kann es jetzt in der Plateauphase vorkommen, dass die sagenumwobene weibliche Ejakulation ihren Auftritt hat. Hierbei spritzen die Skene-Drüsen eine Flüssigkeit ab, die oft für Urin gehalten wird, aber tatsächlich einer Art Prostata-Flüssigkeit ähnelt. Die Ejakulation wird im Fachjargon auch «squirten» genannt und ist beileibe nicht immer eindeutig – viele Frauen bemerken das nicht einmal, und auch die, die es tun, erleben es nicht bei jedem sexuellen Ereignis. Später in der Plateauphase schwellen die Brüste weiter an, und die Brustwarzen scheinen sich in die Brust zurückzuziehen. Wissenschaftler haben in dieser Phase den «Sex Flush» entdeckt, den 50 bis 75 Prozent aller Frauen erleben: eine rotfleckige Verfärbung der Haut, die unter der Brust beginnt und sich auf Dekolleté, Armen, Beinen und dem Gesicht ausbreiten und bis nach dem Orgasmus sichtbar sein kann. Das äußere Drittel der Vagina wird enger, während das innere Drittel sich um den Gebärmutterhals herum aufrichtet. Man kann in dieser Phase unkontrollierte Muskelspasmen beobachten, oft in den Händen und Füßen. Die Plateauphase dauert höchstens drei Minuten; in diesen drei Minuten wird Oxytocin, ein weiterer Botenstoff des Gehirns, ausgeschüttet, bis zur dritten Phase, der Orgasmusphase.

Mythbuster

Die weibliche Ejakulation beschreibt den Abgang von sehr dünnflüssigem Sekret aus den Skene-Drüsen, das der Prostata-Flüssigkeit beim Mann ähnelt. Lange hat man es für Urin gehalten, bis man eine sehr spezielle Versuchsreihe durchgeführt hat mit Frauen, die berichteten, regelmäßig beim Sex eine mys-

teriöse Flüssigkeit mit wässriger Konsistenz abzusondern. Sie bekamen eine Substanz in die Vene gespritzt, die ausschließlich den Urin blau färbt, bevor sie im Versuchslabor masturbierten. Bei der Masturbation verloren sie wie erwartet wässriges Sekret – und siehe da: Das untersuchte Sekret war nicht blau wie der Urin und enthielt Substanzen, die chemisch dem Prostata-Sekret des Mannes ähneln. So weit, so gut! Aber wie kommt es zu einer weiblichen Ejakulation? Wenn man ejakuliert, passiert das oft während einer ordentlichen G-Punkt-Stimulation, sei es durch Finger, einen Dildo oder Penis. Die Ejakulation kann ebenso während des Sex wie auch zum Abschluss auftreten. Man kann sie aber weder lernen noch erzwingen, sondern sich lediglich von ihr überraschen lassen – jederzeit während des Akts!

Wenn der Geschlechtsverkehr also aus Vorspeise, Hauptgang und Dessert besteht, ist die weibliche Ejakulation sowohl Zwischengang als auch Gruß aus der Küche. Auch wenn es sich wie Pipi anfühlt und die Laken hinterher feucht sind, keine Scham bitte. Good sex makes a mess!

In der Orgasmusphase kommt der Höhepunkt, oder wie es die Französinnen auf ihre einzigartig schicke Art nennen: der kleine Tod. In dieser Phase passiert vieles auf einmal: Der Eingang der Vagina wird ganz eng, nicht steuerbare Kontraktionen der Gebärmutter, Vagina und des Beckenbodens, der Schließmuskeln um die Harnröhre und den After sowie eine Bewusstseinsverengung lassen uns die Umwelt kurz ausblenden und schießen uns ins Nirwana. Wahrscheinlich wird auch beim Orgasmus simultan das ganze Blut, das sich im Becken staute, durch einen Reflex in den Körper zurückgeflutet. Auch in der Orgasmusphase können die Skene-Drüsen abspritzen im Sinne einer weiblichen Ejakulation, aber – wie wir oben gesehen haben – nicht ausschließlich beim Orgasmus, sondern auch vorher. In dieser Phase feiern die Endorphine in der Blutbahn eine Party, weshalb unsere Schmerztoleranz während des Orgasmus sehr hoch ist (wer sich im Nachhinein schon mal gefragt hat, warum der etwas härtere Sex nicht weh getan hat, weiß jetzt, warum). Oxytocin und Prolactin werden nun reichlich und vor allen Dingen sehr lange bei uns Frauen ausgeschüttet, weshalb wir nach dem Orgasmus sehr anhänglich werden. (Nebenbei bemerkt hat der Mann *vor* seinem Orgasmus seinen Oxytocin-High, weshalb er uns in der Phase immer toll findet, unmittelbar nach seinem Orgasmus hat er einen Prolactin-High – das macht ihn wenig an Sex und mehr an Bier und Schlaf interessiert). Man hat festgestellt, dass nach einem Orgasmus der Prolactin-Level der Frau leicht erhöht bleibt. Das hat zum einen den Sinn, den Körper auf eine eventuelle Schwangerschaft vorzubereiten, macht uns aber auch noch anhänglicher. Das ist vielleicht ein Grund, warum wir dem One-Night-Stand mit Mr. Wrong tagelang nachhängen, unsere WhatsApps dauernd checken und insgeheim hoffen, dass er doch noch mal anruft.

In der Resolutionsphase schwillt schließlich alles wieder ab und kehrt innerhalb von 15 bis 20 Minuten zurück zur normalen Größe. Die Klitoris bleibt aber hypersensibel. Wenn man will, kann man als Frau noch mal eine Runde drehen – die Fähigkeit, multiple Orgasmen zu haben, ist etwas, das nur weiblichen Homo sapiens vorbehalten ist, einmalig im Tierreich!

So weit, so gut. Warum aber fühlt sich ein Penis gut an? Der ist eigentlich an der verkehrten Stelle, stimmt's? Schließlich ist der Klitoriskopf die Chefin der weiblichen Erregung, das It-Girl der Erotik, die Kanzlerin des Kommens, des Sex überhaupt, und wenn man sie direkt stimuliert, kommt man auch am schnellsten zum Höhepunkt. Klar haben wir unten am Scheideneingang auch sensible Nerven, aber ist das wirklich

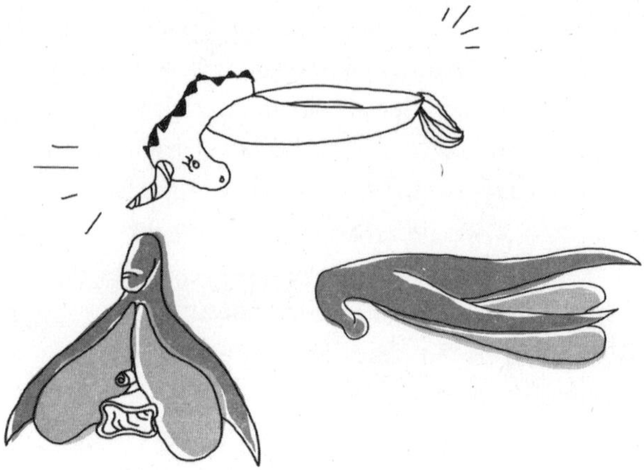

alles? Abgesehen von der seelischen Komponente, den Mann, den man liebt oder begehrt, in sich zu spüren, sind die Wonnen der Vagina etwas komplexer. Um sie zu verstehen, müssen wir uns an die besondere Bauweise der inneren Klitoris erinnern: Die Klitoris mit ihren Schenkeln und zwei Schwellkörpern «reitet» die Vagina und die Harnröhre. Sie hat auch erektiles Gewebe, das zwischen der Harnröhre und dem Klitoriskopf liegt (zur Erinnerung: Das Ganze nennt man klitorales Organ oder klitorale Einheit). Diese Anteile sind wie die Schwellkörper am Penis, die sich mit Blut füllen, sie machen die Vagina enger und drücken auch die Harnröhre etwas ein. Man darf sich das vorstellen wie einen aufblasbaren Schwimmring oder eine Einhorn-Schwimminsel für den Pool: In nicht aufgeblasenem Zustand liegt es zusammengefallen da, aber mit Luft – hoppla – entfalten sich viele Einzelteile. Außerdem hat auch der Gebärmutterhals Aufgaben beim Sex, er schickt unserem Gehirn Nachrichten, wenn er vom Penis gestoßen wird, was

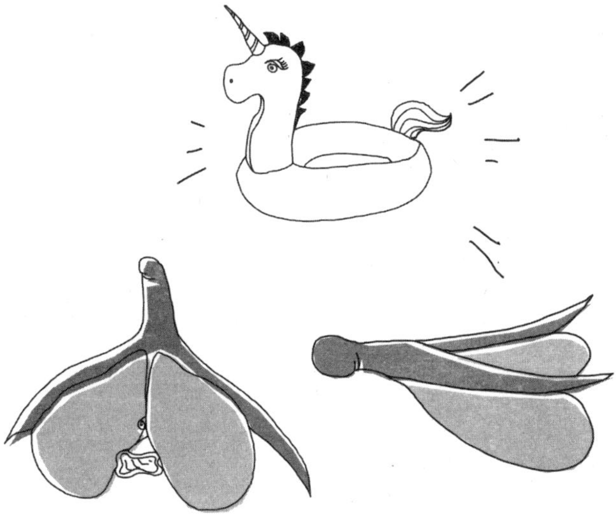

man in MRT-Untersuchungen vom Gehirn festgestellt hat und der Grund dafür ist, dass viele Frauen es gerne haben, von ihrem Partner feste genommen zu werden.[4]

So findet der Penis, wenn der Partner seinen Job richtig gemacht hat, eine feuchte, angeschwollene Vagina vor. Das klitorale Organ ist mit Blut vollgepumpt, die großen Schamlippen sind prall, die Kleinen ebenfalls geschwollen. Die Vagina ist wie bei einem aufgepusteten Schwimmflügel innerlich enger. Und jetzt kommt der Clou: Beim Eindringen des Penis in die Vagina wird das Blut in den Schwellkörpern zusammengedrückt. Die Klitoris, die ja die Harnröhre und die Vagina reitet, wird auseinandergedrückt und die Wurzel der Klitoris von unten gegen das Schambein komprimiert. Beim Rausziehen des Penis entfaltet sich die innere Klitoris noch mehr, füllt sich wieder mit Blut und wird noch praller, was die Vagina noch etwas enger werden lässt. Das freut den Penis, der es seinerseits genauso erlebt – je fester seine Blutkammern komprimiert werden, desto härter wird er auch. So wäscht eine Hand die andere, eine sogenannte Win-win-Situation für beide. Das Rein-raus-Spiel fühlt sich also deshalb gut an, weil die innere Klitoris von ihrer Unterseite stimuliert wird. Das ist übrigens das, was den G-Punkt zu Ruhm und Ehre gebracht hat: Er sitzt an der Vorderwand der Vagina in direkter Nachbarschaft zur Harnröhre.

Der G-Punkt war lange Zeit ein gynäkologisches UFO. Erstmals beschrieben wurde er 1950 in einer Fachzeitschrift von dem Gynäkologen Ernst Gräfenberg: eine erogene Zone (kein Punkt!) an der vorderen Vaginalwand, entlang der Harnröhre. In der Zwischenzeit hat man in der Fachwelt einiges mehr darüber herausgefunden: Helen O'Connell aus Melbourne – die Urologin, die die Klitoris 1998 aus der Versenkung holte, und meine persönliche Heldin – und ihr Kollege Nathan Haog sagten, dass sie bei der Sektion von 13 weiblichen Leichen überhaupt keinen G-Punkt mit bloßem Auge sehen konnten, schlossen aber nicht aus, dass er mikroskopisch aufgesucht werden könnte.[5] Das ist später einer anderen Arbeitsgruppe gelungen, die unter dem Mikroskop herausfand, dass dieser Bereich mit einem Nerven-Gefäßkomplex ausgestattet ist, das entweder links oder rechts der Harnröhrenunterseite liegt.[6] Zwei weitere Arbeitsgruppen um die Sexualwissenschaftler Zwi Hoch aus Israel und Roy Levin aus Sheffield haben unabhängig voneinander erforscht, dass die vordere Vaginalwand viele erregbare Strukturen enthält, wie die Harnröhre (yep!) und die Unterseite der inneren Klitoris.

Mythbuster

Der G-Punkt ist kein Punkt, sondern ein Areal, eine erogene Zone auf der Unterseite des klitoralen Komplexes, die die Harnröhre miteinbezieht. 80 Prozent aller Frauen brauchen eine Kli-

toris-Stimulation von oben, um beim Sex zum Höhepunkt zu gelangen, 20 Prozent können beim Sex vaginal zum Orgasmus kommen, weil der G-Punkt als Unterseite der Klitoris stimuliert wird. Wir kommen also nie, ohne dass Königin Klitoris involviert ist – entweder von oben oder von unten, aber an ihr führt kein Weg vorbei!

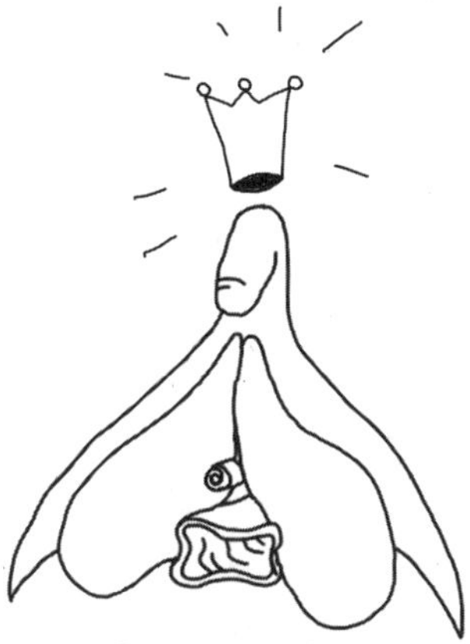

Queen of O

Dennoch wird die Chefin beim alleinigen penetrativen Sex nicht direkt stimuliert, und obwohl es Frauen gibt, die allein vaginal kommen können, sind es lediglich zwischen 15 und 20 Prozent. Bei allen anderen muss die Klitoris stimuliert werden, um zum Höhepunkt zu gelangen. Das Wort Klitoris kommt wahrscheinlich von *Kleitoris,* abgeleitet von dem griechischen Wort *kleis* für Schlüssel. Unsere Chefin ist der Schlüssel zum O, sie enthält die Macht, den Code, um uns zum Orgasmus zu bringen. Kinsey, Masters und Johnson hatten alle recht: Der normale Geschlechtsverkehr, bei dem die Klitoris nicht direkt stimuliert wird, ist überhaupt nicht geeignet und wahrscheinlich auch nicht dafür vorgesehen, uns Frauen verlässlich zum Höhepunkt zu bringen. Der Penis alleine kann reichen, muss aber nicht: Die meisten von uns brauchen Hände, Hände, Hände.

Von sich selbst zu verlangen, einzig und alleine beim penetrativen Sex ohne Hände zum Orgasmus zu kommen, ist also so, als würde man vom Mann verlangen, nur durch eine Massage der Prostata und der Peniswurzel zum Orgasmus zu gelangen. Nicht unmöglich, irgendwann vielleicht machbar, aber warum so umständlich?

Vaginal oder klitoral? Oder ist es eigentlich egal?

Ich werde so oft nach dem Orgasmus gefragt, dass ich diesem Thema einen eigenen Abschnitt widmen wollte. Ein Orgasmus ist, wie wir oben gelernt haben, die dritte Phase des sexuellen Zyklus und der begehrte Höhepunkt. Von allen Orgasmen dieser Welt ist der weibliche am wenigsten verstanden und am meisten umstritten. Viele Frauen bekommen einen Orgasmus nur, wenn sie alleine sind und masturbieren, viele andere wiederum nur mit ihrem Partner, wenn sie ihre Klitoris beim Sex zusätzlich stimulieren. Manche kommen allein durch penetrativen Sex mit ihrem Partner, und es gibt sogar Frauen, die allein durch die Stimulation ihrer Nippel kommen können. Aber wer sind alle diese Frauen? Und kann eigentlich jede Frau einen Höhepunkt erleben? Welchen Sinn macht ein Orgasmus? Und was ist nun richtig, vaginal oder klitoral?

Die Wissenschaft hat sich insbesondere mit dieser letzten Frage immer wieder befasst, derzeit streiten sich zwei Gedankenschulen: Das eine Lager, mit Leithammel Stuart Brody aus Schottland, ist der Meinung, dass der vaginale Höhepunkt erstens erlernbar ist und zweitens notwendig, um sich persönlich als Frau wohlzufühlen.[7] Er postuliert außerdem, dass Frauen nur deshalb einen größeren Penis bevorzugen, weil sie dann eher vaginal kommen können. Auf der anderen Seite haben wir Team Klitoris, angeführt von Vincenzo Puppo, der sagt, dass es keinen vaginalen Orgasmus geben kann, weil in der Vagina nichts ist, kein G-Punkt, nur ein Muskelschlauch, aber dass der klitorale Komplex (er nennt es den weiblichen erektilen Apparat), bestehend aus Klitorisschenkel und Schwellkörper, stimuliert wird und daher jeder Orgasmus stets klitoral ist, nur werden jeweils andere Anteile der Klitoris stimuliert; die Frauen sollten nicht frustriert sein, weil sie der Illusion eines vaginalen Orgasmus hinterherjagen.[8]

Der Psychologe Jim Pfaus aus Kanada hat viele Daten analysiert und meint, dass der weibliche Orgasmus vielfältig ist und sich ständig verändern kann.[9] Er plädiert dafür, ihn nicht als Ereignis zu standardisieren, da viele Wege nach Rom führen – dieser Ansatz erscheint mir persönlich am vernünftigsten.

Tatsächlich haben wir Frauen einige Möglichkeiten, um zum Orgasmus zu gelangen. In unserem Set, das uns die Natur mitgeliefert hat, haben wir einige Tools: Die Klitoris kann von oben manuell direkt stimuliert werden, das geht bei den meisten Frauen am schnellsten. Man kann die Unterseite und die Schenkel der Klitoris von der Vagina aus stimulieren, entweder mit einem Toy oder einem geeigneten Penis, und wenn man Glück hat, kann man auch auf diese Weise kommen. Kurz gesagt, ist die Klitoris immer beim Orgasmus involviert, entweder direkt oder dank ihrer Dependance, dem G-Punkt. Ja, und es gibt sogar Frauen, wenn auch wenige, die berichten, über die Brustwarzen zum Orgasmus kommen zu können, die ja die Außendienstmitarbeiter der Klitoris sind: Man hat festgestellt, dass bei der Stimulation der Brustwarzen genau dieselben Areale im Gehirn aktiviert werden wie bei der Stimulation der Klitoris und der Vagina.[10] Das ist also auch eine Erklärung dafür, warum viele Frauen es schön finden, wenn ihre Brustwarzen berührt werden – das Gehirn findet das auch sexy und lässt uns das entsprechend so empfinden.

Frauen ab 40 gelangen laut einer Studie eher als Zwanzigjährige auf mehreren Wegen zum Orgasmus als ausschließlich direkt klitoral (das heißt durch Hand oder Toy auf Klitoris). Die sexuell erfahrenere Frau kann häufig mit verschiedenen Kombinationen – zum Beispiel Bruststimulation und Penispenetration oder Analverkehr ohne Helping Hands an der Klitoris – zum Höhepunkt gelangen.[11] Unsere Skills, uns selbst über die Klippe zu schieben, unseren Point of No Return zu erreichen, können wir demnach stets ausbauen, ein Leben lang. Man lernt schließlich immer dazu – mit neuem oder altem Partner, neue Vorlieben können sich entwickeln und alte Vorlieben ausgebaut werden.

Warum, wenn er nicht zur Fortpflanzung notwendig ist, haben wir Frauen überhaupt einen Orgasmus? Ein Aspekt ist sicherlich die Belohnung für den Sex. Die Natur hat so sichergestellt, dass auch Frauen oft kopulieren mögen; schließlich ist nicht jeder Schuss ein Treffer, und gleichzeitig sind Frauen nur eine kurze Zeit im Monat fruchtbar. Dass sie außerdem nach dem Orgasmus anhänglicher sind, kann evolutionstechnisch einen Überlebensvorteil für Sippen gehabt haben: Mit einem festen Partner konnten Frauen und der Nachwuchs sicherlich besser in der rauen Umwelt überleben.

Manche glauben, dass ein Orgasmus den Eisprung oder die Einnistung des befruchteten Eis erleichtert, aber die Beweislage dafür ist dünn. Naheliegender scheint es, dass Frauen zum Orgasmus kommen können, weil die Klitoris und der klitorale Komplex mit seinen Schwellkörpern einfach in der Embryonalentwicklung das weibliche Pendant zum Penis sind, genauso wie Männer Brustwarzen haben. Die Nervenbahnen, die zum Gehirn führen, sind dieselben, daher ist es einleuchtend, dass der menschliche Orgasmus in der weiblichen oder männlichen Variante seinen Ausdruck in unserem Körper und Alltag gefunden hat.

Was können wir also mitnehmen? Der weibliche Orgasmus und die Arten, ihn zu erreichen, sind so vielfältig wie wir Frauen. Es ist ein wenig wie mit Weihnachten: Alle Menschen haben unterschiedliche Rituale, die einen essen traditionell Kartoffelsalat und Würstchen, die anderen gehen zur Weihnachts-Messe, das eine Jahr feiern sie bei der Schwiegermutter, das andere im Ski-Gebiet. Am Ende haben alle Weihnachten gefeiert, aber so unterschiedlich, wie es für sie jeweils funktioniert. Also, ob klitoraler, vaginaler, gemischter oder auch der seltene Nippel-Orgasmus – das Endergebnis ist dasselbe, aber jede erreicht es auf ihre Weise. Und auch das ist nicht in Stein gemeißelt; mit jedem neuen Partner, mit jeder Begegnung kann man dazulernen und seine eigene sexuelle Landschaft ausbauen. Der Sinn des Orgasmus meiner Meinung nach? Weil's schee macht und entspannt.

Ich hoffe, auf diese Weise auch klarzumachen, dass die Natur offensichtlich nicht den penetrativen Sex dafür auserkoren hat, uns zum Höhepunkt zu bringen. Die weibliche Sexualität ist eben nicht die Umkehrfunktion der männlichen Sexualität und die Vagina nicht ein Negativabdruck des Penis. Und wahrscheinlich sollten sie das auch niemals sein. Ich möchte wirklich alle – Frauen wie Männer – von dem Druck befreien, alleine ohne Zusatzhilfe beim koitalen Sex den weiblichen Orgasmus hervorzulocken. Vielleicht ist Sex ja auch ein Ganzkörpersport, und der weibliche Körper muss komplett bespielt werden, wie ein Klavier mit seinen ganzen Oktaven. Wenn man es simpel halten will, kann man nur eine Oktave benutzen und den Flohwalzer mit einer Hand spielen. Aber alle großen Klavierspieler dieser Welt wissen, um ein Meisterwerk zu spielen, brauchen wir beide Hände, viel Gefühl und viel Übung.

Do-it-yourself

Wie viele Frauen reden mit ihren Freundinnen oder ihrer Frauenärztin über Selbstbefriedigung, Hände hoch? Tja, es sind immer noch wenige, die offen darüber sprechen. Der Sexualkundeunterricht, als ich in der Schule war, ignorierte Geschlechtsverkehr weitestgehend und die Masturbation komplett, unsere Aufklärungsstunde drehte sich ausschließlich um Geburten und Babys. Das war in den Achtzigern im mittleren Westen der USA, und ich hoffe, in Deutschland war es etwas besser. Die meisten meiner Generation haben hier immerhin in der *Bravo* vom Dr.-Sommer-Team etwas über Sex und Selbstbefriedigung gelernt. (Für die Jüngeren unter euch: Das war eine Rubrik in einer Jugendzeitschrift, in der offen über alles rund um Sexualität gesprochen wurde, und man konnte seine Fragen in Briefform – nein, es gab noch keine E-Mail ... – einschicken.)

Die meisten Menschen masturbieren, alt oder jung, in einer Beziehung oder single, mal häufiger, mal seltener.

Im Viktorianischen Zeitalter, also Ende des 19. Jahrhunderts, war es noch so, dass anständige Frauen keinen Geschlechtstrieb zu haben hatten. Man war anständig und rein, oder man war eine «gefallene» Frau, sprich Prostituierte. Die weibliche Rolle in der Sexualität wurde so verstanden, dass die Frau Sex auszuhalten hatte, um die Bedürfnisse ihres Mannes zu befriedigen und Babys zu bekommen. Masturbation war verboten und machte angeblich krank. Entsprechend hatten viele Frauen niemals, wirklich nie guten Sex, weder mit sich alleine noch mit ihrem Partner, und entwickelten eine mysteriöse Krankheit namens Hysterie, was eigentlich nie etwas anderes bedeutete, als dass sie chronisch under-sexed waren. Darunter fielen alle möglichen Symptome von Nervosität über Schlaflosigkeit, Feuchte im Schritt, Gemütsschwankungen bis hin zu Aggressivität. Die Ärzte genossen im Viktorianischen Zeitalter keinen sehr guten Ruf, schließlich ließen sie bei Krankheiten ihre Patienten in der Regel nur zur Ader, und die Krankenhäuser waren meistens verdreckte Sterbehäuser, aber eine Sache konnten die Ärzte wohl sehr gut: Sie stimulierten bei Frauen mit Hysterie die Klitoris, bis «Paroxysmen» auftraten, Zuckungen des Körpers, welche danach zum Wohlbefinden der Frauen führten. Ach. Ich muss wohl kaum erwähnen, dass diese Patientinnen oft und gerne wiederkamen.

Irgendwann wurde es den Ärzten zu anstrengend, sie bekamen Krämpfe in den Händen, schon in der Literatur des 18. Jahrhunderts beschwerten sich Mediziner über schmerzende Finger und die Furcht, dem Bedarf ihrer Patientinnen nicht mehr adäquat nachgehen zu können. Not macht erfinderisch, und so erfand Dr. George Taylor 1869 den ersten dampfbetriebenen Vibrator, er nannte ihn den «Manipulator».

Später, mit Einzug der Elektrizität, kam der erste strombetriebene Vibrator auf den Markt, und Frauen konnten sich nun auch zu Hause ihre Zuckungen zum Zwecke des Wohlbefindens holen. Der Vibrator war zunächst tatsächlich nur ein Massagegerät zur Behandlung weiblicher Hysterie, bis die ersten Exemplare in Amateur-Pornofilmen auftraten. Spätestens jetzt konnte der geheime Zweck des Vibrators nicht mehr geleugnet werden, und sie wurden tabuisiert. In den Sechzigern kamen dann die ersten Sex-Toys, wenn noch scheu, auf den Markt. Später bewarben Versandhäuser wie Quelle in ihrem Katalog einen Vibrator, den sich eine blonde Dame an den Oberarm hielt und der «Massage-Gerät zum Lösen von Spannungen» genannt wurde – aber die kluge Hausfrau wusste da auch schon, was gemeint war, und konnte sich von ihrer Haushaltskasse das Geld dafür zusammensparen.

Genug zur Geschichte – Selbstbefriedigung ist sehr wichtig für die Sexualität. Nur wenn ich weiß, was mir gefällt, kann ich es meinem Partner sagen oder zeigen. Außerdem hilft es, Stress abzubauen, sich gut zu fühlen. Manche Frauen masturbieren jeden Tag, andere nur sporadisch. Interessanterweise hat man festgestellt, dass Frauen, die viel Sex haben, auch viel masturbieren, wohingegen das für Männer, die viel Sex haben, nicht unbedingt gilt.

Angenommen man hat noch nie masturbiert, wie soll man es dann angehen? Das lernen wir alles ausführlich in einem späteren Abschnitt, aber so viel vorweg: Ich empfehle allen, die noch nie Spaß alleine hatten, es zunächst einmal mit einem Duschkopf zu probieren und sich den Strahl unten an die Klitoris zu halten, bis sie etwas spüren. Das kann etwas Übung erfordern, gerade wenn man das noch nie gemacht hat und sich latent schämt. Diese unnötige Scham kann und sollte man abbauen, das Leben ist zu kurz, um unser Spaß-Organ nicht zu nutzen.

Die meisten Frauen masturbieren mit den Händen, hierzu gibt es eine wirklich tolle Website namens OMGyes.com, wo echte, sehr sympathische Frauen von ihren Orgasmen erzählen und in Videos zeigen, wie sie sich selbst am liebsten befriedigen. Die Gruppe von OMGyes.com schafft die Balance zwischen Intimität und Information auf eine Art, dass es nicht pornographisch wirkt, sondern als wäre man Teil eines geheimen Frauenclubs, in dem sich alle unterstützen. Sehr zu empfehlen!

Welcome to the Candy Shop für große Mädchen

In den USA, schätzt man, besitzt jede dritte Frau ein Sex-Toy, das könnte für Deutschland auch zutreffen. Es ist ja heutzutage recht einfach, ein Sex-Toy zu kaufen, das geht sogar bei Amazon. Aber was sollte man aussuchen? Ich empfehle für den Anfang einen Auflege-Vibrator, den man auf die Klitoris auflegen kann. Falls man Penetration wünscht, gibt es gute Vibratoren der Firma Lelo oder auch der Firma G-Vibe. Letztere sehen etwas abenteuerlich aus, aber die Textur ist einmalig sanft und die Einsatzmöglichkeiten sind vielseitig. Ich würde von Dildos aus Glas oder Holz eher abraten, aber das ist Geschmackssache. Die neueste Sensation auf dem Markt ist eine Art Staubsauger für die Klitoris namens Womanizer, der verspricht, einen Höhepunkt in drei Minuten auszulösen. Gerade für gestresste, von Zeitmangel geplagte Frauen wärmstens zu empfehlen!

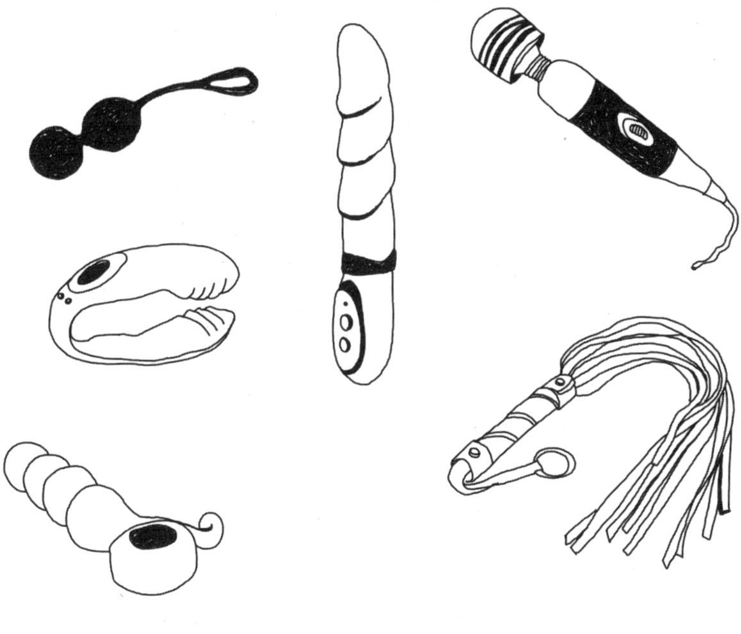

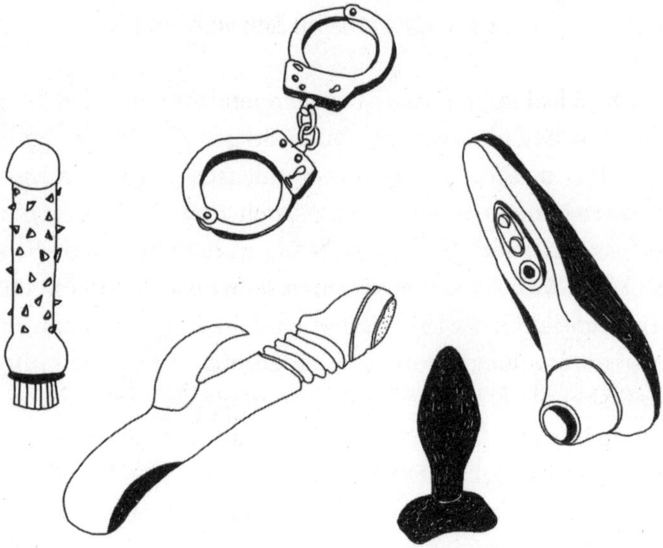

Was man auf keinen Fall tun sollte, ist, sich irgendwelche Alltagsgegenstände in die Vagina einzuführen. Viele Gynäkologen im Nachtdienst der Notaufnahme haben schon Masturbationsunfälle behandelt und alles von Deo-Kappen bis alten Bananenstückchen aus der Vagina geholt. Der schlimmste Fall, von dem mir ein Kollege berichtet hat, war eine Frau, die mit einer geschlossenen Sektflasche masturbiert hatte. Der Korken-Draht hatte eine Arterie am Gebärmutterhals geritzt, sie wurde notoperiert und hat viel Blut verloren. Daher mein Tipp: Lieber ein Paar Toys zu Hause haben und die Sektflasche für Silvester aufheben.

Love hurts: Wenn Sex weh tut

In einer idealen Welt hätten alle Frauen immer ihr Leben lang Spaß am Sex, unbefangen, ohne Scham und ohne Schmerzen. Dass dies nicht immer der Fall ist, sehe ich in meiner Praxis regelmäßig, und ich weiß auch aus eigener Erfahrung, wie das ist: Alle Welt scheint Spaß an der schönsten Nebensache der Welt zu haben, nur man selbst nicht, und man fühlt sich schrecklich alleine. Wenn man Glück hat, hat man einen verständnisvollen Partner, der einen nicht noch unter Druck setzt, aber auch so beschleicht einen oft das Gefühl, dass etwas nicht mit einem stimme, dass man irgendwie defekt sei. Man kann viel behandeln, davor muss man aber die Übeltäter identifizieren, und dafür braucht man oft Geduld und etwas Detektivarbeit. Schauen wir uns die Beschwerden einmal näher an, dafür teilen wir sie ein in die häufigsten Locations: erstens am Eingang der Vagina und zweitens im Unterbauch.

Am Eingang der Vagina befindet sich die empfindlichste Stelle, das haben wir in Kapitel 1 gelernt. Hier gibt es durchaus

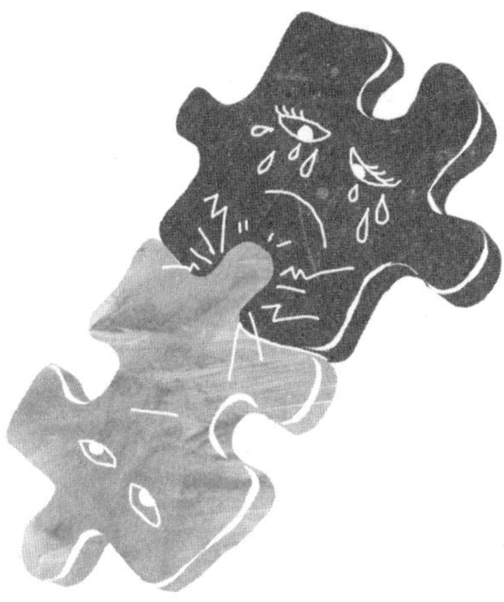

Varianten bei den Beschwerden. Manche Frauen sagen, es sei nur bei den ersten Stößen unangenehm, dann gehe es; manche sagen, die Schmerzen gingen zwar nicht weg, seien aber auszuhalten; und wiederum anderen tut es durchgehend weh, sodass sie am liebsten die Show vorzeitig verlassen würden oder es sogar tun. Wenn es beim Sex immer am Eingang weh tut, müssen wir einiges ausschließen. Dazu zählt als Erstes eine Infektion – nicht weil das der häufigste Grund ist (ist es nicht), sondern weil das am schnellsten geht und es ärgerlich wäre, so etwas zu übersehen. Ab dann wird es nämlich etwas komplexer.

Infektionen, die Schmerzen beim Sex auslösen können, sind Chlamydien und Gonokokken, das ist der gute alte Tripper, der immer noch sein Unwesen in unseren Breitengraden treibt. Diese beiden treten zu allem Übel auch noch gerne im Doppelpack auf und wohnen häufig in den Bartholinischen Drüsen, die seitlich am Eingang der Vagina sitzen. Dort können sie zudem den äußerst unbeliebten und unangenehmen Bartholinischen Abszess verursachen. Wenn diese Bakterien weiter nach oben steigen, kann man eine richtige Eileiterentzündung bekommen mit bleibenden Schäden der Fruchtbarkeit, daher ist eine Früherkennung wichtig.

Darüber hinaus kann auch ein einfaches bakterielles Ungleichgewicht oder theoretisch auch eine Pilzinfektion Schmerzen beim Verkehr verursachen, das ist aber ehrlich gesagt meistens nicht der Grund für die ringförmigen Schmerzen am Eingang. Auch eine akute Herpes-Infektion kann Schmerzen bereiten, aber diese sind meistens so krass, dass es gar nicht zum Sex kommt (man humpelt dann eher zum Frauenarzt und kommt als Notfall dran). Diese Infektionen können wir Frauenärzte sehr gut mit einem Blick erkennen.

Nachdem wir also die Infektionen ausgeschlossen haben, kommen wir zu einem der häufigeren Übeltäter für Schmerzen am Eingang: dem Hormonmangel. Wir erinnern uns aus Kapitel 1, dass der Eingang der Vagina mit seinem Vorgarten und der hinteren Kommissur (die «6-Uhr-Stelle») sehr viele Hormonrezeptoren für Östrogen hat. Östrogen ist das weibliche Hormon der ersten Stunde, und wenn es daran mangelt, merkt man es an dieser Stelle recht schnell. Aber warum kann Östrogen fehlen?

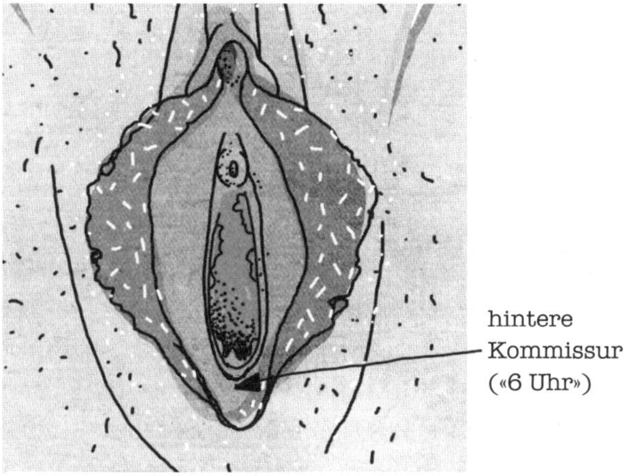

Zunächst besprechen wir die üblichen Verdächtigen und dann ein paar Überraschungen.

Als Erstes, natürlich, kommt es zu Östrogenmangel bei nachlassender Produktion während der Wechseljahre. Viel zu viele Frauen machen den verhängnisvollen Fehler zu glauben, dass, wenn die Symptome der Wechseljahre wie Hitzewallungen und Co. weg sind, auch das vaginale Brennen verschwinden würde, aber tatsächlich wird es immer schlimmer. Ohne unser Hormon der Weiblichkeit baut sich die Haut in der Vagina und Vulva zurück und wird papierdünn, wir haben einen

Schleimhautschwund, der dramatische Ausmaße annehmen kann mit wirklich verheerenden Folgen für die Sexualität, für die vaginale und die Harnblasen-Gesundheit. Man kann diesen Krankheiten vorbeugen, indem man rechtzeitig mit einer Dauerbehandlung beginnt. Das ist eins meiner Spezialthemen, und ich werde in Kapitel 7 ausführlich darauf eingehen, wie man seine Sexualität und vaginale Gesundheit vor Verfall und Krankheit retten kann.

Hormonmangel kann aber auch durch hormonelle Verhütungsmittel wie die Pille, die Hormonspirale und andere Erfindungen der Pharmaindustrie ausgelöst werden. Wenn der Östrogenanteil in der normalen Pille etwas zu niedrig ist, kann dies über Monate hinweg zu einem Rückgang der Schleimhaut führen. Warum das bei einzelnen Frauen und Mädels passiert, ist nicht klar und leider auch nicht durch irgendwelche Tests im Blut vorher bestimmbar. Selbst wenn man die Pille nimmt und diesen Verdacht hat, kann man nicht durch einen Hormontest im Blut herausfinden, ob sie wirklich der Übeltäter ist. Man muss einfach die Pille wechseln oder am besten für mindestens drei Monate ganz absetzen und beobachten, wie es wird. Am häufigsten treten solche Schleimhautprobleme übrigens bei Verhütungsmitteln auf, die kein Östrogen enthalten, wie zum Beispiel der Stillpille oder der Hormonspirale. Wenn du also den Verdacht hast, dass es daran liegen könnte, rate ich zum Absetzen. Diejenigen, für die das keine Alternative ist, können versuchen, mit einer Östrogensalbe die Haut am Eingang der Vagina wiederaufzubauen.

Hormonmangel kann auch bei Frauen entstehen, die aus anderen Gründen nur selten ihre Periode haben, zum Beispiel bei starkem Untergewicht oder aufgrund von Leistungssport. Diese beiden Zustände sind einfach nicht gut für den Körper. Der Körper empfindet sie als starke Belastung, schaltet auf Überlebens-Modus und spart an Blut. Im Klartext heißt das: Wenn du sehr dünn bist und Schmerzen am Eingang der Vagina hast, frage deinen Frauenarzt oder deine Frauenärztin bitte gezielt, ob Hormonmangel mit im Spiel ist. Wenn du zusätzlich mit der Stillpille oder Hormonspirale verhütest, könnte dies das Problem verschärfen. Leistungssportlerinnen würde ich empfehlen, das Problem mit ihrem betreuenden Sportarzt zu besprechen, um eventuell etwas am Trainingsplan oder an der Ernährung zu ändern. Monatelang seine Periode nicht zu haben, weil das innere Notstromaggregat eingeschaltet wurde, ist nicht nur für die Vagina schlecht, auch die Knochen können langfristig leiden. Mehr zu diesem Thema in Kapitel 3.

Bisher traf noch keiner der Gründe für Schmerzen beim Sex auf dich zu? Keine Sorge, wir sind noch nicht fertig. Schmerzen am Eingang kann man auch nach einer vaginalen Geburt haben. Wenn man einen Dammschnitt hatte oder aber auch ausgedehnte Verletzungen an der Vulva, können diese vernarben und weh tun. Mutter Natur hat es zum Glück so eingerichtet, dass nach einer Geburt meistens alles folgenlos abheilt, aber es gibt hin und wieder Frauen, die die Verletzungen besonders nach einer traumatischen Entbindung umtreiben. Hier kann eine operative Korrektur der Narbe, besonders wenn es eine Spange ist, die Lösung sein, aber nicht immer. Ich empfehle in diesem Fall, beim Gynäkologen deines Vertrauens gezielt nachzufragen.

Ein anderer Grund für Schmerzen beim Sex kann eine Autoimmunkrankheit namens Lichen sclerosus sein. Diese Erkrankung ist gar nicht so selten – man schätzt, dass immerhin 2 bis 5 Prozent aller Frauen diese Krankheit im Laufe ihres Lebens bekommen. Bei der Lichen sclerosus greift das Immunsystem die Haut an der Vulva und am vaginalen Eingang an und zerstört elastische Fasern und andere Komponenten der Hautstruktur. Sie verläuft in Schüben und kann fürchterlich stark jucken. Leider wird diese Krankheit oft als Pilz verkannt und falsch behandelt. Die meisten Frauen haben bereits eine Odyssee von Arzt zu Arzt hinter sich, bis irgendwann die Haut weiß wird und die kleinen Schamlippen verschwinden. Eine frühe Diagnose ist hier unerlässlich, aber schwierig. Mehr dazu in Kapitel 4.

Es gibt übrigens einen medizinischen Überbegriff für einen bestimmten Schmerztyp am Eingang der Vagina, der meiner Meinung nach zu oft falsch verwendet wird, nämlich die Vulvodynie oder Vestibulitis. Die Vulvodynie ist eine Ausschluss-Diagnose, das heißt, das diagnostizieren wir Gynäkologen, wenn wir nach allen Tests mit unserem Latein am Ende sind. Ich persönlich lese diese Diagnose in Arztberichten überhaupt nicht gerne, weil erstens alles, was wir oben gelernt haben, manchmal zu schnell als Vulvodynie abgestempelt wird (und damit Klappe zu) und weil man zweitens um verlässliche Behandlungsmöglichkeiten für die eigentliche, echte Vulvodynie ringt. Klassischerweise ist die Vulvodynie ein Brennen am vaginalen Eingang, das dauernd besteht und meistens keinen Sex zulässt. Manche haben – wenn sie sich dann doch zu Sex überwinden können – anschließend zusätzlich mysteriöse Einrisse auf 6 Uhr an der hinteren Kommissur. Auf den ersten Blick sehen die meisten vaginalen Eingänge mit Vulvodynie total normal aus, bei manchen findet man eine dezente Rötung bei 6 Uhr, bei anderen bei 4 und 7 Uhr. Typischerweise werden diese Rötungen durch keine Salbe oder sonstige Therapie besser, sondern sind immer da. In meiner Praxis rate ich erst mal dazu, versuchsweise die Pille bzw. das hormonelle Verhütungsmittel abzusetzen, um sicherzugehen, dass die Schmerzen nicht doch durch einen latenten Hormonmangel ausgelöst werden. Sonstige Behandlungsmöglichkeiten bestehen in Antidepressiva (siehst du? Wir greifen nach Strohhalmen) oder auch in der Verwendung von Betäubungs-Cremes vor dem Sex, was langfristig auch nicht Sinn der Sache sein kann. Einige haben Erfolg mit einer operativen Entfernung der Haut bei 6 Uhr, aber warum das manchmal funktioniert, weiß niemand, und ich würde es auch nicht leichtfertig anordnen lassen – bei Vernarbungen nach einer OP kann man anschließend noch mehr Schmerzen haben. An den Behandlungsansätzen kann man erkennen, wie verzweifelt die Ärzte und auch die Patientinnen sind. Manchmal verschwindet die Vulvodynie auch wieder von alleine. Vulvodynie und der lange Weg zur Diagnosefindung kann einen traumatisieren, daher rate ich immer zu einer begleitenden Gesprächstherapie. Diese ist nicht zu unterschätzen, wenn es darum geht, Psyche, Körper und Sexualität ins Lot zu bringen.

Nun zum schwierigsten Teil des Kapitels: Du hast also weder eine Infektion noch einen Hormonmangel, du hast die Pille gewechselt oder abgesetzt, und nichts hilft, du hast keine Narben am Eingang wegen einer Geburt und auch keinen Lichen sclerosus. Du verspürst auch kein Dauerbrennen am Eingang, es tut einfach nur weh beim Sex. In diesem Fall kann der Grund für die Schmerzen sein, dass du innerlich Sex mit deinem Partner ablehnst. Manchmal ist die Vagina schlau und versucht uns etwas zu sagen, was wir noch nicht bereit sind zu hören. Das Ganze heißt in der Psychosomatik Dyspareunie und bedeutet, mit dem Körper nein zu sagen.

Mythbuster

Wir können feucht werden beim Sex und trotzdem Schmerzen haben, weil wir den Sex nicht wollen. Warum ist das so? Weil der Körper nicht unbedingt das tut, was wir empfinden, und die Feuchtigkeit durch Stimulation der Genitalien entsteht, weil wir dann besser durchblutet werden und die Vagina durch die erhöhte Durchblutung schwitzt. Das heißt, wir können feucht werden, obwohl der Kontext nicht stimmt: Der Typ ist der falsche, die Situation ist nicht richtig, aber trotzdem tun unsere Genitalien reflexartig, was sie sollen, obwohl es nicht zu unserem Seelenleben passt. Jeder Mann wird das bestätigen können, der schon mal eine Erektion bekommen hat bei einer Frau, die er eigentlich nicht mag.

Die Gründe hierfür können vielfältig sein: Beziehungsprobleme, vielleicht hat man schon innerlich mit dem Partner abgeschlossen, hat aber Sex, obwohl man lieber woanders oder mit jemand anderem zusammen wäre. Manchmal ist es einfach ein Groll auf den Partner, der sich sowohl im Bett als auch außerhalb egoistisch verhält, vielleicht lässt er auch nicht ausreichend Zeit beim Vorspiel, vielleicht ist er einfach nur schlecht in der Kiste, sodass man eigentlich schon lange keine Lust mehr auf ihn hat, und anstatt das auszufechten, gibt man dauernd nach und akzeptiert den Sex, den man eigentlich nicht will. Es kann aber auch tiefergehende Gründe geben, die einem den Sex vermiesen, schlechte Erfahrungen in der Vergangenheit, aus dem Elternhaus mitgebrachte Scham oder andere Traumata. In einigen Fällen, die ich kenne (und ich kenne sehr, sehr viele), waren sexuelle Übergriffe aus der Kindheit und Jugend noch nicht abgearbeitet.

Es liegt mir fern, Frauen leichtfertig in die Psycho-Kiste zu schubsen, aber ich bin auf eurer Seite, und glaubt mir: Ich war auch mal da, und ich weiß, dass der Aha-Effekt kommt, wenn die seelischen Probleme gelöst sind. In meinem Fall habe ich eine Trennung von meinem damaligen Freund sehr lang vor mich hergeschoben und hatte nicht nur vier Jahre lang schlechten Sex, sondern habe Zeit verschwendet. Wenn du dich hier auch nur im Ansatz wiederfindest, möchte ich dir ans Herz legen: Es lohnt sich, den Mut zu haben, in sich reinzuhorchen. Was auch immer es ist, was dein Körper dir sagen will, versuch es herauszufinden. Hier ist Ehrlichkeit mit sich selbst ganz wichtig; wer sich da vor einem zu großen Berg ahnt, sollte eine Therapie in Erwägung ziehen. Wenn es Beziehungsprobleme gibt, ist ein offenes Gespräch mit dem Partner der einzige Weg, weiterzukommen. Männer sind auch nur Menschen, und keine Beziehung ist jemals ausdefiniert. Auch wenn es Krach bedeutet, Streit, Diskussionen oder den Gang zum Paartherapeuten – der Anfang ist geschaffen, wenn man den Mund aufmacht. Dann hat ein Mann die Möglichkeit zu zeigen, was in ihm steckt, ob er Kritik aushalten kann oder lieber beleidigt eine Schnute zieht, ob er Mr. Right ist oder Mr. Wrong.

Kommen wir nun zu Schmerzen im Unterbauch beim Sex. Wenn es bei jedem Stoß im Bauch weh tut, müssen wir wieder unsere Detektivmütze aufsetzen und uns auf die Suche begeben. Für uns Frauenärzte heißt das erst mal, Infektionen auszuschließen (ihr merkt, das ist sehr wichtig!). Hochgewanderte Infektionen können sich an die Eileiter setzen und Dauerschäden hinterlassen, die das Schwangerwerden später erschweren können, was sehr schade wäre und vermeidbar ist. Wir machen spezielle Abstriche oder auch Urintests, um bestimmte Infektionen auszuschließen. Auch eine Ultraschalluntersuchung ist unerlässlich, weil Zysten an den Eierstöcken so etwas ebenfalls verursachen können. Zysten sind meistens ungefährlich, sie können sich nur eben auch als Schmerzen beim Sex zeigen. Dasselbe gilt für Gebärmutter-Myome, das sind Muskelknoten der Gebärmutter, die insgesamt freundlich sind, aber wie penetrante Nachbarn immer wieder nerven können. Wir besprechen Zysten und Myome ausführlicher in Kapitel 6.

Eine andere Krankheit, die allgemein Schmerzen im Unterbauch und auch beim Sex verursachen kann, ist die Endometriose. Bei dieser Krankheit sitzt die Gebärmutterschleimhaut nicht, wie sie soll, in der Gebärmutter, sondern aus unbekannten Gründen überall, etwa in der Gebärmutterwand, auf der Gebärmutter drauf, auf der Harnblase oder im Darm, und verursacht mächtig Schmerzen während, aber auch außerhalb der Periode. In Kapitel 3 und Kapitel 6 lernen wir mehr über die Endometriose.

Viele Frauen, die eine Operation in der Bauchregion hatten, haben danach Schmerzen im Unterbauch beim Sex oder auch beim Orgasmus, was sie dann bei der Selbstbefriedigung merken. Warum ist das so? Eine Operation im Bauchraum kann Verwachsungen hinterlassen; das sind Stränge von Narbengewebe, die nach einer OP wuchern können. Sie können die Organe miteinander verkleben, manchmal nur leicht und manchmal fest. Wenn wir uns also vorstellen, dass beispielsweise nach einem Kaiserschnitt die Gebärmutter mit der vorderen Bauchdecke oder mit der Darmschlinge verbunden ist und beim Sex durchgeschüttelt wird, dann werden alle verklebten Organe mitgeschüttelt. Wenn man einen Höhepunkt hat und die Gebärmutter sich zusammenzieht, reagieren die angeklebten Organe mit. Meistens sind die Verwachsungen nicht so schlimm, und wenn es geht, sollte man versuchen, sie nicht so ernst zu nehmen. Sollten die Schmerzen jedoch sehr stören, kann man eine Operation zum Lösen der Verwachsungen vornehmen; man muss aber bedenken, dass eine solche Operation wieder neue Verwachsungen auslösen kann.

Zu guter Letzt kann man auch Schmerzen im Unterbauch haben, wenn der Partner sehr groß gebaut ist oder aber auch zu enthusiastisch beim Sex seinen Penis reinstößt. Gerade bei der Hunde- oder der Löffelchen-Stellung gerät der Penis oft in eine Tasche neben den Gebärmutterhals – und das tut mächtig weh, wie ein Stich. Die Message an den Mann muss lauten: Handle with care!

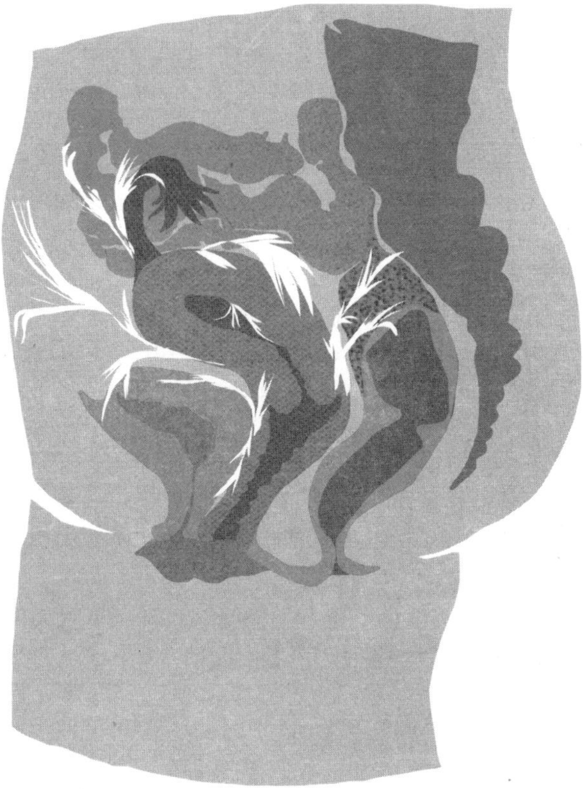

Verwachsungen können Schmerzen beim Sex auslösen.

Lieber netflixen als ansexen: Wenn die Lust nachlässt

18 Uhr, Feierabend, man kommt heim. Dann Abendessen, Fernsehen oder Internet, vielleicht mit Freundinnen parallel whatsappen – und spätestens ab 21 Uhr haben manche Frauen in deutschen Haushalten schon im Hinterkopf, wie sie sich heute Abend wieder vor Sex drücken können. Wenn Sex auf

der To-do-Liste steht wie Bügeln und die Kaffeemaschine entkalken, belastet das eine Beziehung und stellt niemanden zufrieden. Aber was tun, wenn man keine Lust hat?

Nun, es gibt verschiedene Variationen der Libidoschwäche, und falls diesem Abschnitt dein besonderes Augenmerk gilt, ist es vielleicht, weil du betroffen bist. Schauen wir also erst einmal, wo du stehst:

Viele Frauen (wir nennen sie Gruppe 1) haben seltener Lust als ihr Partner. Das kann sich eingeschlichen oder auch so eingependelt haben, weil zwischen beiden einfach ein Mismatch im Bedarf nach Sex besteht. Vorbei die herrlichen Tage der ersten Zeit, in denen man sich die Kleider vom Leib gerissen hat! Ihr würde einmal alle zwei bis drei Wochen reichen, er will jeden zweiten Tag. Wenn sie sich jedoch erst mal auf Sex einlässt, bekommt sie Appetit und wird dann auch feucht und hat Spaß.

Die zweite Gruppe, der ich ebenfalls oft begegne, sind die, die früher Lust auf ihren Partner hatten und jetzt wenig bis gar nicht mehr. Die vaginale Feuchtigkeit, wenn sie sich doch mal dazu aufrafft, ist nicht halb so stark wie früher, und manchmal benutzen sie Gleitmittel. Der Sex fängt an, sich wie Arbeit anzufühlen.

Die dritte Gruppe hatte noch nie wirklich Lust oder Spaß an Sex, jedenfalls nicht so, wie die Außenwelt es einem immer suggeriert. Wenn es nach ihr ginge, wollte sie damit nichts mehr zu tun haben. Sex ist eine reine Pflicht-, aber keine Spaßübung. Schmerzen beim Sex sind ihr nicht unbekannt, aber auch ohne Schmerzen schließt sie dabei die Augen und denkt an England.

Vielleicht findest du dich in einer dieser drei Gruppen wieder oder irgendwo dazwischen, oder deine Lust variiert phasenweise von «Kein Bock» über «Meinetwegen» bis hin zu «Nimm mich, du Hengst».

Wir wissen bereits, dass ein Großteil der weiblichen Sexualität im Kopf stattfindet, und da kommen wir auch gleich zu, aber wie ihr schon festgestellt habt, lege ich als Ärztin nur sehr ungerne Frauen zuerst auf die Psycho-Couch. Stattdessen setze ich lieber bei den physischen Gründen für Lustlosigkeit an, weil man da oft eine schnellere Lösung findet. Natürlich kann die Lustlosigkeit sowohl eine körperliche als auch eine seelische Komponente haben, aber das gilt es erst mal herauszufinden, bevor man die Situation totanalysiert.

Der physische Lustkiller Nummer eins ist eine Veränderung im Hormonsystem, und die gängigsten Ursachen dafür sind in unseren Breitengraden hormonelle Verhütungsmittel und die Wechseljahre.

Ob die Pille, Hormonring, Hormonspirale, Drei-Monats-Spritze oder Hormonimplantat – alles, was zur Verhütung mit Hormonen dient, kann langfristig die Lust dämpfen bis auslöschen. Das passiert meistens schleichend und liegt daran, dass der Anteil an freiem Testosteron im Blut sinkt. (Ja, wir Frauen haben und brauchen auch Testosteron! Es ist eins der Key Player bei der Lust.) Die synthetischen Hormone zum Verhüten unterdrücken die Eierstockaktivität, wo auch Testosteron gebildet wird. Das merkt man daran, dass man sich immer «neutraler» fühlt. Man initiiert Sex immer weniger und gibt dem Mann immer häufiger einen Korb. Wenn das der Fall ist, lohnt sich zunächst einmal ein Wechsel der Pille, um zu schauen, ob sich dadurch etwas tut – eventuell reagiert man empfindlicher auf die eine Sorte als auf die andere. Wenn sich aber nach drei verschiedenen hormonellen Verhütungsmitteln nichts ändert, würde ich zu einem nicht hormonellen Schutz raten wie der Kupferspirale oder der Kupferkette (die lernen wir später im Kapitel über Verhütung kennen).

88

Insidertipp
Wenn du zusätzlich wegen Depressionen behandelt wirst, musst du wissen, dass es vereinzelt Antidepressiva gibt, die mit der Lust schlecht umgehen, und zwar ist der Hauptübeltäter eine Substanzgruppe namens SSRI. Falls du diese Art der Antidepressiva nimmst, sprich mit deinem Arzt über das Problem. Vielleicht kann man es lösen, ohne dass du wieder in die Depression verfällst. Guter Sex wirkt nämlich antidepressiv!

In der Perimenopause (der Vorlauf zur Menopause) und auch nach Abschluss der Menopause wird ein Nachlassen der Lust leider immer häufiger, je weniger Hormone im Blut sind. Hier kann sich ein Test zur Bestimmung des Hormonspiegels lohnen, aber nur wenn man bereit ist, eine entsprechende Therapie mitzumachen – die Hormonkontrollen im Blut können kostspielig sein, und die Symptome spiegeln sich nicht immer eins zu eins im Blut wieder. Die Therapie ruht auf verschiedenen Säulen, die bei jeder Patientin eine andere Gewichtung bekommen: Ist ein reiner Hormonmangel die Ursache, ist eine Therapie mit bioidentischen Hormonen sinnvoll (erkläre ich euch alles in Kapitel 7), dämpfen aber noch andere Faktoren die Lust, führt uns das zu Lustkiller Nummer 2 – Stress.

Körperlicher und psychischer Stress, der nicht ausreichend abgebaut wird, tötet bei uns Frauen die Lust. Was bei Männern umgekehrt sein kann! Viele Männer brauchen Sex, um Stress abzubauen, wir brauchen eher einen Besuch im Spa oder ein sauberes Haus (wobei es auch Frauen gibt, die Sex zum Stressabbau nutzen, und wenn das deine Methode ist: Hau rein!). Es ist ja so: Bei Stress geht der Adrenalinspiegel hoch und signalisiert uns, dass da eine Gefahr ist. Das sind uralte Programme aus der Steinzeit. Früher entstand Stress, wenn man von einem feindlichen Clan angegriffen wurde oder vom Tiger. Unsere Vorfahren sind viel gelaufen und gerannt, also wurde der Stress auf diese Art abgebaut. Wer Stress hat, schaltet auf «Überleben», und da fällt Sex und Nachwuchszeugen nun mal leicht auf Platz 23 der Prioritätenliste. In der heutigen Zeit, in der der Tiger der Stau auf der A3 ist oder die dauerkranke Arbeitskollegin, muss man Strategien finden, um Stress abzubauen. Das bedeutet, wir müssen uns Zeit für uns nehmen, für Sport, Yoga, Sauna etc., und das wiederum heißt oft, das eigene Leben umzustrukturieren und Aufgaben zu delegieren.

Aber damit ist es auch nicht immer getan. Was beeinflusst unser Sex Life noch? Lasst uns näher ranzoomen in das Reich der Sexologie und schauen, wie die Sex-Profis die Sexualität mit all ihren Geheimnissen und Tücken erklären.

Einer der besten Ansätze dafür ist das Duale System, geboren im Kinsey Institute for Research in Sex, Gender and Reproduction in Indiana von den Wissenschaftlern Erick Janssen und John Bancroft. Beim Dualen System geht es darum, wie unser Gehirn und unsere Psyche auf sexuell Relevantes reagieren (und jetzt sind wir bei den psychischen Komponenten für Lustlosigkeit angelangt). Die Arbeitstheorie lautet, dass wir Menschen ein System im Gehirn haben, das ständig aktiv ist und die Umgebung nach sexuell erregendem Content abscannt. Dieses System wird SES (Sexual Excitation System) genannt, aber vereinfacht nennen wir es das Gaspedal. Das Gaspedal aktiviert alles, was das Gehirn gelernt hat, was sexy ist: eine Berührung, ein Geruch oder ein Film, um ein paar Beispiele zu nennen.

Als Gegengewicht haben wir ein weiteres System, das die Umgebung nach allem abscannt, was potenziell gefährlich sein könnte, was uns also signalisiert, dass jetzt kein guter Zeitpunkt ist, um scharf zu sein. Dieses System heißt Sexual

Inhibition System (SIS), und das nennen wir die Bremse. Auf die Bremse kann alles treten, was wir hören, sehen, riechen, fühlen oder auch nur uns vorstellen. Diese beiden Systeme arbeiten rund um die Uhr, ständig, und laufen unterhalb unseres Bewusstseins, ein wenig wie Google, das das Internet dauernd durchleuchtet.

Der Vorteil dieses Modells ist, dass man jede sexuelle Störung in diesem System einstufen kann. Wenn man ein empfindliches Gaspedal hat, ist man leichter oder schneller erregt, und wenn man eher eine empfindliche Bremse hat, ist man schwerer erregbar oder störanfälliger. Idealerweise hat man ein ausgeglichenes System, viele Frauen und Männer sortieren sich irgendwo in der Mitte ein und nicht zu sehr auf der einen oder anderen Seite des Spektrums. Natürlich gibt es hier auch Variationen in der Breite, das ist alles auch abhängig von der Tagesform und den Lebensumständen. Eine Balance der beiden Systeme ist das Beste: Man will nicht dauerscharf rumlaufen und den Kassierer bei Lidl knutschen, aber man will auch nicht komplett unerreichbar sein für sexuellen Content. Männer haben oft ein empfindlicheres Gaspedal als Frauen, wohingegen die Bremsen der Frauen in vielen Fällen sensibler sind. Das soll aber nicht heißen, dass Männer eher scharf sind und Frauen eher nicht (eine Randbemerkung: Das Wort «frigide» lösche bitte sofort aus deinem Wortschatz). Es ist vielmehr so, dass sie leichter den Kopf ausstellen können als wir Frauen.

Dinge, die unser Gaspedal aktivieren können, sind zum Beispiel:

- *50 Shades of Grey*
- Chris Hemsworth ohne Hemd (oder Brad Pitt oder Channing Tatum ...)
- Vibrationen an der Klitoris

- der Duft deiner ersten Liebe
- den Nachbarn beim Sex zuhören
- schöne Männerhände

Dinge, die die Bremse aktivieren können, sind zum Beispiel:

- Furcht vor sozialer Ausgrenzung und legalem Nachspiel (der Grund, warum wir nicht bei Lidl oder beim Elternabend Sex haben)
- Angst vor Schwangerschaft / Geschlechtskrankheiten
- Scham wegen Cellulite / Gewicht
- Der Partner riecht schlecht/gefällt einem optisch nicht
- Wut / Enttäuschung in der Beziehung
- die Kinder weinen im Nebenzimmer
- Scham / Ekel vor Sex (oft in der Kindheit verankert)
- Angst vor Schmerzen
- Angst, keinen Orgasmus zu bekommen
- die Schwiegermutter ist gerade zu Besuch

Und so weiter. Jeder entwickelt im Laufe der Jahre seine eigenen Listen. Bei Störungen jeglicher Art lohnt es sich, das Ganze erst mal systematisch anzugehen und sein eigenes Gaspedal bzw. seine Bremse zu untersuchen. Umso besser man die Komponenten kennt, umso gezielter kann man daran arbeiten. Viele Frauen meinen, sie bekämen deshalb schwerer Lust, weil sie nichts sexuell anmacht, aber öfter als gedacht liegt das Problem bei der Bremse und nicht beim Gas. Wir erinnern uns: Alles, was die Bremse betätigt, läuft gerne automatisch und ist nicht sofort für uns greifbar. Wenn man schlechte Erfahrungen gemacht hat oder die Kindheit von einer negativ besetzten Einstellung gegenüber Sex geprägt wurde, kann uns das einen Strich durch die sexuelle Rechnung machen.

Jetzt sind Gaspedal und Bremse nicht das Einzige, was uns

steuert, sondern auch der Kontext muss stimmen. Was heißt das? Der Kontext beschreibt innerliche und äußerliche Faktoren, die passen müssen: Wenn ich beispielsweise ein Männerparfum rieche, das mir besonders gut gefällt, ich aber gerade auf einer Beerdigung bin, werde ich sicherlich nicht erregt. Das Gleiche gilt, wenn ich sauer auf meinen Mann bin und er mich kitzeln will: Da will ich nicht lachen, da will ich ihm eine verpassen. Wenn mein Mann mich aber in die Karibik entführt und gut riecht und mich im Hotelzimmer kitzelt, ist er fällig. Eben: Kontext.[12]

Was kann man also gegen Lustlosigkeit tun? Wenn du dich eher in Gruppe 1 und 2 wiedergefunden hast, gibt es ein Paar Hausmittelchen, die du ausprobieren kannst:

- **Sport.** Sportliche Betätigung ist einfach gut für die Sexualität. Man fühlt sich besser, baut Stress ab und hat ein besseres Körpergefühl. Ein Fulltimejob, kleine Kinder, Umschulungen, Arbeitslosigkeit – das alles kann einen sehr stressen. Beim Sport sollte man aber auf zwei Dinge achten: Erstens, man sollte ins Schwitzen kommen. Das heißt nicht gelangweilt Nordic Walking machen oder mit der Freundin ins Fitnessstudio gehen, und dann nur an den Geräten stehen und quatschen, sondern Joggen, Zumba oder Spinning – etwas, wobei man außer Puste kommt und schwitzt. Zweitens, Variation ist alles: Wenn man zum Beispiel exzessiv nur läuft, kann das den Körper auch stressen, weil er irgendwann meint, er läuft vor etwas weg. Wenn man außerdem ständig nur eine Sportart macht, langweilt sich der Körper (und man selbst auch).

- **Sex Toys ins Schlafzimmer bringen.** Die Welt der Toys hat seit den achtziger Jahren hervorragende Fortschritte gemacht. Vorbei die Zeit der fleischfarbenen Gummi-Penisse (am besten noch mit geschwollenen Venen und Rieseneichel) und harten Plastik-Vibratoren. Die Sex-Toy-Industrie hat den weiblichen Bedarf und die weibliche Kaufkraft erkannt und eine ganze Reihe von tollen Spielzeugen auf den Markt gebracht, die häufig von Frauen entwickelt wurden. Im Zeitalter des Internets gibt es gute Onlineshops, wo man unkompliziert bestellen kann. Aber auch viele Sexshops sind zu empfehlen, in denen Frauen arbeiten und einem sehr gerne Dinge erklären, wo man die Ware in die Hand nehmen und auf der Haut fühlen kann.

- **Pornos schauen.** Schick deine Vorurteile und Schamgefühle vor die Tür und schau, was das Internet zu bieten hat. Pornofilme sind, wohl dosiert, dazu da, um uns in Stimmung zu bringen. Entweder alleine oder mit dem Partner anschauen – auch wenn es zu Beginn komisch ist, dann kann man wenigstens zusammen über die schlechten Dialoge lachen, und auch das kann der Anfang eines netten Abends sein ...

Das alles setzt voraus, dass die Bremse nicht zu sehr aktiviert ist. Wenn man in seiner Partnerschaft nicht glücklich oder durch Krankheit belastet ist, hilft das alles nicht. Auch wenn man sich aus anderen Gründen dauerhaft in Gruppe 3 findet, kann vielleicht ein Profi helfen, daher empfehle ich in diesem Fall den Schritt zur Sexualtherapie. Hab bitte keine Scheu! Die Sexual- und Paartherapeuten verstehen ihr Handwerk, und es kann nur besser werden. Man muss manchmal lernen, sich selbst zu vertrauen und in seine eigene Sexualität zu investieren. Aber das ist eine Investition, die sich wirklich auszahlt. Frag deine Frauenärztin nach einem guten Sextherapeuten. Nur Mut!

Kein Land in Sicht: Wenn man nicht kommen kann – und wie man bald wieder Ahoi ruft

«Kurt Cobain sagt, ich soll kommen, wie ich bin.»

Adel Tawil

Und wenn das nicht geht? Das gehen wir jetzt an.

Einen Orgasmus zu haben, ist ein besonderes Erlebnis, eine Entladung sexueller Anspannung. Manche beschreiben ihn wie eine Lawine, die über einen hinwegrollt, oder wie den Moment auf der Achterbahn, wenn es hoch, hoch, hoch geht und dann – *wusch* – runter. Man verliert die Kontrolle, ein richtig guter Orgasmus fühlt sich größer an, als man selbst ist. Dann lässt alle Spannung nach, man hat für einen Moment ein gedämpftes Bewusstsein, und es durchdringt einen ein chilliges Gefühl der Leichtigkeit und Wärme.

Für manche ist es kein Problem, wenn sie hin und wieder nicht kommen, sie merken währenddessen «Ich pack's heute nicht!», streichen die Segel und sind trotzdem zufrieden. Wie ein tolles Essen in einem Restaurant: Auch wenn man den Teller nicht leer gegessen hat, kann es wunderbar geschmeckt haben. Selten oder nie während des Sex zu kommen, kann aber für einen selbst und den Partner frustrierend sein. Wenn er sich beim Sex Mühe gegeben hat und man selbst kommt nicht, kann Konfliktpotenzial entstehen: Man hat ein schlechtes Gewissen, hat den Partner enttäuscht der sich angestrengt hat, man ist von sich selbst enttäuscht und fragt sich, ob etwas mit einem nicht stimmt. Viele Männer haben zudem noch den tollen Einfall, der Partnerin zu sagen, dass es bei «allen anderen geklappt hat» und «sich bisher niemand beschwert hat». Oje. Wenn dann noch die beste Freundin sagt, sie «komme immer», dann ist es ganz aus. Man glaubt, man sei defekt und müsse zum Arzt. Man fühlt sich wie ein Nichtschwimmer am Strand: Alle anderen lieben das Meer und haben Spaß, nur man selbst fühlt sich fehl am Platz und schrecklich alleine.

Mädels, wir machen heute den Orgasmus-Schwimmkurs, wobei ich euch nur den theoretischen Teil beibringen und erklären kann, was ihr in der Praxis tun müsst, um den Orgasmus anzulocken.

Wenn du mir als Patientin sagst, dass du beim Sex nicht zum Höhepunkt kommen kannst, meinst du entweder eine von zwei Sachen:

1.) Du kannst dich bei der Selbstbefriedigung schon zum Höhepunkt bringen, aber nicht beim herkömmlichen penetrativen Sex.
2.) Du kannst weder alleine noch mit dem Partner zum Höhepunkt kommen.

Für alle muss das Mantra der Stunde lauten: Ein Orgasmus ist nichts, was man *tut*, einen Orgasmus *lässt man mit sich geschehen*. Es «orgasmet» einen, sozusagen. Einen Orgasmus kann man rauskitzeln, aber nicht erzwingen.

Du kannst dich also selbst befriedigen und zum Orgasmus bringen? Klasse! Das Seepferdchen hast du schon. Das bedeutet, du weißt, was dir gefällt und was du brauchst, um den schönen O aus seinem Versteck zu locken.

Nun wird es Zeit, ins tiefe Wasser zu gehen, wo du nicht mehr stehen kannst. Das kostet anfangs Überwindung, aber das schaffst du – vertrau mir.

Was bedeutet das? Nun, wir haben oben schon gelernt, dass unsere Königin Klitoris, die du wahrscheinlich beim Selfsex stimulierst, den Schlüssel zum Orgasmus in der Hand hält. Du musst dich trauen, dich selbst vor deinem Partner zu befriedigen. Das hat zum einen den Vorteil, dass du ihm zeigen kannst, wie du es gerne magst, und zum anderen, dass du endlich kommen kannst beim Sex. Wenn dein Partner dich gerne nackt sieht (und das tut er ganz bestimmt!), dann gibt es deine Beziehung bestimmt auch her, dass du dich gerne und unbekümmert ihm nackt zeigen kannst. Also, trau dich: Spreize deine Beine und zeig ihm, wie du dich selbst am liebsten stimulierst. Das ist auch eine vertrauensbildende Maßnahme, weil es sehr, sehr intim ist, ich weiß. Die meisten Männer sind begeistert, Frauen dabei zuzuschauen. Dein Partner ist auch herzlich dazu eingeladen, davon zu lernen, was er sieht.

Danach gehst du dazu über, dich während der Penetration selbst zu stimulieren. Ich kann es nicht oft genug betonen: *80 Prozent der Frauen benötigen Stimulation an der Klitoris, um beim Sex zu kommen.* Wenn du also oben bist, spiele mit deiner Klitoris. Wenn du unten liegst und er dir Platz machen kann (zum Beispiel, indem er den Bauch einzieht), spiele mit deiner Klitoris. Wenn er dich von hinten nimmt, spiele mit deiner Klitoris, bis du kommst. Wenn du mit dem klitoralen Orgasmus routiniert bist und rein vaginal kommen möchtest, kannst du experimentieren (ohne Druck, bitte!). Kurz vor dem Höhepunkt kannst du aufhören, deine Klitoris zu stimulieren, und schauen, ob deine Vagina dich für die letzten Meter aus dem Flugzeug wirft. Wenn nicht, legst du wieder Hand an und bist auch happy. Du hast so oder so jetzt deinen Freischwimmer geschafft! Wenn du auch vaginal kommen kannst – super, dann hast du dein Repertoire erweitert. Aber auch wenn du an einem Tag vaginal kommen kannst, gelingt es dir an einem anderen vielleicht nicht, das ist normal. Sex ist schließlich etwas Organisches und nichts Lineares oder gar Kontrollierbares. Es ist wie das Wetter: heute so, morgen so.

Übrigens spricht auch rein gar nichts dagegen, wenn er dich durch Oralverkehr zum Höhepunkt bringt und dann zur

Penetration übergeht. Viele geben dem Oralverkehr den Stellenwert des Vorspiels – warum ihn nicht zum Main Event für die Frau machen?

Wenn du noch nie einen Orgasmus hattest, liegt es vermutlich daran, dass du nicht masturbierst. Hierfür kann es vielerlei Gründe geben, aber bei den meisten Frauen liegt es daran, dass sie sich schämen oder glauben, dass Selbstbefriedigung irgendwie schmutzig sei. Das sind oft Relikte einer Erziehung, die darauf abzielte, Sex zu unterdrücken. Häufig haben auch Frauen, die ihre Eltern nicht als Paar erlebt haben oder in deren Familie eine sehr konservative Einstellung zum Stellenwert der Frau und zur weiblichen Sexualität vorherrschte, diese Werte verinnerlicht und sehen sich später vor dem Problem, dass ihr natürliches Bedürfnis nach Sex erfüllt werden will, aber sie nicht wissen, wie.

Als Erstes will ich dir sagen: Du bist nicht allein. Und zweitens: Das bekommen wir hin.

Im ersten Schritt solltest du zunächst einmal deinen Körper kennenlernen. Geh zu Kapitel 1, schnapp dir einen Spiegel und schau dir alles noch mal an. Finde deine Klitoris und freunde dich mit ihr an, sie meint es gut mit dir. Wenn sich negative Stimmen in deinem Kopf melden («Das ist hässlich», «Das ist schmutzig» oder «Deine verstorbene Tante Gerda schaut dir zu»), dann erkenne diese Gefühle an, sie sind da, aber sie müssen dich im Moment nicht tangieren. Versuch einfach gar nicht erst, sie sofort loszuwerden – lass sie da, wo sie sind. Sie werden mit der Zeit kleiner.

Wenn du dich mit deinem Körper vertraut gemacht hast und wohl fühlst, gehen wir zum zweiten Schritt. Finde am besten einen Abend, an dem du alleine bist oder zumindest deine Ruhe hast und geh unter die warme Dusche. Lass dir viel Zeit. Nimm den Duschkopf und halte den Strahl an deine

Klitoris. Einfach nur dranhalten. Stell den Strahl erst schwächer und steigere dann den Druck, bis es sich angenehm anfühlt. Kreise ruhig ein wenig mit dem Strahl auf den großen Schamlippen, aber kehre immer wieder zur Klitoris zurück. Vertrau ihr, sie kennt ihre Aufgaben.

Du kannst das am nächsten Abend wiederholen oder gleich zu Schritt 3 gehen.

Zieh dich in dein Schlafzimmer zurück und leg dich hin. Nimm ein Öl deines Vertrauens (ich empfehle immer gern Kokosöl) und fang an, deinen Körper einzuölen. Ignoriere Stimmen, die sagen, du seist hässlich, fett, hast Cellulite oder musst zum Waxing. Wenn du willst, hol dir jetzt wieder einen Spiegel und schau dir deine Vulva an. Öle sie langsam ein und konzentriere dich schließlich auf die Klitoris. Fange an, auf der Klitoris zu kreisen, und bleibe mit deinem Finger auf der Kapuze drauf: Wenn du zu weit gehst, kann es sein, dass du den Klitoriskopf berührst, und der ist nun mal empfindlich (man darf die Krone der Königin berühren, aber niemals den Kopf!). Wenn die Stimmen wieder auftauchen, lass sie da, wo sie sind – du bist größer als sie, du bist die Erwachsene, sie nicht.

Wenn es sehr angenehm ist, mach weiter, bis es ganz toll ist – und hör dann auf. Fang wieder an und mach weiter, bis es noch toller ist – und höre wieder auf. Wiederhole das Spiel noch einmal, es geht zunächst darum zu schauen, was sich gut anfühlt. Wenn du irgendwann kommst, super! Wenn nicht, dann freu dich auf den nächsten Übungstag, an dem du dich nun schon viel besser kennst. Ich sage es lieber noch mal: Einen Orgasmus «tut» man nicht, man lässt ihn geschehen, er widerfährt einem. Konzentriere dich allein darauf, was sich gut anfühlt, ohne ein Endziel im Kopf zu haben.

Wenn du den Selfsex irgendwann gemeistert hast (und das wirst du), herzlichen Glückwunsch! Dein Seepferdchen hast

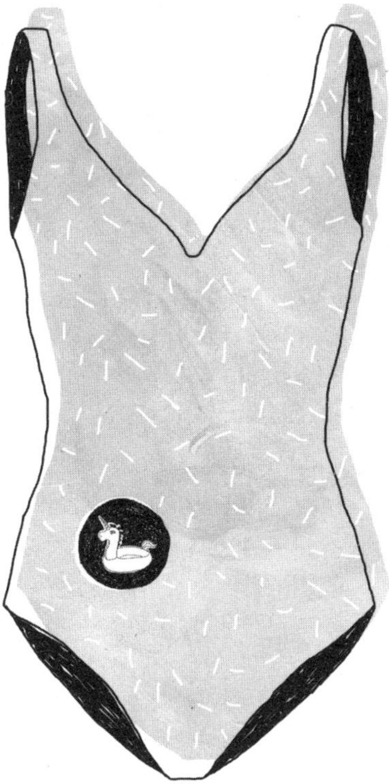

du bestanden! Und den Freischwimmer bekommst du auch noch hin.

Wenn du dich aber gar nicht erst ins Wasser traust, können die Gründe dafür tiefer liegen und sich nicht durch ein paar Zeilen in einem Buch beheben lassen. Sexueller Missbrauch oder andere traumatisierende Erfahrungen können tiefe Spuren hinterlassen. In diesem Fall rate ich dir, wende dich an die Frauenärztin deines Vertrauens, die wiederum eine Sexualtherapeutin empfehlen kann. Wir Gynäkologen sind, was sexuelle Probleme anbelangt, schon bewandert, aber mehr so die FBI Special Agents. Dagegen sind Sexualtherapeuten die

007-Agenten der MI6 mit Spezialausbildung, unterwegs im Dienste Ihrer Majestät, der Königin Klitoris, zur Behebung aller Sexualstörungen dieser Welt. Frag uns ruhig! Wir helfen gerne weiter.

3. Die Periode – ein Red Carpet Event und seine Tücken

Normale Perioden

Wie war es für dich, das erste Mal deine Periode zu bekommen? Weißt du es noch? In den Achtzigern war es für manche von uns ein Schreck, für andere ist es eine Erleichterung, viele erleben ihre erste Periode auch mit gemischten Gefühlen: Aufregung, Freude, Neugier, aber auch ein wenig Scham. Auf alle Fälle markiert die erste Periode im Leben eines Mädchens den Übergang vom Kind zum Teenager, und das ist etwas, was alle Frauen dieser Welt gemeinsam haben, von Amerika bis Uganda, von Ecuador bis Sibirien. Die Periode ist in vielen Ecken dieser Welt noch sehr tabuisiert, gelten die Mädchen dort doch als unrein, wenn sie ihre Monatsblutung bekommen, und müssen von anderen isoliert werden. Uns Frauen in Deutschland geht es da schon besser, obwohl es auch hier noch Luft nach oben gibt für einen unbefangeneren Umgang mit dem Thema (ist die Flüssigkeit, die in Werbespots auf Binden gekippt wird, immer noch blau?).

Die Periode begleitet uns unser halbes Leben lang, und es ist wichtig, ein gesundes Verhältnis zu ihr zu entwickeln, frei von Pein oder ablehnenden Gefühlen. Leichter gesagt als getan, kann die Monatsblutung uns doch echt Scherereien bereiten: weil man keinen Tampon dabeihat und ausgerechnet die neue weiße Jeans trägt; weil die Schmerzen einen schier von den Socken hauen; weil man ausgerechnet dann blutet, wenn man ein heißes Date hat; weil man auf die Blutung wartet und wartet … Ich glaube, es ist nicht möglich, *kein* Verhältnis zu seiner Menstruation zu haben, da der «Besuch der roten Tante» einmal im Monat kommt (häufiger, als manche ihre Nachbarn sehen). Um diese Beziehung zu stärken, ist es mir daher wichtig, dass du das System wirklich gut verstehst.

Die Periode wird von drei Hauptstellen gesteuert: dem Hypothalamus, der Hypophyse – beides Teile unseres Gehirns – und den Geschlechtsorganen. Was kompliziert klingt, lässt sich vereinfacht anhand eines netten Beispiels aus Hollywood verdeutlichen, der Filmreihe *Charlie's Angels* aus den nuller Jahren. In den Filmen kämpfen Lucy Liu, Cameron Diaz und Drew Barrymore gegen Verbrecher. Sie bekommen ihre Oberkommandos von Charlie, dem mysteriösen Mann, den man nie sieht. Koordiniert werden sie vom Mittelsmann John Bosley, gespielt von Bill Murray.

In diesem Vergleich ist der mysteriöse Charlie der Hypothalamus. Der Hypothalamus ist das wichtigste Steuerungszentrum unseres vegetativen Nervensystems und macht eine Ansage an die Hypophyse, welche Hormone wann und wo produziert werden. Man nennt den Hypothalamus auch den Taktgeber, weil er einen Rhythmus, einen Beat vorgibt und so dafür sorgt, dass wir unsere Periode regelmäßig bekommen. In der Kindheit schläft unser Hypothalamus namens Charlie; keiner weiß genau, warum er in der Pubertät wach wird, aber er wacht auf, wenn wir zwischen 9 und 16 sind, und fängt an, einen Takt vorzugeben. Dieser wird als Kommando an die Hypophyse (unser John Bosley) weitergegeben. Diese Hirnanhangsdrüse spielt eine zentrale Rolle bei der Regulierung unseres Hormonsystems und weckt nun ihrerseits die Eierstöcke. Diese produzieren unsere Hormone Östrogen, Testosteron und Progesteron (entsprechend, um in unserer Analogie

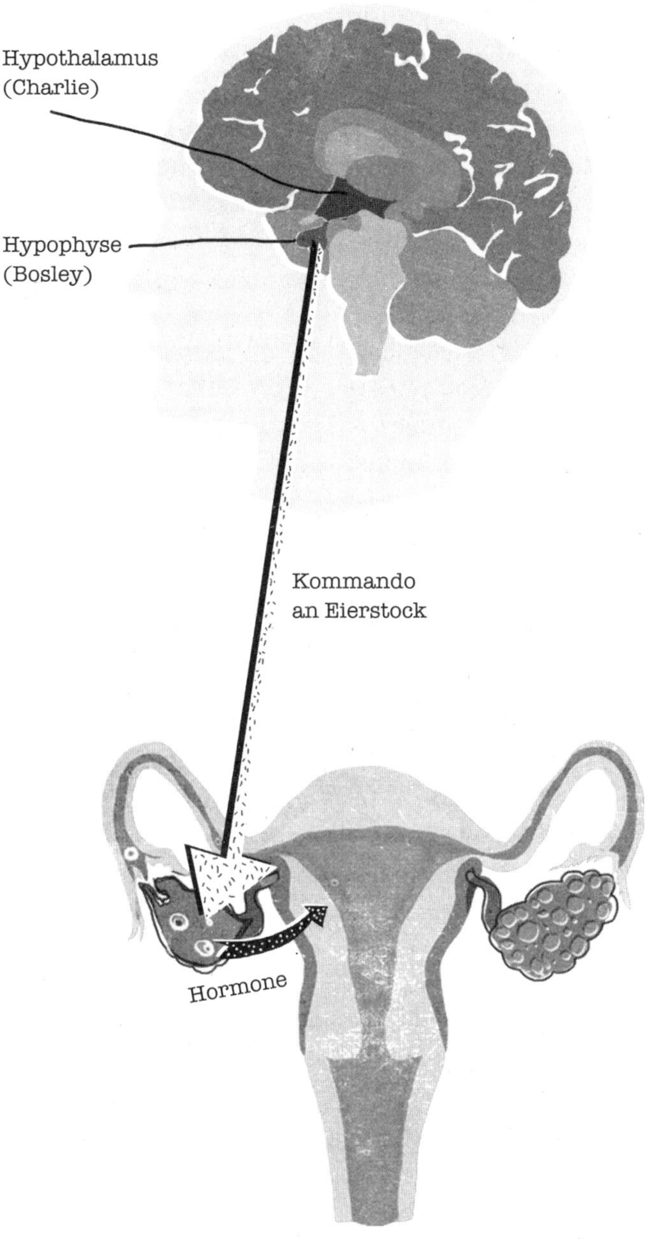
Hypothalamus
(Charlie)
Hypophyse
(Bosley)
Kommando
an Eierstock
Hormone

zu bleiben, den Charlie's Angels Drew, Lucy und Cameron – auf die drei Ladys gehen wir in Kapitel 7 genauer ein. Freu dich, es wird spannend!).

Diese drei Hormone werden zu unterschiedlichen Zeiten und in unterschiedlichen Mengen ausgeschüttet und lösen im Zusammenspiel, wenn alles rundläuft, Pi mal Daumen alle vier Wochen eine Periode aus. Die Zeit vom ersten Tag der Blutung bis zum nächsten ersten Tag der Blutung einen Monat später nennt man *Zyklus*. Die Zykluslänge variiert von Frau zu Frau, und solange man einmal im Monat eine Blutung hat, gilt die Periode als regelmäßig. Das müssen nicht auf den Punkt 28 Tage sein – Schwankungen von bis zu vier Tagen sind normal!

Mythbuster

Das Blut der Periode ist weder dreckig noch giftig, und der Körper benötigt keine Periode, um sich zu «reinigen». Wenn man nicht blutet oder weniger blutet, liegt das nicht daran, dass etwas verstopft ist oder das Blut im Körper stockt und nicht rauskommt.

Menstrualblut besteht nicht nur aus Blut, sondern auch aus abgebauter Schleimhaut aus der Gebärmutter: Während des Zyklus verursachen die Hormone, dass in Erwartung eines befruchteten Eis eine fluffige Schicht aus Zellen in der Gebärmutterhöhle aufgebaut wird, so als würde man mehrere Kissen aufeinanderstapeln. Wenn sich ein befruchtetes Ei in der Gebärmutter einfindet, kann es sich gemütlich dort einnisten. Wenn die Gebärmutter aber vergeblich auf ein Ei gewartet hat, wird alles wieder abgebaut und abgeblutet. Im nächsten Monat wiederholt sich das Spiel, und so wartet die Gebärmutter Monat für Monat auf einen Mieter mit befristetem Vertrag.

So gesehen stellt die Gebärmutter eigentlich die Urform eines Airbnbs dar; früher, als die Frauen ein Baby nach dem anderen bekamen, gab es oft einen fliegenden Wechsel der Mieter! Im 19. Jahrhundert entstand so der etwas despektierliche Begriff «Irische Zwillinge», wenn die Kinder keine zwölf Monate auseinanderlagen.

Das Alter, in dem Mädchen ihre erste Periode bekommen, variiert zwischen 9 und 16 Jahren. Das Alter der ersten Regelblutung hat im Durchschnitt in den letzten einhundert Jahren abgenommen, was sicherlich auch an den derzeitigen besseren Lebensbedingungen im Vergleich zu früher liegt. Historisch gesehen kommt die Periode jedoch nicht «immer früher», wie gerne behauptet wird, das Alter schwankt seit Jahrhunderten: In Not- und Hungerszeiten bekam man sie im Schnitt später und in anderen Epochen wieder früher. Im Vergleich aber zu Frauen im Zweiten Weltkrieg setzt heute bei vielen Mädels die erste Blutung früher ein. Häufig kommt die Periode nicht von Anfang an regelmäßig, sondern kann bis zu vier Jahre lang unregelmäßig bleiben – die Organe brauchen auch ihre Zeit, um sich einzugrooven und eine «Routine» zu finden.

Eine Periode dauert zwischen drei und sieben Tagen, und obwohl es nach viel aussieht, blutet man meistens im Durchschnitt insgesamt 70 Milliliter, das ist so viel wie ein Kappe Lenor. Die Farbe des Blutes kann dabei variieren von braun über schwarz bis hellrot, wobei braun und schwarz eher ein Anzeichen für eine schwache Blutung sind und rot für eine stärkere. Warum ist das so? Jeder Tropfen Blut fängt in der Gebärmutter mit derselben Farbe an, nämlich rot. Wenn das Blut aber nur langsam läuft, hat es Zeit, an der Luft zu oxidieren, und bis es in der Unterwäsche ankommt, ist es braun, vergleichbar mit einem geschnittenen Apfel, der an der Luft mit der Zeit braun wird. Deshalb hat man in den ersten und letzten Tagen der Periode oft nur eine braune Schmierblutung.

Mythbuster
Lange Zeit glaubte man, man verlöre nur 35 Milliliter Blut während der Menstruation, und viele Frauen wunderten sich, dass es nach so viel mehr aussah – und sie hatten recht. Tatsächlich verliert man ca. 35 Milliliter Blut und noch mal dieselbe Menge an Flüssigkeiten und Zellen. Also im Durchschnitt 70 Milliliter – eine Lenorkappe.[13]

Rot, rot, rot sind alle meine Sachen: Wenn man zu stark blutet

Was aber ist, wenn man mehr blutet als eine Lenorkappe, und zwar eher gefühlt die ganze Weichspülerflasche? Wenn man so viel Monatshygiene-Produkte verwendet, dass man es bereut, vorher keine Aktien der Tampon-Firma gekauft zu haben? Eine zu starke Periode nennt man in der Fachsprache *Hypermenorrhoe* und kann sehr belastend sein. Viele Frauen berichten, dass sie stündlich den Tampon oder die Binde wechseln oder zusätzlich zum Tampon immer eine Binde tragen müssen.

Was löst eine so starke Blutung aus? Schauen wir uns die Top-5-Gründe an:

1.) Deine Gebärmutter ist groß

Wann bekommt man eine große Gebärmutter? Unsere Gebärmutter ist ein Muskel, der mit jeder Schwangerschaft wächst, weil die Behausung des Babys immer neue Zellen, Muskelfasern und Blutgefäße bekommt. Die Gebärmutter einer Frau, die schon drei Kinder bekommen hat, ist gut zwei- bis dreimal größer als die einer Frau, die noch gar keine Kinder bekommen hat. Und große Gebärmütter haben nun mal eine größere Blutungsfläche.

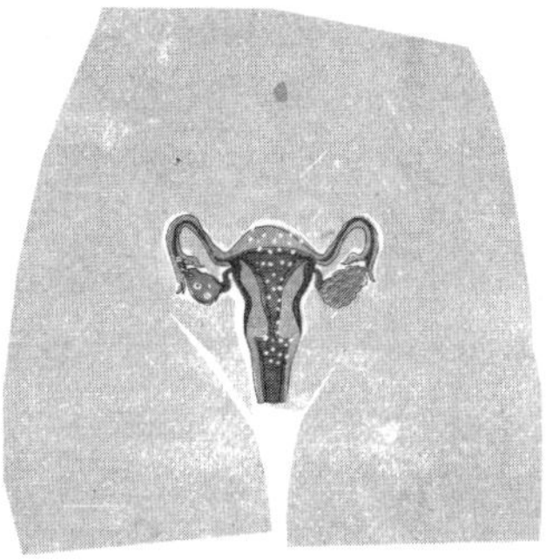

Uterus vor Baby

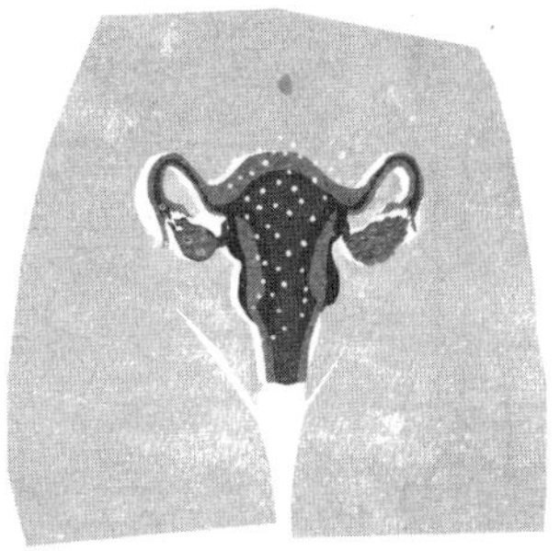

Uterus nach Baby

2.) Du hast Myome

Ein Myom ist ein gutartiger Knoten in der Gebärmutter, der aus veränderten Muskelzellen entsteht. Myome kommen sehr häufig vor – schätzungsweise bekommt jede zweite Frau jenseits des dreißigsten Lebensjahres irgendwann ein Myom. Sie können sehr klein bis sehr groß sein, symptomlos bis nervig und auch stark beeinträchtigend. Sie können alleine auftreten oder in Gruppen, und eins der Hauptsymptome ist eine verstärkte Regelblutung. So nervig Myome auch sein können, bösartig werden sie extrem selten. Wir studieren unsere inneren Organe in Kapitel 6 eingehend und lernen dort auch noch mehr über Myome.

3.) Du hattest keinen Eisprung (das System hat sich aufgehängt)

In einem normalen Zyklus fängt nach der Periode die Vorbereitung auf den Eisprung an: Ein Ei reift in einer kleinen Zyste am Eierstock heran, und wenn es so weit ist, springt es, die Zyste geht kaputt, und die zweite Zyklushälfte beginnt. Die kaputte Eihülle produziert das Gelbkörperhormon, weshalb es auch Gelbkörper genannt wird (es ist auch tatsächlich gelb). Das Gelbkörperhormon, a.k.a. Progesteron, dominiert die zweite Zyklushälfte, sinkt aber im Laufe des Zyklus, während die Gebärmutter geduldig auf ein befruchtetes Ei wartet. Wenn der Progesteronspiegel weit abfällt, kommt die Blutung. So weit, so gut. Manche Stresshormone, wie beispielsweise Kortison, können aber auch dazu beisteuern, dass das Ei gar nicht springt und als Rohrkrepierer hängen bleibt. Man hat dann länger keinen Eisprung und somit auch keine Periode, weil sich das System aufgehängt hat wie ein überlastetes Computerlaufwerk. In der Zwischenzeit wird weiter Schleimhaut aufgebaut. In stressigen Zeiten, etwa bei Prüfungsstress, einer Trennung, aber auch bei Crash-Diäten oder Dauersport, kann es also sein, dass die Stresshormone den Rhythmus der Monatsblutung stören und dass die Periode, wenn sie endlich kommt, deutlich stärker als sonst ist, weil sich einiges angesammelt hat.

4.) Endometriose

Endometriose habe ich in Kapitel 2 schon kurz vorgestellt: eine Erkrankung, die einige nervige bis fiese Symptome bereiten kann, etwa eine starke Periode, Schmierblutungen und brutale Regelschmerzen. Endometriose zu haben bedeutet, dass aus völlig unklaren Gründen Gebärmutterschleimhautinseln sich irrtümlicherweise außerhalb der Gebärmutterhöhle eingenistet haben und bei jeder Periode ihr Unwesen am völlig falschen Ort treiben, mit zum Teil verheerenden Konsequenzen. Diese Schleimhautpartikel können praktisch überall sein – auf dem Gebärmuttermund, in der Gebärmutterwand, auf der Gebärmutter drauf, sogar auf und im Darm und auf der Harnblase. Eine frühzeitige hormonelle und operative Behandlung ist unerlässlich, sonst drohen irreparable Schäden. Die Endometriose besprechen wir ausführlich in Kapitel 6.

5.) Eine Gerinnungsstörung

Das Von-Willebrand-Syndrom ist eine angeborene Gerinnungsstörung, die sich oft erst bei Störungen der Menstruationsblutung zeigt. Wenn du völlig ungeklärt zu starke Blutungen hast, solltest du auf alle Fälle durch einen Bluttest eine Gerinnungsstörung ausschließen lassen.

6.) Du trägst eine Kupferspirale

Die Kupferspirale ist ganz dufte, um hormonfrei zu verhüten, macht aber aus normalen Perioden starke Blutungen und aus starken Blutungen einen Monsun. Daher lege ich sie ungerne bei Frauen, die mir als Starkbluterinnen bekannt sind.

7.) Du hast rote Haare

Auch auf die Gefahr hin, dass meine lieben Kollegen mich auslachen – die Hebammen dieser Welt tun das bestimmt nicht. Rothaarige Frauen bluten mehr als Blondinen oder Brünette, sowohl bei der Periode als auch unter der Geburt. Das ist tatsächlich so. Eine ältere Hebamme hat mich mal im Nachtdienst nach einer besonders blutigen Geburt und einem ebenso blutigen Nachgeburtsszenario – ich erspare euch die Details – beiseitegenommen, sich die Stirn abgewischt und gesagt: «Herr im Himmel, hüte mich vor Rothaarigen!»

Wenn dein Klo und deine Kleider ständig nach Requisiten eines Splatter-Films aussehen oder dein Eisenwert im Blut schon anfängt zu sinken, ist es an der Zeit, etwas zu unternehmen. Manchmal kann die Pille helfen oder der Einsatz einer Hormonspirale, die den Aufbau von Gebärmutterschleimhaut während des Zyklus verhindert. Ab und zu besteht auch die Möglichkeit, operativ zu intervenieren, indem man die Gebärmutterschleimhaut verödet – welche Option für dich in Frage kommt, kann deine Gynäkologin ausführlich mit dir besprechen. Als allerletzte Möglichkeit kommt eine Entfernung der Gebärmutter in Frage, aber nur wenn du das willst und gar nichts mehr geht!

Wenn du sehr stark blutest, kannst du auch während der Blutung zum Frauenarzt gehen, damit er nachschaut, ob alles noch im Rahmen ist. Wenn du allerdings so stark blutest, dass du kaum von der Toilette runterkommst und dieser Zustand länger als acht Stunden anhält, gehe bitte in die Klinik!

Mythbuster

Wenn man während einer sehr, sehr starken Periode große braune Brocken verliert, die nach roher Leber aussehen, sind das keine Fleischstückchen, sondern große Ballen geronnenes Blut. Viele Frauen sitzen auf der Toilette und haben Angst, dass sich gerade etwas in ihrem Körper auflöst, weil diese Brocken durchaus handtellergroß sein können.

Du schon wieder?
Wenn die Periode zu oft kommt

Im Durchschnitt dauert ein Zyklus 28 Tage, das heißt, die Zeit vom ersten Tag der Blutung bis zum nächsten ersten Tag der Blutung beträgt im Schnitt vier Wochen. Hier sind Schwankungen von bis zu drei Tagen durchaus normal. Wenn man einmal im Monat mehr oder minder seine Blutung bekommt, gilt das als regelmäßig. Auch ist das «Normale» bei jedem anders: Manche bekommen ihre Periode nach 33 bis 35 Tagen, andere immer nach 24 bis 26 Tagen. Dennoch sollte der Zyklus eine gewisse Stabilität aufweisen, also keine super crazy Abstände wie mal 21 Tage und mal 36 Tage.

Mythbuster
Die Periode muss nicht jeden Monat pünktlich zum selben Tag kommen. Schwankungen von bis zu vier Tagen sind durchaus normal!

Was kann sich dahinter verbergen, wenn man häufiger blutet? Hierbei müssen wir unterscheiden zwischen:
- der Zwischenblutung, auch Spotting genannt,
- der Dauerblutung und
- dem verkürzten Zyklus,

... was manchmal gar nicht so einfach ist!

Bei einer **Zwischenblutung** ist ein Zyklus erkennbar, weil man regelmäßig eine Blutung bekommt, die einen Anfang und ein Ende hat, mit Tagen mit zunächst starkem Flow, gefolgt von Tagen mit schwächerem Flow, bis die Blutung so langsam versiegt. Dann folgen mehrere Tage, in denen man blutungsfrei ist, um dann mitten in der Trockenzeit braunes oder rotes Blut in der Unterhose zu entdecken – auch genannt Spotting. Diese Zwischenblutung ist nie so stark wie die eigentliche Periodenblutung.

Die **Dauerblutung** ist eine never ending Story, die mit der Periode scheinbar beginnt und nie wirklich aufhört. Man blutet zehn Tage, 14 Tage, ja drei Wochen, dann hört es auf oder wird weniger, vielleicht verschwindet die Blutung für ein paar Tage, aber ganz weg ist sie nie, sodass man nie weiß: Bist du noch Zwischenblutung oder schon Periode? Kommst du, oder gehst du? Ist das Kunst, oder kann das weg?

Der **verkürzte Zyklus** ist prinzipiell wie ein normaler Zyklus, aber kürzer, als man es gewohnt ist.

Wenn die Periode spinnt, kann das verschiedene Gründe haben. Lass uns die häufigsten anschauen, beginnend mit Platz 1 der Hitparade:

1.) Hormonelle Verhütungsmittel

Also die Pille, der Hormonring, die Hormonspirale, die Dreimonatsspritze etc. Die Gründe sind in diesem Fall rein hormonell. Wenn man eine Pille vergisst oder sie vom Körper nicht richtig verwertet wird (etwa wegen einer Magen-Darm-Erkrankung), kann man eine Zwischenblutung bekommen. Alle Systeme, die nur ein Progestagen beinhalten, wie die Minipille, die Hormonspirale, die Hormonspritze etc., sind anfälliger für Zwischenblutungen.

2.) Der Eisprung

Beim Eisprung eine Zwischenblutung zu bekommen, sollte kein Grund zur Aufregung sein. Aufgrund des hormonellen Zusammenspiels, das wir uns in Kapitel 7 näher anschauen, kann es kurzfristig um den Eisprung herum zu Schwankungen im System kommen, was zu leichten braunen Schmierblutungen führt.

3.) Eine Frühschwangerschaft

Apollo ist gelandet – wenn ein befruchtetes Ei sich einnistet, kann es eine leichte Einnistungsblutung geben. Diese dauert meistens nur einen Tag und ist megawenig.

4.) Ein Polyp in der Gebärmutter

... oder im Gebärmutterhals. Polypen sind drollige kleine Gebilde aus Schleimhautausstülpungen, die durch eine Blutung auf sich aufmerksam machen. Diese folgt meistens keinen Gesetzmäßigkeiten, es blutet also, wann es will und wie es will, und kann dadurch auch sehr nerven. Obwohl die meisten Polypen harmlos sind, sollten sie entfernt werden, unter anderem weil sie – wenn auch selten – auf Dauer semiböse werden können. Auf Polypen, Myome und andere Störenfriede der weiblichen Anatomie gehen wir näher in Kapitel 6 ein.

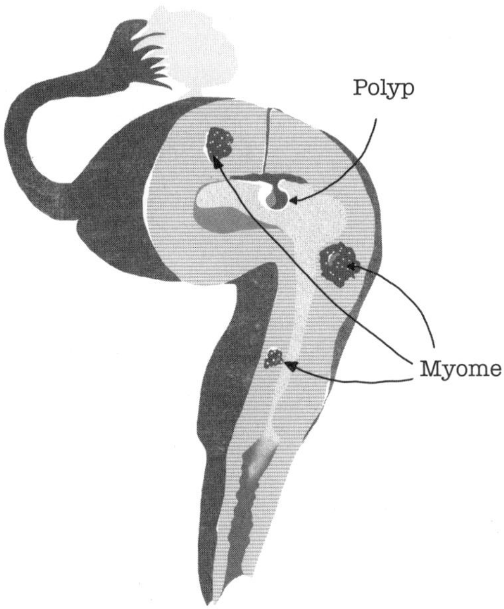

114

5.) Cervixektopie

Eine Ektopie auf der Oberfläche des Gebärmutterhalses beschreibt Folgendes: Die Hautschicht, die die Vagina und das Ende des Gebärmutterhalses auskleidet wie eine Tapete, ist feucht und glatt, bereit, den Anforderungen zu genügen, die man an eine Vagina so stellt: dehnen und zusammenziehen, Flüssigkeiten rauslassen, Gegenstände bzw. Körperteile reinlassen etc. Die Tapete des Gebärmutterhalses wiederum ist dünner und überhaupt nicht an Kontakt mit anderen Objekten gewöhnt. Den Übergang, wo sich diese beiden Schichten treffen, nennt man die Transformationszone. Diese Zone verschiebt sich bei hormonellen Einflüssen – beispielsweise durch die Pille oder eine Schwangerschaft – gerne nach außen und ist folglich der Außenwelt, sprich der Vagina, ausgesetzt. Sie ist dann etwas pienzig bei Berührungen, zum Beispiel beim Sex, und blutet kurz. Die Ektopie kann aber auch zwi-

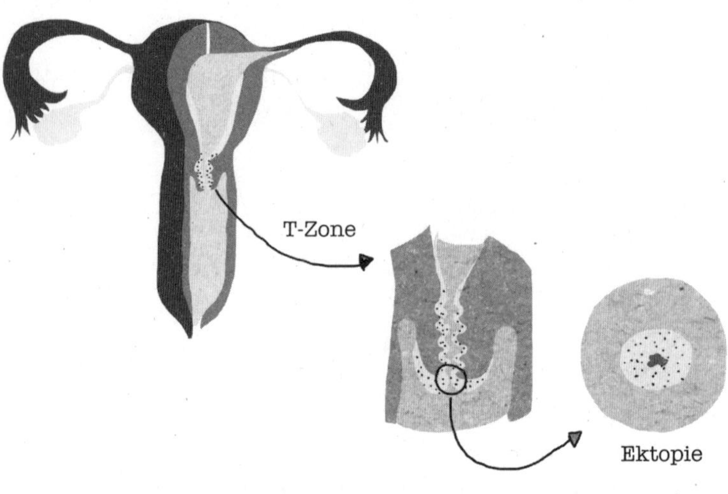

Gebärmutterhals mit Transformationszone

schendurch für Blutungen sorgen und nach Routine-Krebsabstrichen auch mal lebhaft bluten.

6.) Endometriose

Ja, hier ist er wieder – der hinterlistige und vielseitige Übeltäter namens Endometriose. Endometriose hat neben teilweise vernichtenden Regelschmerzen und starken Perioden die Angewohnheit, Zwischenblutungen zu verursachen, die ebenfalls wie bei einer richtigen Periode weh tun können.

Gebärmütter, die Endometriose haben, sind meistens nicht sehr glücklich darüber, und ihre Besitzerinnen noch weniger. Was die Endometriose noch alles an Gemeinheiten auf Lager hat und was man dagegen tun kann, lernen wir in Kapitel 6.

7.) Infektionen

Bakterielle und virale Infektionen können Zwischenblutungen verursachen, wenn sie den Gebärmutterhals oder die Gebärmutter befallen; diese Art der Infektionen nennt man aufsteigende Infektionen, weil sie immer von der Vagina aus nach oben steigen. Zu den üblichen Verdächtigen zählen Chlamydien oder auch ein Befall mit dem HP-Virus. Pilzinfektionen hingegen verursachen nie Zwischenblutungen!

8.) Hormonell

Störungen im Hormonsystem sind ein häufiger Grund für Zwischenblutungen oder auch Schmierblutungen vor der Periode. Meistens haben wir es mit einem Progesteronmangel zu tun. Dieser Mangel entsteht in der zweiten Zyklushälfte, wenn der Eisprung eher schlapp und nicht so der Burner war (man nennt ihn auch unvollständigen Eisprung) oder wenn das Ei gar nicht aus den Startlöchern kommt. Wir greifen auf, was wir am Anfang des Kapitels kurz angerissen haben: Der Eisprung erfolgt ja mitten im Zyklus. Das Ei reift in einer Eihülle, und wenn es springt, geht die Eihülle in eine andere Funktion über und fängt an, Progesteron zu produzieren. Wenn man allerdings keinen gescheiten Eisprung hat, hat man auch in der zweiten Zyklushälfte kein Progesteron. Wie kann das passieren? Zum einen durch Stress, zum anderen durch eine schlechte Qualität des Eis. Schließlich kommen wir mit einer definierten Anzahl Eizellen auf die Welt, die sich nicht vermehrt, sondern mit den Jahren schrumpft. Mit der Zeit werden unsere Eizellen also immer älter und sind nicht mehr so ganz taufrisch. Das Ergebnis sind Ovulationen wechselnder Qualität. Man kann sich merken: gute Ovulation = gute zweite Zyklushälfte. Schlechte/fehlende Ovulation = zu wenig Progesteron = Sammelsurium an Beschwerden, wie zum Beispiel unregelmäßige Blutungen, verstärkte PMS-Beschwerden oder verkürzte oder verlängerte Zyklen mit unterschiedlicher Blutungsstärke. Wir beleuchten das näher in Kapitel 7.

9.) Myome

Myome haben wir schon als Verursacher für starke Blutungen kurz kennengelernt, aber sie können auch manchmal Zwischenblutungen auslösen, gerade wenn sie in die Gebärmutterhöhle hineinwachsen. Man kann sie im vaginalen Ultraschall gut erkennen, daher wird deine Ärztin bei Zwischenblutungen auch nach ihnen Ausschau halten. Myome lernen wir wie vorhin versprochen in Kapitel 6 besser kennen.

10.) Gerinnungsstörungen

Störungen im Gerinnungssystem können auch Probleme bereiten. Wenn du Blutverdünner nimmst oder eine angeborene Gerinnungsstörung hast, kann das für Dauerblutungen sorgen. Sind alle anderen Möglichkeiten ausgeschlossen, lohnt sich eine Untersuchung in dieser Richtung.

50 Shades of Blood
Blut kann viele Farben annehmen, bis es rauskommt und im Slip sichtbar ist. Nach meiner Erfahrung haben die meisten Frauen kein Problem damit, rotes Blut zu erkennen, werden aber verunsichert, wenn es heller, dunkler, brauner oder klumpig wird. Schauen wir uns einige Beispiele an:
Beiger/hellbrauner Ausfluss: Das ist der normale weiße Ausfluss, der leicht mit Blut versetzt ist. De facto ist es eine Blutung, wenn auch nur eine sehr leichte.
Brauner Ausfluss: Das nennen wir auch eine Schmierblutung, sie kann von leicht bis stärker variieren. Die braune Farbe entsteht durch den langsamen Fluss: Das Eisen im Blut oxidiert auf dem Weg in die Unterwäsche durch den Kontakt mit Luft (ähnlich wie ein Apfel braun wird, wenn man reinbeißt und ihn an der Luft lässt).
Hellrotes Blut: Frisches Blut, das relativ flott aus der Gebärmutter fließen kann.
Dunkelrotes Blut: Es blutet schneller, als es abfließen kann, daher stockt es und kann aussehen wie ...
Leberfarbene, quallenartige Brocken: Das sind Koagel, also geronnene Blutbrocken, die aussehen wie ein Stück rohe Leber und zum Teil handtellergroß sein können.
Schwarzes, klebriges Blut: Am Ende der Periode kann das Blut schwarz sein, wenn es aber andauert, kann das ein Hinweis auf eine Entzündung sein.

Die Liste für Blutungsstörungen ließe sich noch fortführen: Stress in allen Variationen ist zum Beispiel auch ein sehr häufiger Grund für unregelmäßige Blutungen. In seltenen Fällen stecken auch bösartige Veränderungen der Gebärmutterschleimhaut hinter einer Blutungsstörung. Häufig ist häufig, und selten ist selten, aber dennoch: Unregelmäßige Blutungen gehören in professionelle Hände. Wie eine Schwalbe noch keinen Sommer macht, muss man zwar nicht bei einer einmalig schrägen Blutung gleich den Gynäkologen konsultieren, aber wenn das ein schlechter Running Gag wird, sollte man zum Telefon greifen und einen Termin beim Frauenarzt ausmachen!

Periodenschmerzen: Erschieß mich bitte

Wenn man das erste Mal als Teenie die Sorte Regelschmerzen bekommt, die einen von den Socken haut, ist man fassungslos: Das kann doch nicht euer Ernst sein! Und das soll sich die nächsten 30 Jahre jeden Monat wiederholen? Wer diese Schmerzen kennt, kann nachvollziehen, warum die Amerikaner die Periode «the Curse» nennen. Es fühlt sich ja fast an wie ein alttestamentarischer Fluch: Und das Weib soll jeden Monat bei Vollmond von roten Fluten und höllischen Schmerzen heimgesucht werden. Ganz großes Kino. Bei allen feministischen Ansätzen ist es dann doch schwer, sich über seine Weiblichkeit zu freuen, wenn man sich einmal im Monat krümmt vor Schmerzen. Wenn Regelschmerzen also kein Fluch von zornigen Göttern sind wie eine Heuschreckenplage oder die Verdunkelung des Mondes, was verursacht sie dann?

Die Gebärmutter ist ein muskuläres Hohlorgan. Sie versucht, während der Periode das Blut loszuwerden, und kann sich entsprechend zusammenziehen. Die Kontraktion der Gebärmutter passiert aber nicht willkürlich, sondern mit Hilfe sogenannter Prostaglandine. Prostaglandine sind Moleküle, die verursachen, dass die Gebärmuttermuskulatur sich zusammenzieht und das Blut nach außen befördert. Das ist zunächst einmal normal, und für viele von uns sind Regelschmerzen zwar nervig, aber erträglich. Bei manchen Frauen jedoch werden aus ungeklärten Gründen zu viele Prostaglandine produziert, was dazu führt, dass sich die Muskulatur wie ein Bewegungslegastheniker unkoordiniert und zu stark zusammenzieht. Das tut dann mächtig weh.

Periodenschmerzen – auf schlau genannt *Dysmenorrhoe* – unterteilt man in primäre und sekundäre Dysmenorrhoe.

Die primäre Dysmenorrhoe bekommt man in der Pubertät und behält sie erst mal. Häufig haben Mädchen von Beginn an Regelschmerzen, wenn ihre Mutter auch unter Regelschmerzen leidet. Ob sie wirklich vererbbar oder Ausdruck eines unbewusst gelernten Verhaltens sind, ist unklar. Fest steht, dass es nicht förderlich ist, wenn man seine Mutter während der Periode immer leidend erlebt hat. Ich achte daher im Umgang mit meiner Tochter und auch mit jüngeren Patientinnen stets darauf, die Monatsblutung sehr gelassen zu besprechen, damit keine unnötigen Ängste aufgebaut werden. Zum Glück verschwinden bei vielen Frauen die Schmerzen nach der Geburt des ersten Kindes oder werden wenigstens abgemildert.

Bei der sekundären Dysmenorrhoe bekommt man Regelschmerzen später im Leben. Wenn das passiert, muss man auf Ursachenforschung gehen: Neue Myome in der Gebärmutter, Endometriose oder Polypen sind sehr häufig die Übeltäter. Die Endometriose hat neben der starken Blutung und der Schmierblutung noch als Spitzenwaffe vernichtende Regelschmerzen im Arsenal. Frauen mit Endometriose sind bei jeder Periode arbeits- und handlungsunfähig, und oft landen sie zunächst in der Notaufnahme, bis die Diagnose gestellt wird. Durch Endometriose verursachte Regelschmerzen lassen solche, die durch Myome und Polypen verursacht werden, wie Urlaub aussehen. Gegen diese Spaßvögel kann man etwas tun, jedoch ist die Behandlung unterschiedlich und auf die jeweilige Frau zugeschnitten. Wir besprechen die Endometriose, Polypen und Myome ausführlich in Kapitel 6.

Wenn einem Periodenschmerzen regelmäßig eins auf die Zwölf geben, muss man gegensteuern. Was sehr gut hilft, ist die Pille, und das ist sicherlich neben der Verhütung einer der Gründe, warum sie so beliebt ist. Viele Frauen nehmen sie alleine zur Beherrschung ihrer Regelschmerzen, auch die, die gar nicht verhüten müssen! Viele meiner lesbischen oder Dauer-Single-Patientinnen nehmen sie nur deswegen. Die Pille reduziert die Regelschmerzen oft bis zu 90 Prozent und ermöglicht so was wie ein normales Leben während der Blutung, wofür viele Frauen und Mädels sehr dankbar sind. Natürlich muss man in diesem Zusammenhang Vor- und Nachteile abwägen, es sind immerhin künstliche Hormone, die man da zu sich nimmt, und das Nebenwirkungsspektrum ist nicht klein. Aber wenn die Vorteile überwiegen, ist die Pille auf alle Fälle gerechtfertigt.

Wenn man die Pille nicht nehmen will oder kann, bieten sich Schmerzmittel an. Hier hat die ausgebuffte Pharmaindustrie uns einige schicke Mittel zur Verfügung gestellt, die die Synthese der schmerzbringenden Prostaglandine hemmen, wie zum Beispiel Naproxen oder Ibuprofen. Allerdings blockieren sie *nur die Neubildung* der Prostaglandine – die, die bereits in der Blutbahn rumschwimmen, werden von den Medikamenten nicht beeinflusst und vollbringen ihr schmerzhaftes Werk! Daher ist es sehr wichtig, bereits *vor* der Periode die Schmerzmittel einzunehmen.

Man hat auch erfolgreiche Behandlungen mit Magnesium beobachtet: In einer Studie hat man an einer Gruppe mit 50 Frauen die Langzeitwirkung von Magnesium im Vergleich zu einer Placebo-Gruppe getestet und festgestellt, dass in der behandelten Gruppe viele nach sechs Monaten wenige bis gar keine Schmerzen mehr hatten. Hierzu muss man vor der Periode anfangen und bis zwei, drei Tage nach ihrem Beginn dreimal täglich Magnesium nehmen. Einer Linderung von akuten Schmerzen dient das nicht, der Effekt wird langsam aufgebaut. Ich finde aber, ein Versuch lohnt sich!

Im Bereich der Pflanzenheilkunde hat auch Himbeerblättertee Wirkungen gezeigt. Da es eine Pflanze ist, darf man aber keine Über-Nacht-Wunder erwarten. Man fängt 14 Tage vor der Periode an, dreimal täglich Himbeerblättertee zu trinken und währenddessen sowieso. Ich kenne Himbeerblättertee aus der Geburtshilfe und weiß definitiv, dass er hilft, den Damm butterweich zu machen, aber er schmeckt nicht unbedingt lecker, daher braucht man ein wenig Commitment, wenn man das durchziehen will.

Es gibt außerdem Versuche, mit medizinischem Hanf Schmerzen zu lindern. Eine meiner Lieblingsschauspielerinnen, Whoopi Goldberg, hat zusammen mit Maya Elisabeth die Marke Whoopi and Maya gegründet und Mittel aus Hanf entwickelt, die Regelschmerzen lindern sollen, ohne high zu machen. Nach meinen Recherchen ist das keine schlechte Idee, gerade wenn Schmerzmittel nicht mehr wirken und man seinen Körper nicht mit Chemie der Pharmaindustrie volldröhnen will.

Versteht mich nicht falsch: Ich bin immer noch eine Anhängerin der klassischen Medizin und bin der Pharmaindustrie für viele Erfindungen äußerst dankbar. Allerdings glaube ich auch, das sie eher auf Zack wäre, was die Entwicklung von Medikamenten gegen Menstruationsbeschwerden anbelangt, wenn Männer diese bekämen. Dann hätte die Dysmenorrhoe längst den Status einer Volkskrankheit, und man fände in der Apotheke vermutlich tausendundeine Lösung dagegen. Männer würde man nicht belächeln, wenn sie sich wegen Ungerechtigkeiten aufregen, und sagen: «Der hat wohl seine Tage.» Man würde mit Sicherheit Tampons auf Heilmittelrezept im Sanitätshaus bekommen, und fünf Tage Fehlzeit monatlich wären Bestandteil jedes Arbeitsvertrages. Herrenhygieneartikel würden mit Kraftausdrücken beworben werden, wie «XXL Stark, ohne Saugkraftverlust!» oder «Sport Ultimate – damit schlagen Sie jeden Gegner!».

Da Mutter Natur aber schlau ist, hat sie die Sache mit der Fortpflanzung und Blutung dem Geschlecht anvertraut, von dem sie wusste, dass es etwas aushält – uns Frauen.

Wenn die Periode eine No-Show abzieht: Gründe für unentschuldigte Fehltage

Während manche Frauen dauernd bluten und darüber fluchen, gibt es Situationen im Leben einer Frau, in denen sie sich dringend die Regel wünscht. Tag für Tag rennt man auf die Toilette und schaut und hofft, und da ist – nichts. Die Gebärmutter schweigt, die Unterhose bleibt blutfrei, und es beschleicht einen das Gefühl, dass etwas nicht stimmt.

Wenn man schwanger ist, bekommt man die Blutung nicht, klar. Wenn der Schwangerschaftstest negativ ausfällt oder man auch ohne Test weiß, dass man nicht schwanger sein kann und die Periode überfällig ist, kann es diverse Gründe dafür geben. Manche sind naheliegend und harmlos, andere etwas komplizierter.

Einer der häufigsten und gleichzeitig harmlosesten Gründe, warum man nicht blutet, ist eine Begleiterscheinung der **Pille**. Viele Frauen, die länger die Pille nehmen, beobachten, dass die Monatsblutung immer geringer wird. Manchmal bleibt sie ganz weg. Das ist kein Grund zur Sorge! Die Pille signalisiert dem Hypothalamus (unserem Charlie, ihr erinnert euch), dass die hormonelle Versorgung ausreichend ist; und so hören Charlie und Bosley (Hypophyse und Hypothalamus) auf, die Eierstöcke zum Eisprung zu animieren. Um es abzukürzen: Die Pille stellt die Eierstöcke ruhig. Außerdem wirkt sie so auf die Gebärmutterschleimhaut, dass diese sich immer weniger und immer dünner aufbaut – warum auch nicht? Schließlich kommt doch kein befruchtetes Ei vorbei.

Mythbuster
Wenn man die Pille nimmt und wenig oder gar nicht blutet, ist das kein Grund zur Sorge! Die Pille führt auf Dauer zu einer sehr geringen bis nicht vorhandenen Blutung in der Pillenpause. Das bedeutet weder, dass man in die Wechseljahre kommt, noch, dass man unfruchtbar ist. Die Pille stellt die Eierstöcke erst mal ruhig, sie werden sozusagen in Flugmodus gestellt. Wie beim Handy ist es so, dass die natürlichen Prozesse im Offline-Modus nicht sichtbar werden, aber beim Wiedereinschalten wird alles nachgeholt. Nach Absetzen der Pille fängt also irgendwann der natürliche Zyklus wieder an, so wie es die Natur für einen vorgesehen hat – und das ist individuell verschieden, je nach Körper und Lebensphase!

Wenn man die Pille absetzt, kann es dauern, bis der natürliche Zyklus wieder anspringt. Es kann sich bis zu sechs Monaten hinziehen, bis die Periode wieder so was wie Normalität annimmt – es sei denn, man ist über 40 und schon in den Wechseljahren. Dann muss man erst mal schauen, was der eigene Zyklus überhaupt macht.

Ein weiterer wichtiger Grund für das Nichterscheinen der Periode ist **Stress**. Stress kann dazu führen, dass der Zyklus sich aufhängt und man keinen Eisprung bekommt; der Zyklus verhält sich dann wie eine kaputte CD und läuft nicht weiter. Oft sieht man in so einem Fall im Ultraschall ein Eibläschen, das noch im Stall hängt und darauf wartet, befreit zu werden: die gemeine Hauszyste, auch genannt persistierende Follikelzyste. Diese Zysten können auch größer werden und manchmal zwicken, gehen aber in 90 Prozent der Fälle von alleine weg. Doch nicht nur psychischer, auch körperlicher Stress kann sich negativ auf den Zyklus auswirken: Extremsport, viel zu viel Cardio-Training, Hungern, Bulimie, dauernder Schlafmangel und Crash-Diäten setzen dem Körper sehr zu, bis er sich entscheiden muss, wo er Energie einspart. Ein Hormonsystem, das die Blutung aus purem Dauerstress eingestellt hat, hat das Notstromaggregat angeworfen – spätestens dann ist es höchste Eisenbahn, sich Hilfe zu holen.

Wenn deine Periode aufgrund von Dauerstress ausbleibt, solltest du erst mal grundlegende Dinge an deinem Lifestyle verändern, sofern das möglich ist. Sollte das nicht machbar sein und du weiterhin über mehrere Monate nicht bluten, musst du wissen, dass du auf Dauer auch in jungen Jahren in eine hormonelle Unterversorgung kommen kannst. Daher solltest du – wenn du keinen aktuellen Kinderwunsch hast – mit der Pille anfangen, um deinem Körper ausreichend Hormone zuzuführen. Damit bekommst du zum einen eine regelmäßige Blutung, zum anderen beugst du Osteoporose vor, ein gefährliches Ausdünnen der Knochen, das einen später im Leben mit komplizierten Knochenbrüchen einholen kann.

Ein Zustand, der zwar nicht so extrem ist, aber dennoch folgenreich, ist das sogenannte **PCO-Syndrom**. Schätzungsweise bis zu 12 Prozent aller Frauen in Europa leiden unter diesem Syndrom. PCO steht für das Polyzystische Ovar-Syndrom und beschreibt den Zustand von schwachen Eierstöcken, die nicht ausreichend Power haben, um einen Zyklus und einen Eisprung ohne externe Hilfe zu bestreiten. Entgegen einer häufig anzutreffenden Meinung hat das PCO-Syndrom nichts mit großen Eierstockzysten zu tun. Der Ausdruck kommt daher, weil die Eierstöcke im Ultraschall viele kleine zystische Punkte auf ihrer Oberfläche zeigen und außerdem vergrößert sind, vermutlich in dem verzweifelten Versuch, Funktion durch Größe zu ersetzen. Dadurch, dass der Eierstock keinen Eisprung auslöst und auch sonst auf die Vorschläge der Hypophyse (John Bosley) nicht reagiert, werden wenige Östrogene gebildet, um das Ei zum Reifen zu bringen. Es gibt entsprechend keinen Eisprung und auch kein Progesteron, da kein Gelbkörper, dafür werden mehr Androgene, also männliche Hormone hergestellt. Das Ganze führt dazu, dass man seine Periode selten bekommt und es sehr schwer ist, schwanger zu werden. Außerdem kann PCO bei einigen Frauen zu männlichem Haarwachstum führen, also Bartstoppeln und Haaren auf der Brust.

Die Ursachen von PCO sind nicht genau bekannt, aber in vielen Fällen hängt es mit Übergewicht zusammen und einer erhöhten Resistenz des Körpers gegen Insulin. Ob das Übergewicht die Insulinresistenz bedingt oder die Insulinresistenz dazu führt, dass mehr Fett eingespeichert wird – das ist nicht vollständig geklärt. Die meisten Frauen, die PCO haben, sind übergewichtig, aber nicht alle. Es kann auch schlanke, athletische Typen treffen.

Die Diagnose wird über verschiedene Wege erstellt: Als Erstes sieht man es im Ultraschall, wenn die Eierstöcke die typischen Zeichen aufweisen, aber nicht immer. Daher sind Blutuntersuchungen der Hormone bei einem speziellen Hormonlabor wichtig, um festzustellen, ob ein PCO-Syndrom vorliegen könnte.

Was kann man nun dagegen tun? Wenn man übergewichtig ist, muss man konsequent und ohne Wenn und Aber abnehmen, und zwar zu 90 Prozent über eine Ernährungsumstellung. Man nimmt definitiv nicht ab, wenn man nur Sport macht und sich trotzdem schlecht ernährt oder dauernd Kleinigkeiten gönnt. Ein radikales Weglassen aller Zucker- und Mehlsorten, sämtlicher Getreide (ja, erst mal auch Vollkorn und Obst) sowie der konsequente Verzicht auf tierisches Fett, Alkohol, Kartoffeln und Reis ist der erste wichtige Schritt, um dem Körper zu zeigen, dass ab sofort das Ganze anders läuft. Hier lohnt sich unbedingt auch eine seriöse Ernährungsbegleitung.

Auf der medikamentösen Ebene gibt es erfolgreiche Behandlungen mit Metformin, einem Mittel, das eigentlich zur Behandlung der Zuckerkrankheit eingesetzt wird. Metformin dreht an der Insulinresistenz und wirkt sich positiv auf den Stoffwechsel aus. Im Moment befindet sich das Medikament noch in Off-Label-Use, das heißt, offiziell ist es nicht freigegeben für die Behandlung von PCO, das ist aber eigentlich nur eine Formsache. Da viele Menschen mit Blähungen und Verdauungsstörungen auf Metformin reagieren, muss man ganz langsam anfangen und die Dosierung schleichend erhöhen. Ich habe in meiner Praxis tolle Ergebnisse mit Metformin bei Frauen erzielt, die PCO haben und einen Kinderwunsch, denn es führt oft wieder zu regelmäßigen Blutungen und damit auch zur gewünschten Schwangerschaft.

Überdurchschnittlich häufig haben Frauen mit dem PCO-Syndrom auch eine Autoimmunerkrankung der Schilddrüse namens Hashimoto Thyreoditis, und das bringt uns zum nächsten Grund für eine ausbleibende Blutung, nämlich allgemein zu den **Schilddrüsenproblemen**. Eine Schilddrüsenunter- oder -überfunktion kann jedem guten Zyklus ein Bein stellen – daher sollte man diese Werte auch kontrollieren lassen.

Ein ganz natürlicher Grund hingegen für das Ausbleiben der Periode ist das **Alter**. Ab dem 40. Lebensjahr fangen die Blutungen an sich zu verändern; manchmal kommen sie erst häufiger, dann seltener. In dieser Zeit beginnen die Eierstöcke, immer seltener einen vollwertigen Eisprung zu haben. Die hormonelle Situation verändert sich über die nächsten Jahre, allerdings kann es dauern, bis die allerletzte Monatsblutung erscheint. Die letzte Monatsblutung nennt man die Menopause. Die berühmten «letzten Worte» der Gebärmutter kann man erst dann Menopause nennen, wenn ein Jahr lang nach der letzten Blutung nichts mehr nachgekommen ist.

Accessoires: Gadgets for a Bloody Good Period

Seit Beginn der Menschheit sahen sich Frauen aller Kulturen mit der Aufgabe konfrontiert, ihr Menstrualblut zu managen und zeitgleich ihren Alltag zu bewältigen. Einfach war es nicht, zumal viele Frauen recht selten geblutet haben: Entweder waren sie schwanger oder am Stillen, sodass vor allem jüngere Mädchen oder ältere Frauen eine regelmäßige Blutung hatten. Die relative Seltenheit einer Periode hat vermutlich auch zu ihrer Stigmatisierung beigetragen, sodass Frauen in vielen Kulturen isoliert wurden, wenn sie menstruierten. Man hielt das Menstrualblut lange für schmutzig und unheilbringend und schloss menstruierende Frauen aus der Gesellschaft aus. Die Schuld für eine verdorbene Ernte wurde ebenso wie der böse Blick auf eine menstruierende Frau geschoben, ja sogar Milch, hieß es früher, würde schneller sauer, wenn eine blutende Frau in der Nähe war.

Aber auch heute noch gilt die Periode in vielen Teilen der Welt als etwas grundsätzlich Verpöntes. In Nepal ist erst vor kurzem das Chhaupadi offiziell verboten worden, ein Brauch, der leider trotzdem noch sehr gängig ist, gerade in abgelegenen Gegenden: Hierbei verdonnert man blutende Mädchen dazu, sich eine Woche von ihrer Familie zu isolieren, meistens in kalten Hütten ohne Wasser oder Schutz. Abgesehen vom Schamgefühl, das man den Mädchen damit schon früh bereitet, verpassen sie die Schule und sind leichte Opfer für Tiere oder Vergewaltiger. Diesen Missstand wollen sich zum Glück viele nicht mehr anschauen, daher wird viel Aufklärungsarbeit geleistet – aber dazu später mehr.

Ich weiß nicht, wie es euch geht, aber ich habe mich oft bei historischen Filmen oder Serien wie *Titanic, Vikings* und sogar *Mary Poppins* gefragt, was Frauen bloß vor der Erfindung von o.b.s und Always verwendet haben. Da Frauen schon immer lösungsorientiert dachten, waren sie recht erfinderisch: Man weiß etwa, dass sie im alten Ägypten Papyrusrollen als Tampons umfunktioniert haben. Die amerikanischen Indianer-Frauen haben für denselben Zweck die Rinde von Zedernbäumen verwendet, die erstaunliche Saugfähigkeiten haben soll. In manchen Epochen hat man gar nichts genommen und es einfach bluten lassen. Jahrhundertelang haben viele Frauen einfach Baumwolltücher benutzt. Und auch heute noch hat die arme Bevölkerung dieser Welt manchmal keinen Zugang zu Hygieneartikeln.

Im frühen 20. Jahrhundert behalfen sich die Frauen mit komplizierten Arrangements mit langen Binden und Gurten mit Schnallen und Nadeln zum Befestigen. Was für uns nach Teil einer Steam-Punk-Verkleidung für Halloween aussieht, war bis in die Siebziger hinein die gängigste Methode, sein Blut zu managen. Erst dann kam jemand auf die Idee, auf der Rückseite der Binden einen Klebestreifen anzubringen. Kaum vorstellbar, aber wahr. Ich möchte mir nicht ausmalen, wie es für unsere Mütter und Großmütter in der Schule war, wenn sie unerwartet ihre Blutung bekamen – einen Tampon hat man ja schnell unter dem Tisch von einer Schulbank zur nächsten geschoben, aber eine Binde mit Gurt?

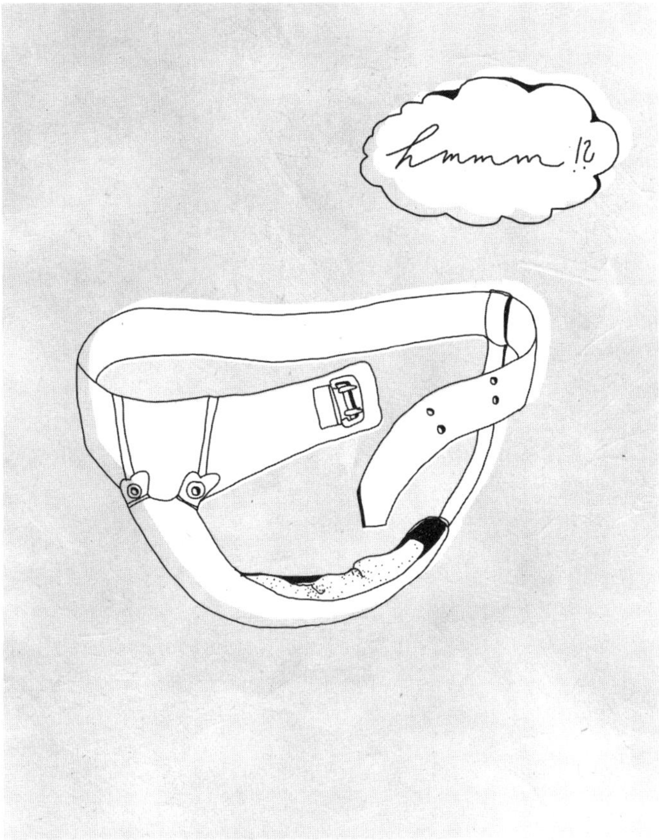

Damenbinden sind heutzutage oft deutlich besser als ihr Ruf. Früher waren das dicke Polster, die man irgendwie nie richtig platzieren konnte: Lagen sie zu weit hinten, hat es vorne auf das Höschen geblutet. In der Nacht in Rückenlage lief immer Blut nach hinten in die Unterhose, und an den Seiten ist es sowieso immer danebengelaufen, sodass man sich als Dauerversager in der Disziplin Menstruieren gefühlt hat. Mittlerweile sind Binden deutlich dünner und mit Seitenflügeln erhältlich, und es gibt auch eine längere Version für die Nacht. Die Oberfläche ist verbessert und oft luftdurchlässig, sodass man nicht mehr so schwitzt. Dafür, dass wir Frauen schon immer geblutet haben, hat es meiner Meinung nach verdammt lange gedauert, bis jemand in der Damenhygiene-Industrie auf die Idee gekommen ist, die handelsübliche Binde aufzupimpen.

Aus medizinischer Sicht ist es wichtig, darauf zu achten, die Binde regelmäßig zu wechseln. Manche Vulvas mögen keine Damenbinden und reagieren mit Pickeln oder Irritationen an den kleinen Schamlippen oder am Damm. Wenn du häufiger unklare Entzündungen im Untergeschoss hast, ist es vielleicht an der Zeit, andere Blutsauger-Methoden auszuprobieren.

Der handelsübliche **Tampon** ist ein praktischer Wegbegleiter, man sollte nur darauf achten, ihn regelmäßig zu wechseln. Es gibt extrem seltene Fälle von tödlich verlaufenden Infektionen, die sich im Tampon vermehrt haben. Diese werden durch einen Bazillus namens Staphycoccus aureus verursacht, der bei ca. der Hälfte der Menschen friedlich Haut- und Schleimhäute besiedelt. Unter ungünstigen Bedingungen aber können sich diese Bakterien extrem vermehren. Die Gifte der Bakterien, genannt Toxine, können in die Blutbahn überschwemmen und ein Kreislaufversagen und andere schwere Komplikationen auslösen, wie das Absterben von Körperteilen. Dieses Horrorszenario nennt sich Toxic Shock Syndrome, auch genannt TSS. TSS hatte ihren Höhepunkt in den siebziger und achtziger Jahren, als man Tampons mit vielen Kunstfasern auf den Markt gebracht hat, die wegen höherer Saugkraft besonders lange in der Vagina bleiben konnten. Durch die Veränderung der Zusammensetzung der Tampons mit viel höherem Baumwollanteil und auch durch die Auf-

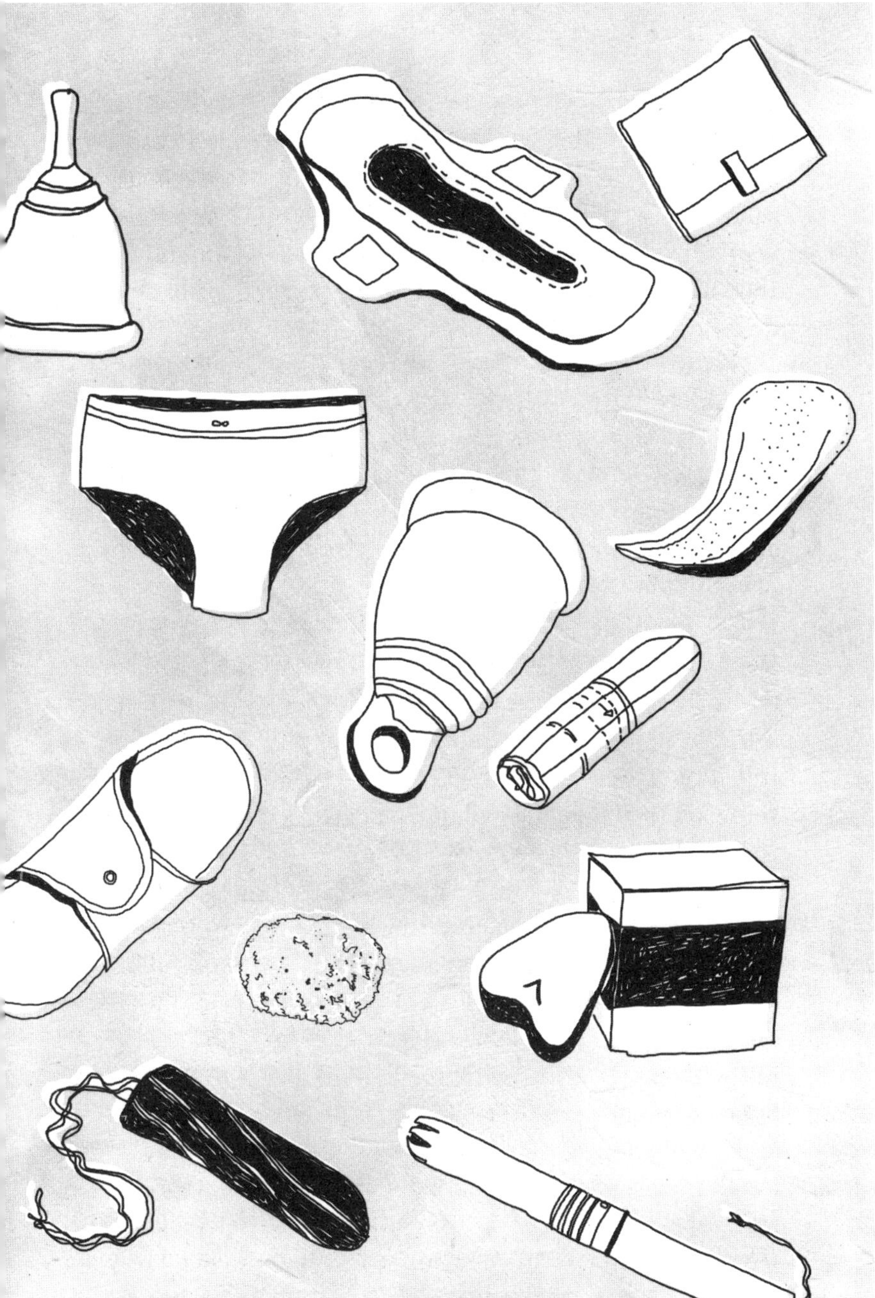

klärung der Bevölkerung ist TSS sehr selten geworden – man schätzt weltweit ein Fall pro 100 000 menstruierender Frauen. Ein regelmäßiges Wechseln des Tampons spätestens alle acht Stunden hilft zur Prävention von TSS, außerdem sollte man sich immer auch *vor* dem Tamponwechsel die Hände waschen.

Aber auch wenn man einen Tampon länger als acht Stunden drinlässt – selbst Tage oder Wochen –, keine Panik. Man wird nicht automatisch schwerkrank.

Was passiert eigentlich, wenn man den Tampon komplett in der Vagina vergisst? Normalerweise zunächst einmal gar nichts. Irgendwann meldet sich aber der vergessene o.b., meistens mit braunem Ausfluss. Es kommt immer mal wieder in der Praxis vor, dass mir jemand über mysteriösen Ausfluss berichtet – und bei der Untersuchung sehe ich einen seit Wochen vergessenen Tampon in der Scheide. In so einem Moment werde ich immer ein wenig traurig, weil ich diese Frau nie wiedersehen werde. Warum? Weil ein Tampon, der länger als zwei Tage in der Vagina ist, isoliert von der Außenwelt zu modern anfängt. Sobald er dann beim Rausziehen in Kontakt mit Luft kommt, riecht es entsetzlich nach Leiche und verdorbenem Fleisch. Obwohl ich versuche, die Situation zu retten – denn das kann wirklich jedem passieren, gerade wenn man sehr viel um die Ohren hat –, ist es den meisten Frauen wirklich hochnotpeinlich, und das Untersuchungszimmer ist für die nächsten 20 Minuten wegen des beißenden Geruches nicht betretbar.

Bis auf eine desinfizierende Vaginalkur muss man Frauen nach einem vergessenen Tampon meist nicht weiterbehandeln – ist das Teil erst draußen, sind sie außer Gefahr. Aber wie sicher sind denn Tampons und Binden grundsätzlich? Schließlich benutzt eine Frau im Laufe ihres Lebens ca. 10 000

Insidertipp
Probleme beim Einführen des Tampons? Das größte Hindernis ist oft, dass versucht wird, den Tampon *geradeaus* in die Vagina einzuführen. Dabei stößt man – je nachdem, wie man gebaut ist – gegen die Harnröhre oder knapp untendrunter,
und das tut weh. Die Vagina liegt aber nicht gerade in der Beckenachse, sondern geht wie eine Rutsche im Schwimmbad nach unten. Also den Tampon nach oben und hinten kippen, einatmen, ausatmen, und dann in einem Rutsch nach oben/ hinten Richtung Kreuzbein schieben. Wenn du den Tampon nicht mehr spürst, ist er weit genug drin!

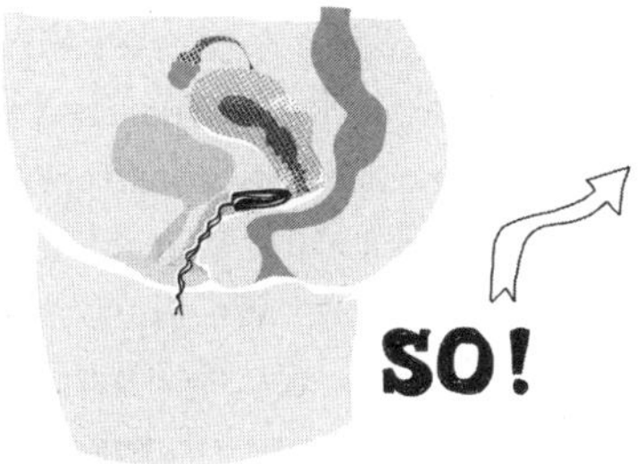

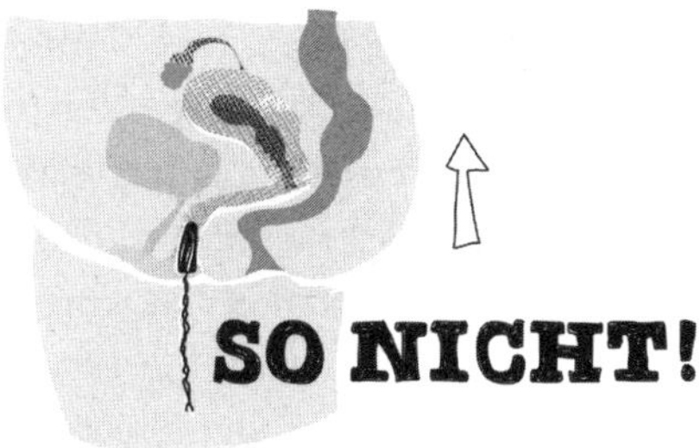

Binden oder Tampons. Im Falle des Tampons verbleiben Reste von Fasern sehr lange in der Vagina, Chemikalien von den Bleichverfahren an den Tampons können theoretisch ratzfatz vom Körper absorbiert werden. Nun, in den meisten Studien werden immer minimalste Rückstände von Formaldehyd und Chlorrückstände nachgewiesen, aber vermutlich unter einer Grenze, die gefährlich ist. Ob eine Kumulation im Laufe des Lebens mit anderen Giften aus der Umwelt geschieht, die wir täglich minimal zu uns nehmen, und ob das Ganze überhaupt kriegsentscheidend für die Gesundheit ist, darüber kann man bisher nur spekulieren.

Aber auch der alltägliche Gebrauch von Tampons kann

die Vagina nerven: Häufiges Wechseln kann sie austrocknen und auch die Vaginalflora stören. Wenn du nach der Periode immer Juckreiz oder Ausfluss hast, kann es daran liegen, dass die Milchsäurebakterien-Bevölkerung der Vagina (das sind unsere freundlichen Vagina-Bakterien – die lernen wir später kennen) erstens durch das Blut und zweitens durch den Tampon in die Knie gezwungen wurde. Hier helfen eine Milchsäurekur und – noch eleganter – Tampons, die bereits mit Milchsäure überzogen sind! Gibt es in Drogerien und in der Apotheke.

Insidertipp

Wenn man den Tampon auspackt, macht man den Mittelstreifen ab sowie den hinteren Zellophanteil, zieht den blauen Faden raus und entfernt dann die Zellophankappe, bevor man den Tampon einführt, stimmt's? Richtig so weit – aber bitte nicht in Eile den letzten Schritt vergessen!
Manchmal lassen Frauen aus Versehen das Kopfstück der Zellophanverpackung am Tampon, und dieses kann dann in der Vagina verbleiben. Hin und wieder ziehe ich so ein Kopfstück aus der Vagina wieder raus, das dann aussieht wie eine vergessene Heidelbeere in der Brotbox – voll altem Blut und in der Vagina vereinsamt. Manchmal merkt der Partner, dass etwas in der Vagina pikst – und manchmal merkt es keiner, bis der Frauenarzt es rausfischt. Wenn dir das passiert, keine Scham bitte: Das kann jeder passieren, am besten sportlich nehmen!

Wer die Nase voll hat von Einwegprodukten, kann sich über zwei wirklich tolle Erfindungen freuen, von der eine **Menstruationstasse** heißt. Meine Patientinnen, die sie benutzen, sind restlos begeistert – kein Müll mehr, keine laufenden Kosten, keine Geruchs-Paranoia, kein Faden, der in der Sauna aus der Vagina baumelt – einfach klasse. Die Menstruationstasse ist aus medizinischem Silikon und fängt das Blut in der Vagina auf. Man kann sie bis zu zwölf Stunden drinlassen, und es läuft so gut wie nie etwas aus. Viele der Tassen-Firmen sind missionarisch unterwegs, um in armen Ländern Aufklärung über die Menstruationskappen durchzuführen, und spenden für jedes gekaufte Exemplar eine Tasse an ein Mädchen in Afrika oder Asien, wo Monatshygiene teuer ist und die Periode ein wirkliches Problem darstellt. Die Firma Rubycup beispielsweise macht regelmäßig Aufklärungsarbeit in Nepal und verteilt dort ihre Menstruationstassen. Diese haben für die Mädchen dort den enormen Vorteil, dass sie für die Außenwelt nicht mehr als «unrein» gelten und nicht in die Einsamkeit verbannt werden, wenn sie bluten.

Die zweite tolle Innovation sind **Period Pantys**. Das sind Höschen aus erstaunlich dünnem Material, die die Periode komplett aufsaugen sollen, sodass man gar nichts weiter benötigt. Man wäscht den Slip einfach in der Waschmaschine und kann ihn wiederverwenden. Die erste Generation kommt aus den USA und heißt Thinx. Mittlerweile gibt es mehrere Anbieter auf dem Markt, unter anderem von einem Start-up aus Berlin namens Ooshi, ins Leben gerufen von zwei coolen Mädels, die den Period Panty verbessert haben und in Deutschland sicherlich salonfähig machen werden. Ein Höschen soll bis zu drei Tampons ersetzen – wenn die Periode also sehr stark ist, macht das Höschen wie alles andere auch im Laufe des Tages die Grätsche. Aber für den normalen Period Flow oder als Back-up für einen Tampon ist die Period Panty nach meiner Meinung eine längst überfällige Erfindung, mit der man das Lieblingshöschen oder die weiße Jeans vor Blutflecken verschonen kann. Und umweltfreundlicher allemal!

Die Menstruationsunterhose bietet sich auch in Kombination mit der freien Menstruation an, genannt **Free Bleeding**.

Dieser etwas spezielle Trend geht auf die Annahme zurück, dass die Gebärmutter das Blut in Wellen herausstößt und man prinzipiell das Blut mit dem Beckenboden zurückhalten kann (also die Vagina zusammenkneift), bis man auf Toilette geht, wo man das Blut dann erst rauslässt, oder dass man alternativ immer dann auf die Toilette geht, wenn eine neue Blutwelle ankommt. Medizinisch gesehen halte ich das für schwierig, denn wenn die Gebärmutter blutet, macht sie das nicht immer in absehbaren Wellen, wie die Wehen oder die Verdauung das tun. Vielmehr geht der Gebärmutterhals auf, und das Blut wird teils aktiv, aber auch passiv rausgelassen. Wer mit Free Bleeding zurechtkommt – dufte! Wer nicht – auch gut, dafür gibt es so viele andere Accessoires.

Lust während der Blutung: Lieber die Vorstellung abblasen?

Sex während der Periode ist wie Pizza: Wenn man Lust darauf hat, sollte man sich das schon gönnen, das Leben ist ja bekanntlich kurz. Obwohl viele von uns gerade keine Lust während ihrer Tage haben, weil sie sich aufgedunsen fühlen, Kopfschmerzen haben oder Regelschmerzen sie in Schach halten, gibt es auch Frauen, die gerade dann extrem rollig werden. Das liegt daran, dass ab dem dritten Tag der Periode die Hormone Östrogen und Testosteron anfangen zu steigen. Eventuell kommen noch andere Faktoren hinzu, etwa aus psychologischer Sicht: Man ist erleichtert, dass man nicht schwanger ist, oder man fühlt sich besonders weiblich und mit der großen Energie der Mutter Erde verbunden. Und warum sollte man nicht ein wenig Matratzensport mit seinem Liebsten genießen? Es entspannt, kann gegen Stimmungsschwankungen helfen, und Kopfdröhnen sowie Schmerzen werden gelindert.

Es gibt allerdings ein paar Dinge, die man beachten sollte, wenn man Perioden-Sex meistern will und das Bett hinterher nicht aussehen soll wie eine Szene aus einer *Tatort*-Folge:

1.) Lege ein großes Handtuch unter, am besten in einer dunklen Farbe.
2.) Bleibe lieber in der Missionarsstellung oder im Doggy Style als oben – sonst fließt alles nach unten.
3.) Wenn die Vorstellung eines blutigen Penis dir oder deinem Partner unangenehm ist, verwende ein Kondom.
4.) Die Dusche ist eine tolle Möglichkeit, alle roten Blutkörperchen direkt abzuwaschen. Man sollte aber ein wenig Gleitmittel in die Dusche stellen, da Blut nicht ganz so flutscht wie die eigene Feuchte und das Wasser viel natürliche Feuchtigkeit wegspülen kann.
5.) Die Ansteckungsgefahr für alle Krankheiten, die über den Blutweg übertragen werden, ist während der Periode deutlich größer, also verwende bitte Kondome bei Casual Sex. Der Weg in die Gebärmutter ist offen, da der Gebärmutterhals sich während der Periode öffnet, und die Tapete der Gebärmutterhöhle löst sich gerade ab. Außerdem kann sich der Mann so auf dem kürzesten Dienstweg überhaupt Erreger wie zum Beispiel HIV oder Hepatitis B und C einfangen.

Insidertipp

Ein langgehütetes Geheimnis der Working Girls des Horizontalgewerbes ist der Soft Tampon, der in der Apotheke und online erhältlich ist. Dies ist ein weiches Schwämmchen, das das Blut aufsaugt. Mit dem Soft Tampon merkt man wirklich null Komma nix von der Blutung, beim Sex spürt der Mann nichts, und man sieht nur die normale Erregungsfeuchte in der Vagina. Das ist eine Bombenlösung, wenn man beispielsweise eine neue Flamme und den ersten Sex sorgfältig geplant hat mit Dessous und Waxing, und dann bekommt man unerwartet seine Tage (Shit!). Man kann damit außerdem prima schwimmen und in die Sauna gehen. Ein klitzekleines Häkchen haben die Tampons: Es kann ein Abenteuer sein, sie wieder herauszubekommen, weil sie sich sehr klein zusammenquetschen lassen. Man muss dazu in die Hocke gehen und sie mit den Fingern herausbekommen (vielleicht hilft der Partner mit), weil sie kein Bändchen haben. Sonst am nächsten Tag zum Frauenarzt gehen und entfernen lassen (wir kennen das, keine Sorge).

6.) Selbstverständlich kann man auch Oralverkehr genießen, wenn man schon gemeinsam die rote Welle reiten will, aber man sollte die Infektionsgefahr dabei nicht außer Acht lassen. Das heißt, mit einem festen Partner sollte das kein Thema sein, und bei losen Beziehungen kann der Partner oder die Partnerin dir gefahrlos Oralverkehr leisten, wenn er oder sie ein wenig Frischhaltefolie (so vielseitig kann Toppits sein!) oder ein Stück von einem Kondom verwendet.
7.) Und ja, es stimmt, du kannst auch während der Periode schwanger werden!

Im englischsprachigen Raum nennt man die Periode manchmal Blowjob Week. Und ich hoffe echt, dass das ein Männerscherz ist. Ganz abgesehen davon, dass Frauen beim Leisten von Oralverkehr zwar dem Mann ein schönes Geschenk machen, selbst aber wenig bis gar nichts davon haben, gibt es keinen Grund, auf Sex während der Periode zu verzichten, und aus Scham schon gar nicht. Wenn der Partner sich weigert, vaginalen oder oralen Sex mit dir zu haben, wenn du blutest, nun, darüber darf man unterschiedlicher Meinung sein. Mein

Mann (ein Exmatrose) sagt immer: Ein echter Seemann sticht auch ins Rote Meer – und in der Regel ist der Seemanns-Bart oft rot. Ja, ich habe auch wirklich einen tollen Mann. Ich als Gynäkologin sehe das pragmatischer: Guter Sex macht Flecken, basta.

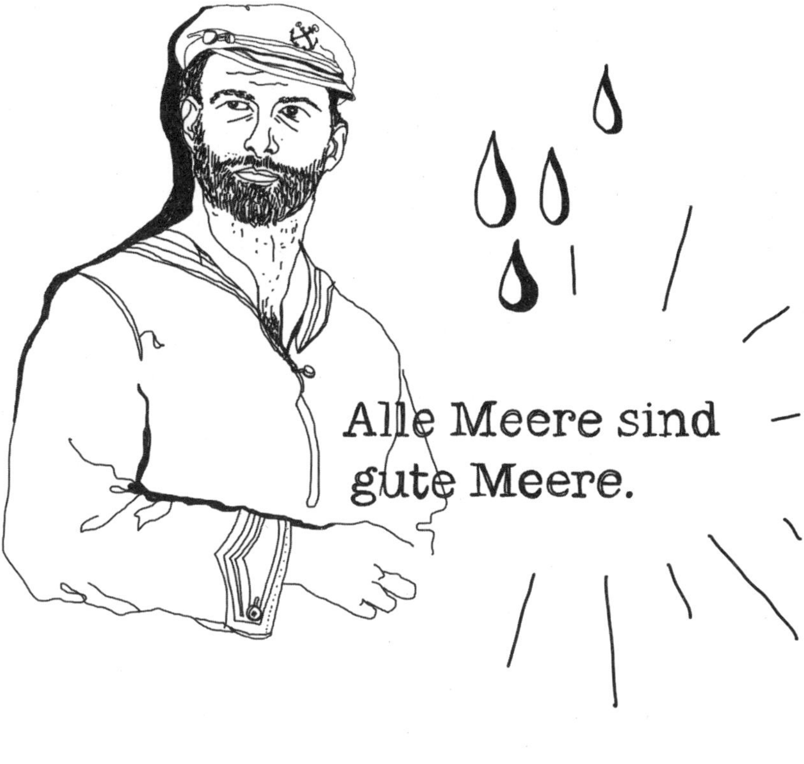

Ist die Vagina gesund, freut sich der Mensch! Wenn nicht …

Der normale Ausfluss

Viele Mädchen und Frauen verunsichert vaginaler Ausfluss. Wenn wir Glück haben, lernen wir schon in der Pubertät, dass die weißen bis gelben Flecken im Slip völlig normal sind. Viel häufiger aber wird der Ausfluss mit Schmutz assoziiert, und daher fällt es vielen von uns schwer, sich damit zu arrangieren. Hinzu kommt, dass die Vagina manchmal echt unberechenbar ist: Heute ist der Ausfluss weiß, nächste Woche gelblich, an manchen Tagen sieht er aus wie zäher Schnodder und an anderen wie feste Nasenpopel. Ja, die Vagina scheint manchmal ein Eigenleben zu führen, aber eigentlich teilt sie uns über den Ausfluss viel mit: wo wir uns gerade im Zyklus befinden, ob unsere fruchtbaren Tage anstehen oder auch wenn sie etwas stört. Deshalb sollten wir den Fleck in der Unterhose, den wir am Ende des Tages sehen, besser wie einen kleinen Post-it der Vagina verstehen, eine Mitteilung, dass alles o.k. ist, oder eine Message, dass etwas geändert werden muss.

In diesem Kapitel möchte ich dir beibringen, was alles normal ist, was zwar nicht normal ist, aber selbst leicht zu behandeln, und wann du zum Gynäkologen gehen solltest. Ich möchte, dass du ein Gespür für die Botschaften deines Körpers bekommst und lernst, die kleinen Post-its der Vagina zu lesen.

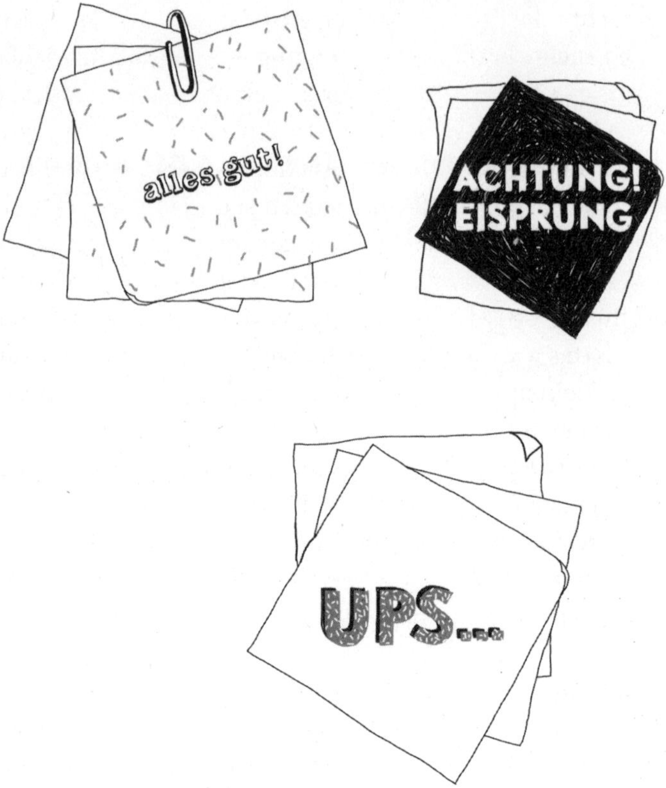

Woraus besteht Ausfluss, und wozu gibt es ihn überhaupt? Der vaginale Ausfluss ist das Selbstreinigungsprogramm der Vagina, wie das eines Backofens. Und weil die Vagina nach unten hin nicht verschlossen ist, läuft es eben raus. Ausfluss besteht aus toten Zellen der Vaginalhaut sowie Gebärmutterhalsschleim und sogenanntem Transsudat, das ist Flüssigkeit, die von den Gefäßen durch die Vaginalwand dringt. Ausfluss ist grundsätzlich ein Zeichen dafür, dass die Vagina gesund ist. Er hält sie feucht und bietet so eine Schutzbarriere gegen Bakterien, nicht unähnlich der Nasenschleimhaut. Die Alltagsfeuchte der Vagina ist aber grundsätzlich etwas anderes als die Feuchte bei sexueller Erregung – die besteht tatsächlich fast nur aus Transsudat und etwas Sekret aus den Bartholinischen Drüsen, den versteckten Drüsen am Scheideneingang.

Farbe und Konsistenz des Ausflusses kann wechseln, besonders je nachdem, wo man sich in seinem Zyklus befindet. Der Ausfluss, medizinisch Fluor genannt, kann transparent, hellweiß, dunkelweiß bis gelblich oder gelb sein. Er kann dünnflüssig erscheinen, klebrig, eiweißartig, rotzartig oder gummiartig wie eine Babyqualle am Strand. Der Fluor kann auch in kleinen Bällchen vertrocknen und wie eine Klabusterbeere an den Schamhaaren hängen bleiben. All das ist normal und kann wie gesagt schwanken, je nach Stand des Zyklus: Am Ende der Periode kann der Fluor noch braun/beige tangiert sein, dann heller werden, um den Eisprung herum sich dünnfädig ziehen und danach sich schließlich als kleine gummiartige Krümel bemerkbar machen.

Insidertipp

Wie viel ist normal? Der Chefarzt eines Londoner Krankenhauses hat sich die Arbeit gemacht und unter wissenschaftlichen Bedingungen gemessen, wie viel Ausfluss man durchschnittlich in acht Stunden absondert: 1,55 Gramm, während des Eisprunges 1,96 Gramm.[14] Wenn man sich dauernd nass fühlt, kann das Ausdruck einer Infektion sein oder daran liegen, dass man einen neuen Partner hat, denn die Vagina muss erst mal mit den neuen Bakterien des Mannes zurechtkommen und kann daher mehr Ausfluss produzieren. Außerdem hat man oft viel mehr Sex in der Anfangszeit, da ist die Vagina auch mehr gefordert. Während einer Schwangerschaft neigt man ebenfalls zu mehr Ausfluss, auch das ist normal, weil die Vagina stärker durchblutet wird und entsprechend mehr «schwitzt».

Die Gesamtheit der Bazillen in der Vagina nennen wir Vaginalflora, und die schauen wir uns jetzt mal genauer an: In einer gesunden Vaginalflora erkennen wir unter dem Mikroskop viele kleine Helfer, die uns im Alltag vor nervigen Bakterien und anderen Sachen schützen. Falls du sie noch nicht kennst, ist es an der Zeit, diese Freunde mit Namen kennenzulernen, denn sie tun dir jeden Tag einen Gefallen und halten deine Mumu schön frisch: die niedlichen Döderlein-Bakterien. Diese Bakterien, auch Milchsäure- oder Laktobazillen genannt, sind unsere Abwehrbakterien, freundliche Bakterien also, die in der Vagina zu Hause sind. Sie gedeihen prächtig unter Östrogen und verabscheuen Stress. Zu ihren natürlichen Feinden zählen Seife, Chlorwasser sowie die meisten Antibiotika. Sie lieben Glykogen, das sind Zuckermoleküle, sind also Carb-Junkies und scheiden Milchsäure aus, die zum Beispiel auch in Sauerkraut oder Joghurt steckt. Außerdem bilden

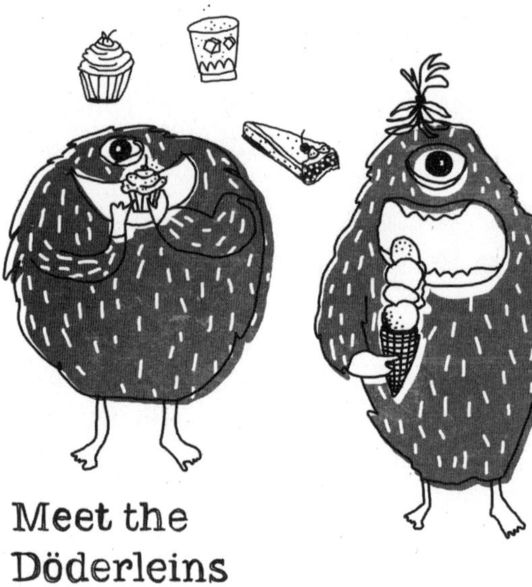

Meet the Döderleins

sie Wasserstoffperoxid, was also nicht nur da ist, um Justin Biebers Haare weiß zu färben, sondern auch, um Infektionen abzuwehren (natürlich in einer geringeren Konzentration als beim Friseur!).

Wenn die Döderlein-Bakterien in der Überzahl sind, liegt der vaginale pH-Wert zwischen 4 und 5, was sehr sauer ist. Das ist für krankheitserregende Bakterien aus der Umgebung ein lebensfeindliches Klima, sodass sie sich nicht ausbreiten können. Dennoch gehören viele, auch vermeintlich schädliche Bakterien zur Normalflora, wie zum Beispiel Darmbakterien. Viele Darmbakterien können sogar ebenfalls Milchsäure bilden und so zum guten pH-Wert beitragen. Auch Candida-Pilz-Arten sind Teil der Normalflora, sie müssen nur immer in der Unterzahl sein. Ich vergleiche die vaginale Flora gerne mit einem schönen Rasen: Je mehr gesunden grünen Rasen wir haben, desto weniger Klee und Löwenzahn findet sich. Sollte der Rasen aber erkranken, sich unwohl fühlen oder aus einem anderen Grund seine Rolle als Platzhirsch nicht ausfüllen, breitet sich Unkraut aus.

Interessanterweise hat man festgestellt, dass monogame Partner oft die Genitalflora teilen und sich die Genitalflora anpasst, wenn man einen neuen Partner hat, bestehend aus seinen und ihren Bakterien. Eine Art Patchworkfamilie also, auf mikroskopischer Ebene.

Insidertipp

Meet the Döderleins! Es gibt verschiedene Familien der Döderlein-Bakterien, und welche Familie bei einem wohnt, bestimmt, was für einen pH-Wert man hat – und das wiederum hängt mit unserer Herkunft zusammen. Der vaginale pH-Wert muss nicht immer genau bei 4,0 liegen[15] – man hat festgestellt, dass es ethnische Unterschiede gibt! Bei weißen Frauen und asiatischen Frauen wohnen eher Lactobacillus iners und crispatus, sie haben normalerweise einen pH-Wert von 4,0, während schwarze und hispanische Frauen eher von Lactobacillus jensenii bewohnt werden und öfter einen pH-Wert von 4,7 bis 5,0 aufweisen! Wenn du also zu Hause deinen pH-Wert misst, beispielsweise in der Schwangerschaft oder bei Überwachung von Infektionen, solltest du das bedenken!

Eine gesunde Vaginalflora zu haben, ist wichtig, haben wir gelernt; schließlich ist die Vagina eine Öffnung zum Körperinneren und steht gleichzeitig in Kontakt mit der Außenwelt. Außerdem hat die Vagina einen sehr schmutzigen Nachbarn: das Poloch. Wer schon mal einen Nachbarn hatte, der – auf Deutsch gesagt – ein Arschloch ist, weiß, dass man sich Strategien zulegen muss, um ihn in Schach zu halten oder zumindest sich nicht den Tag von ihm vermiesen zu lassen.

Insgesamt ist es also wichtig, dass es den Döderlein-Bakterien gut geht, damit der richtige pH-Wert gehalten wird und die Scheide glücklich ist. Wenn die lieben Bewohner der Vagina gestört werden, kann das zu verschiedenen Symptomen führen, und oft kann man über die Symptome auf die Ursache schließen. Checken wir es aus!

Juckpulver im Schritt

Es fängt oft aus heiterem Himmel an und meistens, wenn man es am wenigsten gebrauchen kann – im Urlaub, bei der Vorstandssitzung, beim Elternabend: dieses spezifische Jucken. Es ist demütigend und doof, dass man sich dauernd im Schritt kratzen will, und man möchte seine Weiblichkeit zum Teufel jagen.

Wenn man «vaginales Jucken» googelt, erhält man viele Vorschläge für Websites, die meistens auf eine Pilzbehandlung abzielen. Dabei ist der Pilz nur ein Grund von vielen. Zoomen wir mal ran:

Ein **Pilz** wird ausgelöst durch den Erreger Candida albicans, und der ist eigentlich, wie wir oben gelernt haben, ein normaler Bewohner der Vagina. Der Pilz liebt Östrogene, weswegen er *in* der Vagina (nicht außen!) immer nur ein Problem ist von Frauen, die ihre Periode bekommen – kleine Mädchen und ältere Ladys nach der Menopause sind vom vaginalen Pilz nie betroffen. Ein Pilz *außen,* also quasi zwischen den großen und kleinen Schamlippen, am Damm, um den Anus (der gefürchtete Popo-Pilz ist sehr gängig und wird in Kapitel 10 besprochen), in den Leisten oder oberhalb der Klitoris, ist dagegen ein Pilz, der jeden treffen kann.

Mythbuster
Einen vaginalen Pilz holt man sich weder von der Toilette noch im Schwimmbad noch beim Sex! Meistens ist die Ursache ein Immunabwehrproblem.

Der vaginale Pilz verursacht als Erstes, klar, einen Juckreiz, aber auch eine Rötung und Schwellung der kleinen Schamlippen sind Symptome. Der Ausfluss ist zunächst dünnflüssig und wird erst im späteren Verlauf bröckelig. Er kann weiß sein, aber auch mal gelb/grünlich. Ein Pilz riecht nie! Der Pilz wird behandelt mit einem Antipilzmittel, meistens Clotrimazol oder Nystatin. Das sind gängige Substanzen in den vaginalen Cremes oder Zäpfchen, die fast immer funktionieren. In 75 Prozent der Fälle sind Patientinnen nach einer abgeschlossenen Pilzbehandlung beschwerdefrei.

Wenn Pilzsporen also meistens geduldet werden und anerkannte Mitglieder der Vaginalcommunity sind, warum bricht er dann aus und vermehrt sich so, dass man wirklich fiese Symptome bekommt? Man sagt dem Pilz nach, er sei opportunistisch, das heißt, dass er sich bei jeder Immunlücke gerne durchquetscht und sie für seine Sache ausnutzt. Es greift also die wissenschaftliche Formel: Kolonisation + Disposition = Infektion. Ist irgendwo die Abwehr geschwächt, nutzt das der Pilz für seinen großen Auftritt, wie ein betrunkener Narzisst in einer Karaoke-Bar, der sich bei der erstbesten Gelegenheit das Mikro schnappt und losträllert. Der Pilz liebt neben Östrogenen Zucker, weshalb er sehr oft bei Frauen mit einer schlecht eingestellten Diabetes, also Zuckerkrankheit, auftritt, weil sie gleichzeitig einen Immundefekt und viel Zucker haben. Manchmal ist aber auch einfach ein erhöhtes Angebot an Zucker, wie zum Beispiel vor der Periode, schuld: Der Progesteronspiegel verursacht einen Zerfall der Zellen, was ein Zucker-Bankett in der Vagina eröffnet, und der Pilz freut sich. Daher ist eine Pilzerkrankung vor der Periode sehr häufig.

In der Schwangerschaft ist es aufgrund des hohen Östrogenspiegels nicht nur typisch, einen Vaginalpilz zu bekommen, in Fachkreisen herrscht sogar die Meinung, dass ein Pilz in der Schwangerschaft vollkommen normal ist und nicht zwingend behandlungsbedürftig. Nur kurz vor der Geburt sollte er bekämpft werden, weil das Baby sonst auch Pilze bekommen kann, zum Beispiel im Windelbereich. Ein Pilz ist während der Schwangerschaft zwar lästig, aber niemals gefährlich; durch das erhöhte Angebot an Östrogen und Zucker in der Schwangerschaft fühlt er sich einfach pudelwohl. Interessanterweise bemerken die Frauen zwar vermehrten Ausfluss, aber oft keinen Juckreiz, und sind überrascht, wenn ich ihnen sage, dass sich ein Pilz in ihrer Vagina breitgemacht hat. Da sowohl der Pilz als auch die Döderleins Zucker und

Östrogene lieben, kann ein Pilz wunderbar in einem sauren Milieu überleben – weswegen der vaginale pH-Wert beim Pilz oft nicht wirklich hoch ist.

Was ist aber, wenn man immer wieder unter Juckreiz leidet und dieser nicht weggeht, oder zwar weggeht, aber immer wiederkommt? Als Erstes sollte sichergestellt werden, dass es sich auch wirklich um einen Pilz handelt!

Ein Pilz wird oft durch eine sogenannte «Blickdiagnose» nachgewiesen, das heißt, wir Gynäkologen erkennen ihn meist mit bloßem Auge oder unter dem Mikroskop, wenn es ein klassischer Pilz ist. Aber ein Pilz ist schätzungsweise nur in 30 bis 50 Prozent aller Fälle der wahre Übeltäter! Juckreiz kann auch durch Hormonmangel, Lichen sclerosus, Allergien oder andere Hauterkrankungen (dazu gleich mehr) verursacht werden.

Wenn man feststellt, dass wirklich immer ein Pilz schuld ist, hilft eine Langzeittherapie mit Anti-Pilz-Tabletten, die man zur Sanierung der Vagina schluckt. In diesem Zusammenhang muss erwähnt sein, dass eine Darmsanierung dabei nicht angestrebt wird und eine Anti-Pilz-Diät Humbug ist. Das Ziel ist *Beschwerdefreiheit*, nie *Pilzfreiheit*, weil das schlicht nicht möglich ist. Ein Wort zur Hygiene: Du hast es bestimmt schon mal gehört, aber bei der Pflege von Fräulein Untergeschoss ist weniger tatsächlich mehr. Wasser ist super, aber wir erinnern uns, dass Seife zu den natürlichen Feinden der Döderlein-Familie gehört. Im Gegenteil: Wenn man sie zu viel wäscht, kann man unsere Freundin stören und reizen. Pilze setzen sich fest, Bakterien vermehren sich fröhlich, man wäscht noch mehr, um das Jucken loszuwerden, und macht es dadurch nur noch schlimmer.

Wenn man den Verdacht auf einen Pilz hat, kann man ohne weiteres in die Apotheke gehen und sich ein Pilzmittel holen.

Aber ist das wirklich klug, wenn in rund 50 Prozent der Fälle gar kein Pilz das Problem ist? Hier scheiden sich die Geister. Manche sagen: erst therapieren, dann zum Arzt gehen, wenn es nicht besser wird. Andere meinen: Ein Mittelchen aus der Apotheke kann die Beschwerden auch verschlimmern oder gar Allergien auslösen. In einer perfekten Welt könnten wir jeden Juckreiz stets von der Gynäkologin kontrollieren lassen, um ihn dann goldrichtig zu therapieren. Die Realität sieht leider oft so aus, dass sich ausgerechnet am Wochenende extremer Juckreiz einstellt, man schlicht keinen Termin bei seinem Wunsch-Gynäkologen bekommt oder keine Zeit hat, sich ins Wartezimmer zu setzen. In diesem Fall plädiere ich für einen Selbstversuch mit einem Mittel aus der Apotheke, wenn folgende Kriterien zutreffen:

- Juckreiz, der mehr juckt als brennt,
- Ausfluss, der nicht riecht,
- ein normaler pH-Wert.

Wenn die Beschwerden nach einer Woche nicht weggehen, solltest du eine Gynäkologin aufsuchen.

Mythbuster

Man holt sich keine Infektion vom Schwimmen in einem öffentlichen Bad! Das Einzige, was man sich holen kann, ist eine Reaktion auf das Chlorwasser: Chlor kann die Haut der Vagina reizen und zusätzlich unsere lieben Döderleins töten. Das führt zu Brennen und vaginalem Ausfluss, weil andere Bakterien sich ausbreiten können. Wer dazu neigt, sollte sich vor oder direkt nach dem Schwimmbad-Besuch ein Döderlein-Vaginalzäpfchen einführen.

Wenn nun kein Pilz der Übeltäter ist, was kann es dann sein? Häufig ist **Hormonmangel** für Juckreiz verantwortlich. Wir haben bereits gelernt, dass dauerhafter Hormonmangel zu einem Rückgang der Schleimhaut in der Vagina führt. Das macht zum einen die Haut an sich empfindlich, sodass sie oft juckt, zum anderen verabschieden sich durch den Hormonmangel die Döderleins – sie sterben aus wie CDs nach der Einführung von Spotify und iTunes. Ohne ihr geliebtes Östrogen sehen die Döderleins wenig Sinn im Leben und verschwinden. Das führt zu einem erhöhten pH-Wert, und in der Vagina ist den Spaßvögeln aus dem Enddarm Tür und Tor geöffnet, die hier in der Anarchie ihr Unwesen treiben. Sie sorgen für Juckreiz, Brennen und Ausfluss. Die Lösung heißt Östriol, das ist ein bioidentisches Östrogen, das den Döderleins in mundgerechten Stücken serviert wird. Man appliziert es in Creme- oder Zäpfchenform, und das verbessert das Leben der Vagina enorm.

Wenn es zwar etwas juckt, aber noch mehr brennt, gerade während oder nach dem Sex, steckt häufig ein **bakterielles Ungleichgewicht** dahinter. Eine Kur mit einem Milchsäurepräparat für die Vagina ist oft eine schnelle Lösung, die man ohne Rezept in der Apotheke bekommt. Bei anhaltendem Brennen muss manchmal ein antibiotisches Vaginalzäpfchen her, das entscheidet dann die Gynäkologin. Aber nicht wundern, wenn sie keinen mikrobiologischen Abstrich macht – dieser bringt meist überhaupt nichts! Die Gynäkologin (oder der Gynäkologe) braucht zwei Dinge, um eine bakterielle Überwucherung zu diagnostizieren: ein Mikroskop und einen pH-Streifen. Wenn man dagegen einen Abstrich macht und einschickt, schreibt das Labor meistens nur zurück, dass in diesem Darmbakterien und Co. (also die üblichen Bewohner) in der Petrischale gewachsen sind. Und das tun sie ohnehin sehr gerne, weil sie anspruchslos sind und auf jedem Misthaufen wachsen können. Wenn man auch noch anfängt, auf diesen Befund hin orale Antibiotika draufzuhauen (wie es allgemein und ohne Kenntnis der Situation der Patientin in den schriftlichen Laborbefunden gern empfohlen wird: Töte Keim A mit Antibiotika B), geht die Vaginalflora endgültig in die Knie. Anders verhält es sich bei speziellen Abstrichen, die zur Entlarvung von Geschlechtskrankheiten dienen – mehr dazu aber in Kapitel 5.

Insidertipp

Wenn es mehr juckt als brennt, handelt es sich eher um einen Pilz, und wenn es mehr brennt als juckt, ist die Ursache oft bakteriell!

Seltener, aber immer noch oft genug, steckt eine Autoimmunkrankheit hinter dem wiederkehrenden Juckreiz. Beim *Lichen sclerosus* greift der Körper aus unklaren Gründen die Haut- und Schleimhautgrenzen des Genitals an. Die elastischen Fasern der Haut werden zerstört, und sie wird weiß und derb wie eine Schuhsohle. Lichen sclerosus scheint den Hormonmangel zu bevorzugen, weil es häufig nach der Menopause auftritt oder aber im Mädchenalter, also bis zum zehnten Lebensjahr. Aber das ist keineswegs in Stein gemeißelt! Manche Frauen bekommen es auch mit Mitte zwanzig oder dreißig – keiner weiß, wieso. Der Juckreiz kehrt immer wieder, ist kaum erträglich und kann einen normalen Alltag fast unmöglich machen. Die kleinen Schamlippen verschwinden und verschmelzen mit den großen Schamlippen, die Klitoris wird verklebt und kann unter ihrer zugeklebten Kapuze vergraben werden. Beim Sex fängt es an, sehr zu brennen und weh zu tun. Lichen-sclerosus-Patientinnen haben wirklich nichts zu lachen, auch weil die Krankheit häufig sehr lange – auch von Gynäkologen – als Pilz abgetan wird. Durch die falsche Diagnose geht so wertvolle Zeit verloren – eine verklebte Klitoris kann man nicht wieder befreien, und verschwundene Schamlippen kommen nicht wieder.

Wenn man die Krankheit jedoch früh genug erkennt, kann man gezielt dagegen vorgehen. Als Erstes steht eine konsequente Kortisonbehandlung an. Diese beinhaltet eine Salbentherapie – zuerst zweimal am Tag über acht Wochen, dann in einer reduzierten Dosis weiter –, allerdings ist diese irgendwann erschöpft, weil Kortison die Haut sehr dünn macht und sie sich nicht mehr davon erholt. Andere Mittel zum Bremsen des Immunsystems sind Pimecrolimus oder Tacrolimus, aber vor einer Daueranwendung wird gewarnt.

Vielversprechend ist eine Behandlung mit einem CO_2-Laser der neuesten Generation. Diese Laser wurden speziell für Gynäkologen entwickelt und heißen beispielsweise Mona Lisa Touch oder FemTouch, um ein paar der Gängigsten zu nennen. Der Laser stimuliert die Bildung neuer Haut und beeinflusst die aus dem Lot geratenen Immunreaktionen günstig. Dadurch wird eine Heilungskaskade in der Haut angestoßen, deren Schritte uns nicht komplett bekannt sind. Der Laser scheint den krankhaften Verlauf des Lichen sclerosus zu unterbrechen, sodass er sich zurückzieht und schlafen geht. Das bedeutet für die Betroffenen oft den Weg zurück in ein normales Leben ohne Juckreiz und wieder mit Spaß am Sex. Wer den Verdacht hat, er könnte Lichen sclerosus haben, sollte seinen Gynäkologen darum bitten, eine Hautbiopsie zu entnehmen. Auch das ist allerdings nicht ohne Tücken, weil Lichen sclerosus im Anfangsstadium oft nicht mikroskopisch erkannt werden kann. Im Zweifelsfall würde ich bei anhaltendem Juckreiz mit fraglichem Lichen sclerosus immer eine Laserbehandlung in Erwägung ziehen, weil man damit nichts falsch machen kann – es wird lediglich die Haut erneuert und das Immunsystem gestärkt. Letztlich ist der Lichen sclerosus nicht heilbar, aber man kann ihn mit dem Laser in einen Dornröschenschlaf schicken. Einmal im Jahr muss man die Laserbehandlung auffrischen, damit die Krankheit weiterschläft.

Nordsee im Schritt: unangenehme Gerüche

Damit das klar ist: Jedes Genital hat einen Eigengeruch, wirklich jedes. Dieser setzt sich zusammen aus dem normalen Ausfluss und den Ausscheidungen der Talgdrüsen am Schamhügel, an den großen und kleinen Schamlippen sowie der Drüsen rund um das Poloch und natürlich der Schweißdrüsen im Schritt. Der einzige Zeitpunkt, zu dem man vielleicht gar nicht riecht, ist, wenn man unmittelbar aus der Dusche kommt, und nicht mal das würde ich zu hundert Prozent unterschreiben. Nicht dass du jetzt meinst, wir Gynäkologen hätten dauernd den Geruch unserer Patientinnen in der Nase – das haben wir tatsächlich überhaupt nicht (viel intensiver als etwaige Genitalgerüche können Käsefüße stinken, aber das ist ein anderes Thema). Eine gesunde Mumu hat zwar einen Eigengeruch, aber um den zu riechen, muss man schon sehr nah rangehen – näher, als wir Gynäkologen es bei der Arbeit tun.

Der gesunde, normale Geruch des Vulva-Vagina-Duos hängt von vielen Faktoren ab, zum Beispiel davon, wo man sich gerade im Zyklus befindet, ob man die Pille nimmt, schwanger ist oder gerade Sport gemacht hat. Der Geruch kann würzig oder mit einem Schweißgeruch vermischt sein. Der Ausfluss selbst riecht meistens säuerlich. Wenn man schwanger ist, kann man insgesamt viel intensiver riechen, oder wenn man die Pille absetzt und der Körper wieder mit den eigenen, natürlichen Hormonen durchflutet wird. Wenn man viel Sex hatte, kann der Geruch sich auch verändern, weil ja auch Sperma einen Eigengeruch hat, der in Richtung Chlor gehen kann.

Insidertipp

Wer im Schritt sehr nach Schweiß riecht, kann ein Deo seines Vertrauens morgens nach dem Duschen auf die Leisten auftragen. Ich würde aber darauf achten, dass es ein Anti-Perspirant enthält (also die Schweißbildung bekämpft). Und ich würde kein Deospray nehmen, weil man eventuell zu viel auf die Schamlippen sprüht, und das mögen die nicht.

Wenn der Ausfluss strenger riecht, vielleicht nach Fisch oder Abfall, kann sich dahinter ein bakterieller Infekt verbergen. Einer der häufigsten bakteriellen Infekte nennt sich Aminkolpitis oder bakterielle Vaginose und beschreibt eine Infektion mit diversen Bakterien, unter denen die berühmteste Gardnerella vaginalis ist. Diese Bakterien können von unseren Wasserstoffperoxid-speienden Helfern normalerweise in Schach gehalten werden, es sei denn, die Döderleins werden in die Knie gezwängt, zum Beispiel nach einer Antibiotikabehandlung: Dann steigt der pH-Wert, und die Fischbakterien können die Macht im vaginalen Universum übernehmen. Charakteristisch ist der Geruch nach altem Fisch, der sich verschlimmert durch Kontakt mit Sperma oder Blut. Eine Runde Antibiotika mit Metronidazol wird benötigt, um sie wieder loszuwerden (Metronidazol tötet nur die Fischbakterien und lässt unsere Döderlein-Freunde leben).

Mythbuster

Man liest überall, zumindest im deutschsprachigen Raum, dass der Ausfluss bei der bakteriellen Vaginose gräulich, schau-

mig sei, was sehr irreführend ist: Diese Beschreibung trifft nur auf die Spekulum-Untersuchung zu, da sich der Ausfluss im Metallinstrument spiegelt und daher grau und schaumig erscheint. In der Unterhose sieht er hingegen oft gelb bis grün aus.

Die bakterielle Vaginose hat zudem die Besonderheit, dass sie mit der Vaginalwand einen Biofilm bilden kann, ähnlich wie der Schnodder im Abflussrohr, und zwar wenn die Bakterien eine kritische Masse überschritten haben: Dann können sie sich wie eine Zombie-Armee zusammenschließen und einer höheren Konzentration von Antibiotika trotzen. Auch wenn die Beschwerden mit der klassischen Therapie mit Metronidazol weggehen, kann ein Biofilm dafür verantwortlich sein, dass die bakterielle Vaginose nach zwei bis drei Monaten wiederkommt. Die gute Nachricht ist, dass viele Infektionen von alleine wieder verschwinden und man mit einer Wiederansiedlung von Milchsäurebakterien dauerhaft den Biofilm bekämpfen kann, wenn auch mühselig. Außerdem gibt es eine sehr schicke Impfung namens Gynatren gegen die bakterielle Vaginose, die bisher vielen Frauen dauerhafte Erleichterung bringt. Man kann übrigens auch Spuren des Biofilms im Urin des Partners nachweisen, weshalb man in Expertenkreisen diskutiert, ob die bakterielle Vaginose eine sexuell übertragbare Krankheit darstellt.

Eine weitere Geschlechtskrankheit, die einem übelriechenden gelben bis grünen Ausfluss und vaginales Brennen beschert, sind Trichomonaden. Das sind bewegliche Bakterien, die unter dem Mikroskop aussehen wie eine Flunder oder ein Urzeitkrebs. Sie sind in Deutschland relativ selten geworden und bereiten dem Mann so gut wie keine Beschwerden. Am wohlsten fühlen sie sich bei einem Scheiden-pH-Wert von 5,0, weswegen sie häufig Special Guests bei der bakteriellen Vaginose sind. Der Partner muss bei so einer Infektion jedoch unbedingt mitbehandelt werden, sonst spielt man Trichomonaden-Pingpong und steckt sich gegenseitig immer wieder an.

Was kann sonst noch für einen schlechten Geruch verantwortlich sein? Einen vergessenen Tampon sollte man ausschließen, besonders bei braunem Ausfluss. Wenn man sehr nach Urin riecht, kann es sein, dass man beim Husten oder Niesen häufiger Pipi verliert. Spätestens dann sollte man auch etwas gegen seine Inkontinenz tun, denn die muss nicht sein.

Wenn man einen schlechten Geruch bemerkt, der anders ist als sonst, sollte man sich ohnehin von seiner Gynäkologin untersuchen lassen. Man sollte aber auf keinen Fall versuchen, den normalen Vulva-Geruch zu bekämpfen. Wenn man nicht dezidiert nach Fisch oder schlechtem Müll riecht, sondern würzig oder schweißig, ist das vermutlich einfach normal. Ich habe den Eindruck, dass viele Frauen sich für ihren Geruch schämen und hoffen, dass er kein Problem beim Sex darstellt, speziell beim Oralverkehr. Dabei ist unser Geruch voller Pheromone und dient eigentlich gerade dazu, den Caveman im Mann anzusprechen. Viele Frauen duschen extra vor dem Sex, gerade nach einem langen Tag, aber man sollte es nicht übertreiben: Erstens ist es generell nicht gut für die Haut, zweitens gehört der normale Geruch zum Sex dazu, und der richtige Mann – so meine ich jedenfalls – sollte das nicht nur genauso sehen, sondern den Duft seiner Frau schärfer finden als jedes Fußballspiel und jede DMAX-Sendung über Monster Trucks in Alaska. Der berühmteste Nasen-Gourmet in dieser Hinsicht war übrigens Napoleon – auf der Rückkehr von der Schlacht schrieb er seiner Frau Josephine: «Wasch Dich nicht, ich komme heim!» Seufz! Klingt nach wahrer Liebe und gutem Wiedersehens-Sex.

Wüstenblume: Wenn die Vagina zu trocken ist

Vaginale Trockenheit tritt in zwei Situationen auf: erstens hormonell bedingt und zweitens bei einem sexuellen Zwiespalt, also wenn der Körper «nein» sagt und der Kopf oder das Herz sich unsicher sind.

Beginnen wir mit den hormonellen Gründen: Grundsätzlich gilt, dass die Zellen der Vagina, insbesondere der Eingang und der südlichste Pol des Einganges, Östrogene brauchen, um weich, feucht, dehnbar und belastbar zu sein. Zu wenig Östrogen verursacht eine trockene Vagina, wobei die Trockenheit ein Symptom für ein viel gravierenderes Problem ist: Die vaginale Haut baut sich ab und wird sehr dünn. Grund der Trockenheit ist also der Verfall der Vagina-Schleimhaut und damit der Verlust von feuchtigkeitsspendenden Zellen und elastischen Fasern im Gewebe. Das kann etwa passieren, wenn man jahrelang ein Verhütungsmittel nimmt, das kein Östrogen enthält, wie beispielsweise die Drei-Monats-Spritze oder die Hormonspirale. Wer dieses Problem hat, für den empfiehlt sich ein Wechsel des Verhütungsmittels, eventuell sogar auf etwas Hormonfreies wie die Kupferspirale oder Kondome.

Viel, viel häufiger ist jedoch Hormonmangel aufgrund der Menopause, also nach der allerletzten Regelblutung, verantwortlich für Trockenheit im Schritt. Probleme in der Vagina und später mit der Harnblase sind leider superhäufig: Schätzungsweise 60 bis 70 Prozent aller Frauen leiden darunter nach den Wechseljahren! Das hat zur Folge, dass Sex immer unangenehmer wird und die Vagina langsam kaputt und als Liebes-Tool verlorengeht. Zudem beginnt die Harnblase irgendwann massiv unter dem Hormonmangel zu leiden, und zwar mit Inkontinenz.

Mythbuster

Das Problem der «trockenen» Vagina nach der Menopause ist nicht, dass ihr Feuchtigkeit fehlt, sondern dass die vaginale Schleimhaut abgebaut wird! Bis sich die ersten Beschwerden einstellen, ist die Haut schon gefährlich dünn geworden. Es drohen dauerhafte Schmerzen beim Sex und Harninkontinenz – wer nicht auf Sex verzichten und künftig auf Tena Lady angewiesen sein will, benötigt daher eine frühzeitige Prophylaxe. Diese ist genauso wichtig wie Kariesprophylaxe bei den Zähnen, denn das Problem ist nicht durch Feuchtigkeitscremes oder Gleitmittel zu lösen. Rezeptfreie vaginale Pflegecremes bringen höchstens etwas Linderung, aber keine Heilung!

Die vulvovaginale Atrophie wurde von den Gynäkologen jahrelang wie ein Stiefkind behandelt und war in den Generationen vor uns auch kaum der Rede wert: Schließlich hat sich erst in den letzten einhundert Jahren die Lebenserwartung der Frau fast verdoppelt, sodass man im 19. Jahrhundert eher tot war, als dass man ein ernsthaftes Problem mit einer trockenen Vagina hatte. Obwohl viele Frauen in den Kriegsjahren sich aus der Not heraus emanzipierten, war das Ziel der meisten Frauen der Nachkriegsgenerationen in Deutschland, zumindest langfristig einen wohlhabenden Mann zu heiraten und ihm den Rücken freizuhalten. Ansprechend und attraktiv wollte man bleiben und dem Mann ein schönes Zuhause bieten, wenn er müde von der Arbeit heimkommt. Alterserscheinungen oder Krankheiten waren mit Scham und Pein besetzt, gegen eine jüngere Frau eingetauscht zu werden war eine wirtschaftliche und persönliche Horrorvorstellung. Es ist noch gar nicht lange her, dass sich Frauen weder untereinander noch ihren Töchtern anvertraut haben, was nach der Menopause wirklich mit ihrem Körper geschieht. Der Verlust der Sexualität und der Weiblichkeit glich einer persönlichen Niederlage – daher wird bis heute in den älteren Generationen nicht darüber gesprochen. Aber die Frauen sind nicht alleine schuld: Wer seinem Arzt von Problemen mit Trockenheit berichtete, bekam häufig (und teilweise heute noch) gesagt, dass das «normal» sei und man damit leben und akzeptieren müsse, dass man alt werde. Das führte dazu, dass die Frauen der Babyboomer- und der Generation X (oder Generation Golf, wie sie hier in Deutschland heißt) völlig unvorbereitet in die Wechseljahre gingen und gehen. Dabei ist es so einfach, ernsthaften Problemen und Krankheiten wie der vulvovaginalen Atrophie vorzubeugen oder sie zu beheben!

Der Haut der Vagina fehlt ein Hormon, und zwar, wie wir gelernt haben, das Östrogen. Die inaktivste Form des Östrogens nennt sich Östriol und ist perfekt dafür geeignet, die Zellen damit zu füttern. Unter dem Einfluss von Östriol bauen diese sich wieder auf und füllen sich mit Feuchtigkeit, in etwa wie eine Zimmerpflanze, die nach Tagen und Wochen der Trockenheit endlich Wasser bekommt und bei der die Blätter schließlich nicht mehr schlaff herunterhängen. Vaginalcremes mit Östriol wurden speziell dafür konzipiert, von der Haut gespeichert zu werden. Die Creme wird abends am Scheideneingang aufgetragen, und sehr bald ist alles wie früher. Diese Pflege macht man bis an sein Lebensende – oder eben so lange, wie man eine gesunde Vagina und intakte Kontinenz haben will. Man muss sie einfach in seine Abendroutine einbauen. Es ist ja so: Ab einem bestimmten Alter fängt man an, eine Nachtpflege für das Gesicht zu nehmen, um Falten vorzubeugen, und entsprechend muss man das auch mit seiner Liebsten handhaben.

Ein paar Worte zum Thema Hormone: Sie sind weder Gift noch krebserregend, sondern erst mal grundsätzlich lebensnotwendige Botenstoffe. Aufgrund einer Studie, die falsch ausgelegt wurde (und die wir in Kapitel 7 ausgiebig unter die

Lupe nehmen werden), wurden weibliche Hormone lange zu Unrecht und komplett über jedes Maß hinaus verteufelt, sodass Millionen von Frauen immer noch weltweit unnötig leiden. Die langfristige gesundheitliche Versorgung von Frauen wurde damit um einhundert Jahre zurückgeworfen – und das heute, da viele Frauen Wert darauf legen, lange gesund zu bleiben, und wir biologisch jünger sind, als es unsere Mütter in unserem Alter waren. Genauso wie ein Mensch ohne Schilddrüse Schilddrüsenhormone einnehmen oder ein Diabetiker Insulin (auch ein Hormon!) spritzen muss, benötigen wir Frauen im Fall eines Mangels Ersatz für unsere weiblichen Hormone. Diese sollten aber immer in der bioidentischen Form verabreicht werden – im Falle der Vagina gilt das für Salben und Cremes. Mehr zu den Hormontherapien lernen wir ausführlich in Kapitel 7!

Wer die Salben nicht verträgt oder wem die Cremerei zu lästig ist, der kann sich mit Hilfe eines vaginalen CO_2-Lasers die Vaginalhaut erhalten lassen, und zwar mit demselben, mit dem sich Lichen sclerosus so gut behandeln lässt. Diese neue Errungenschaft der Gynäkologen ermöglicht auch bei der vulvovaginalen Atrophie eine sehr smarte Behandlung, die mittels winziger Laserstrahlen die Zellen der Vaginalhaut wieder zum Wachstum anregt. Die Behandlung geht schnell, ist zu fast hundert Prozent schmerzfrei, und die Vagina ist hinterher fast wie neu. Man sollte die Behandlung früh genug beginnen, am besten sobald erste Beschwerden eintreten. Aber auch wer schon länger unter Beschwerden leidet, profitiert noch davon – ich lasere seit 2016 in meiner Praxis und habe schon sehr viele Frauen jeden Alters damit sehr happy gemacht (und ihre Ehemänner auch).

Was ist, wenn ich nicht in den Wechseljahren bin, aber dennoch nicht ausreichend feucht werde beim Sex? Das kann an der Pille und einer Unterversorgung mit Östrogenen liegen. Die Dauereinnahme der Pille kann tödlich auf die Libido wirken, das darf man nicht vergessen. Ich rate in diesem Fall dazu, die Pille abzusetzen und etwas Nichthormonelles zu versuchen. Wer gerade stillt, hat das Problem ebenfalls oft. Keine Sorge: Wenn du aufhörst zu stillen, ist alles wieder beim Alten. Sollte nichts klappen, kann natürlich auch ein Problem mit Gas und Bremse schuld sein (nachzulesen in Kapitel 2!), das heißt, der Körper macht nicht, was der Kopf will, weil ein innerer Konflikt besteht. Da sind unsere Vaginas manchmal sehr ehrlich und direkt: Wenn etwas in der Partnerschaft nicht stimmt, zeigt unsere Kleine das auch. Wenn man sich etwa auf jemanden einlässt, mit dem man im Grunde seines Herzens eigentlich nicht oder noch nicht intim sein will, kann es sein, dass sie sagt: «Mit dem Typ soll ich feucht werden?! Da bin ich raus!»

Flurschaden: Nach einer Geburt ist manches anders

Wer das Glück hat, Mutter zu werden, erlebt so viele tolle, besondere Momente: das erste Mal das Kind im Ultraschall sehen, das erste Mal den Herzschlag des Babys hören, die ersten Kindsbewegungen spüren. Das Wunder des Lebens erfährt man im eigenen Körper, und man staunt über dieses uralte Programm, das wie am Schnürchen läuft, und den Körper, der einfach weiß, was zu tun ist.

Eine werdende Mutter bekommt – gefragt oder ungefragt – jede Menge Ratschläge, in Deutschland ist Stillen das Allergrößte, und eine vaginale Geburt wird als das Beste für Mutter und Kind angepriesen. Worüber aber keiner direkt spricht, sind die Auswirkungen der Geburt und des Stillens auf den eigenen Körper. Das geschieht, glaube ich, nicht aus Scham oder Frauenfeindlichkeit, sondern weil das Glück eines wunderbaren neuen Babys meistens alle Kampfschäden überwiegt, die man als frischgebackene Mama davonträgt.

Wenn man ein Baby gebärt, zeigt unsere Vagina, wozu sie außer für Sex gemacht wurde. Man kann sich das vorher einfach nicht vorstellen, aber es ist möglich, ein zartes, perfektes Baby aus einer verhältnismäßig kleinen Körperöffnung herauszudrücken, ohne dass das Baby oder man selbst normalerweise größeren Schaden erleidet. Phantastisch! Unter dem Einfluss der Hormone dehnt sich die Scheide, um dem neuen Menschen Platz zu machen, da ist sie ohne weiteres verhandlungsbereit – meistens jedenfalls. Aber leider eben nicht immer ohne Einschränkungen. Die Wahrheit ist, dass

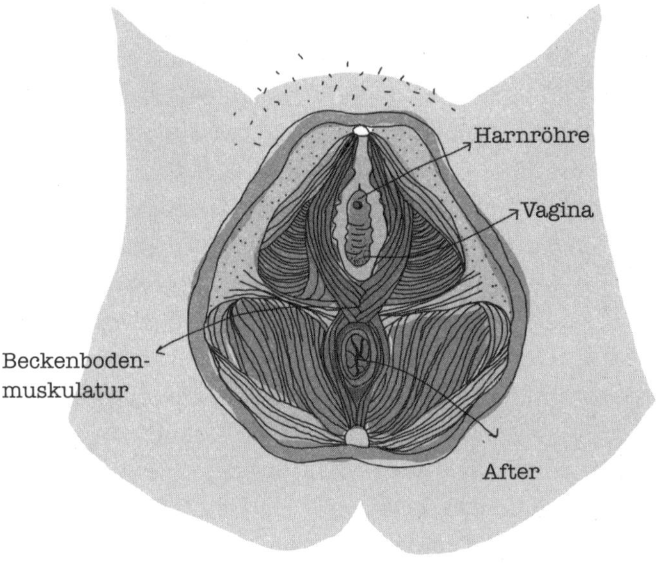

Der Beckenboden

der Beckenboden während einer Geburt oft überdehnt wird oder sonst einen Hau abbekommt. Man muss ihn sich wie eine Hängematte vorstellen, die unser Becken unten auskleidet. Er hat zwei Öffnungen, und zwar um den Enddarm und die Vagina, die die Harnröhre huckepack trägt, durchzulassen.

Wenn man nun ein Baby rauspresst, weichen die Muskeln auseinander. Trotzdem kommt es häufig zu einer Überdehnung, und die Muskeln des Beckenbodens erhalten kleine Mikrorisse. Die Folgen sind zum einen weniger Spannung in der Vagina, zum anderen sacken die Harnblase, der Enddarm und die Gebärmutter in die Vagina hinein. Man spricht dann von einer Blasen- oder Darmsenkung, was erst mal, wenn es nur leicht ausgeprägt ist, nicht dramatisch sein muss. Aber man merkt, dass etwas anders ist beim Sex, weil sich alles viel loser anfühlt und man den Partner nicht mehr so gut spürt wie früher. Außerdem reagiert die Blase auf ihre neue Körperposition mit einem verschlechterten Verschluss, und man kann beim Husten, Lachen und Niesen den Urin nicht gut halten.

Daher ist es wichtig, nach einer Geburt frühzeitig mit Beckenbodentraining anzufangen, eigentlich sobald der Gynäkologe es erlaubt. Was so nebulös mit Rückbildungsgymnastik umschrieben wird, bezieht sich hauptsächlich auf den Beckenboden. Übungen für die Bauchdecke sind sekundär, wobei damit eher keine Sit-ups, sondern Übungen für die schrägen und tiefen Bauchmuskeln gemeint sind. Beckenbodengymnastik heißt auf Englisch «pelvic floor re-education», was ich treffend finde: Man muss lernen, die Muskulatur wieder richtig einzusetzen. Genauso wie man nach einem Beinbruch Physiotherapie machen muss, um wieder laufen zu lernen, muss auch die Vagina wieder sanft ins Leben zurückgeführt werden. Sehr geeignet sind auch Pilates-Übungen – wer schon Pilates macht, kennt das ohnehin. Prinzipiell geht es darum, die Vagina mit den Muskeln eng zusammenzuziehen, die den

Pipistrahl unterbrechen können. Am besten macht man zweimal täglich 20 Minuten Übungen für den Beckenboden.

Ein Nachteil der Beckenbodenübungen ist, dass man kein Feedback bekommt, ob jede einzelne Übung richtig war oder falsch. Man spannt die Beckenbodenmuskeln an und fängt an bis 10 zu zählen … und spätestens bei 8 entspannen sich die Muskeln scheinbar von allein. Diesem Problem kann man mit Gewichten für den Beckenboden begegnen, beispielsweise von der Firma Elanee. Das sind Gewichte in Tamponform und mit glitschiger Oberfläche, die man versuchen muss, in der Vagina zu behalten. Wenn man ein Gewicht gut halten kann, geht man zur nächsten Stufe über; so kann man mit der Zeit sehen, wie man sich gesteigert hat. Eine Neuigkeit auf dem Markt stellt ein Stuhl dar, der dem Beckenboden elektromagnetische Impulse gibt: Elektromagnetisches Training der Muskeln kennen viele vielleicht vom EMS-Training, das in Deutschland inzwischen flächendeckend zu finden ist. Der Emsella-Stuhl verspricht 15 000 Muskelanspannungen in 30 Minuten, sozusagen ein Turbotraining in Lichtgeschwindigkeit, bei dem der komplette Beckenboden trainiert wird. Der Emsella-Stuhl kommt – woher sonst – aus den USA, erste Anbieter gibt es aber auch schon in Deutschland.

Wenn man den Beckenboden trainiert hat und immer noch beim Husten und Niesen Pipi verliert, kann man sich auch unkompliziert mit dem CO_2-Laser oder einem Radiofrequenz-Gerät die Vagina behandeln lassen. Beide Geräte arbeiten mit dem Aufbau von Kollagen und können bei verminderter Empfindungsfähigkeit nach der Geburt und auch bei Inkontinenz sehr nützlich sein. Die Radiofrequenz-Geräte haben gerade bei der Behandlung von Beckenboden- und Blasenschwäche ihren Schwerpunkt,[16] während ein CO_2-Laser zusätzlich bei schmerzenden Dammschnitt-Narben, einem weiteren Problem nach der Entbindung, hilfreich sein kann. Die meisten

Dammschnitte verheilen zwar gut und machen den Frauen keinerlei Probleme beim Sex und sonst im Leben, manche führen aber zu Schmerzen und Beschwerden, da können drei Sitzungen mit dem CO_2-Laser schon kleine Wunder bewirken. Um einen Arzt zu finden, der in deiner Nähe lasert, lohnt sich ein Blick ins Internet.[17]

Wer unter einer fiesen Vernarbung leidet, vielleicht weil die Naht nach der Geburt wieder aufgegangen ist, dem kann möglicherweise eine Narbenrevision des Dammschnittes helfen: Hierbei wird das vernarbte Gewebe entfernt und alles wieder passend zusammengenäht. Eine gezielte, postoperative Pflege hilft, alles wieder schön verheilen zu lassen, zum Beispiel mit einem Narbengel aus der Apotheke.

Aber nicht nur die Architektur des Beckenbodens, der Vagina und der Vulva verändert sich durch die Geburt, auch die Vaginalhaut. Durch das Stillen setzt meistens der Zyklus aus, weil die Eierstockfunktion runtergefahren wird. Das führt zu einem relativen Östrogenmangel, was, wie wir bereits gelernt haben, die Vaginalhaut dünn werden lässt. Das kann sie sehr empfindlich machen, alleine schon beim Abwischen, erst recht aber beim Sex, was sich sehr unangenehm anfühlen kann. Glücklicherweise ist das nur vorübergehend: Sobald man weniger stillt und die Periode wiederkommt, erholt sich die Vaginalhaut, und bald ist wieder alles in Butter.

Dennoch ist nach einer Geburt – da geben mir sicher alle Mamis recht – vieles nicht mehr so wie vorher. Auch mit konsequenter Rückbildung, regelmäßigem Sport und ausgewogener Ernährung ist der Körper doch nicht mehr auf Werkseinstellung zurückzubekommen. Aber dafür hat man ein Kind, und obwohl viele von uns unserem Pre-Baby-Body hinterhertrauern – tauschen würden wir doch nie mehr, für nichts auf der Welt.

5. Geschenke vom Ex – alles über Geschlechtskrankheiten

Als ich meinen Ehemann einmal fragte, was seiner Meinung nach die häufigsten Geschlechtskrankheiten seien, sagte er nach längerem Überlegen: Syphilis, weicher Schanker und HIV. Nun muss man wissen, dass mein Mann früher Matrose war – also wer weiß, was er schon alles auf seinen Reisen durch die exotischen Häfen dieser Welt gesehen hat? Ich dachte mir daraufhin: Klar, er ist ein Mann, frag mal lieber eine Frau. Ich erkundigte mich bei meiner Lieblingsfriseurin. Sie grübelte ebenfalls länger und sagte dann: HIV, Tripper und Scheidenpilz. Wie du dir denken kannst, hatte keiner von beiden recht. Und darum geht es im ersten Teil dieses Kapitels um die drei häufigsten Wiederholungstäter, die ihr Revier im weiblichen Genital haben und die du kennen und verstehen solltest:

- HPV (Humanes Papilloma Virus)
- Herpes Genitalis
- Chlamydien

Wenn dir nicht sofort allzu viel zu diesen dreien einfällt, liegt das nicht an dir. Tatsächlich ist das Allgemeinwissen über die häufigsten Geschlechtskrankheiten oft genauso lückenhaft wie über die selteneren. Wenn man die Diagnose erhält, dass man sich etwas eingefangen hat, ist man erst mal geschockt und kann meistens nicht mehr zuhören, was der Arzt einem sagt. Wenn man dann zu Hause ist, beginnt man, im Netz zu recherchieren, und ist anschließend nicht selten noch verwirrter. Damit du dir künftig deine Informationen nie mehr auf irgendeiner Frage-Plattform im Internet holen musst oder dir wegen Horrorstorys von User Mausi1983 noch mehr Sorgen machst, rüste ich dich in diesem Kapitel mit allem aus, was du wissen musst, wenn es dich mal erwischt hat.

Mythbuster

Schon mal vorweg: Es werden keine Geschlechtskrankheiten auf der Toilette oder in der Sauna übertragen und fast keine im Schwimmbad! Der einzige Erreger, der versucht, tapfer ein paar Stunden in schlecht gechlortem Wasser zu überleben, ist der Trichomonaden-Parasit (der aussieht wie ein Urzeitkrebs) – und auch er hat schlechte Überlebenschancen. Sollte es dennoch einer schaffen, durch das Wasser zu schwimmen und an deinem Genital anzudocken (der kann sich wahrscheinlich vor lauter Verdienstorden kaum noch bewegen), muss dein eigener vaginaler pH-Wert schlecht sein, sonst fühlt der Erreger sich nicht wohl im sauren Milieu. Im Zweifel die Vagina vor dem Whirlpoolbesuch mit Döderlein-Kapseln behandeln!

HPV: Earth, Wind und Feigwarzen

Als Erstes befassen wir uns mit einer nervigen Großfamilie mit dem italienisch klingenden Namen Humanes Papilloma Virus, kurz HPV.

HPV beschreibt ein winziges kleines Virus, von dem es über 150 verschiedene Typen gibt. Wie in jeder Familie gibt es solche, die nervig sind, in diesem Fall die Low-Risk-Typen, die verantwortlich sind für alle Warzen dieser Welt. Und es gibt wie in vielen sizilianischen Großfamilien auch gefährliche Exemplare, die sogenannten High-Risk-Typen. Sie sind die Drahtzieher hinter einigen Krebsarten, wie zum Beispiel Gebärmutterhalskrebs und dem Vulvakarzinom.

Es ist superleicht, sich mit HPV anzustecken: durch Sex, klar, aber auch durch eine sogenannte Schmierinfektion – also wenn das Virus an den Fingern haftet – oder durch reinen Haut-auf-Haut-Kontakt. Auch durch verschmutzte Sex Toys kann man sich anstecken, aber wenn man sich nicht gerade heimlich den Rabbit-Vibrator der Mitbewohnerin ausleiht, sollte das eher die Ausnahme sein.

Die meisten von uns haben sich irgendwann im Laufe ihrer Jugend mit HPV angesteckt: Bei mindestens 25 Prozent der Frauen unter 30 Jahren ist HPV nachweisbar. Und insgesamt über 70 Prozent von uns werden sich im Laufe ihres Lebens damit anstecken. Warum ist das erst mal nicht schlimm? Weil wir ein Immunsystem haben, das in der Lage ist, Viren zu erkennen und zu zerstören, also eine eingebaute Search-and-Destroy-Antivirus-Software. Das Virus an sich bereitet keinerlei Beschwerden und ist meistens nach spätestens 18 Monaten vom Immunsystem gefressen worden.

Wenn man sich mit einem der Low-Risk-Typen angesteckt hat, bekommt man nach einer Brutzeit von drei Wochen bis acht Monaten Warzen am Genital. Diese aberwitzigen Erscheinungen können platt sein, gestielt oder die Form eines Blumenkohls haben. Sie sind anfangs meist stecknadelkopfgroß und können auf den Schamlippen, neben der Vulva, im Bikini-Bereich, am Vagina-Eingang, am Damm, am Poloch, in der Vagina und am Gebärmutterhals sitzen. Die Warzen können sich megaschnell vermehren, aber auch in Anzahl und Größe konstant gleich bleiben. Sie tun nie weh, sind hautfarben und fühlen sich fest an, wie Brotkrümel. Genau so, mit dem Tastsinn, finde ich übrigens die meisten Warzen während der manuellen Untersuchung, und so kann ich sie von anderen harmlosen Erscheinungen am Eingang und in der Vagina unterscheiden. Alles andere, was zwar verdächtig

nach einer Warze aussieht, aber weh tut oder weich ist, ist keine Warze. Das können dann eher Hautfibrome sein (weiche, gestielte Hautknübbelchen), kleine Infektionen der Haarwurzel, Irritationen vom Rasieren oder von zu engen Stringtangas oder verstopfte Talgdrüsen (besonders wenn sie einen weißen Deckel haben). Im Eingang der Vagina kann es sich außerdem um Fetzen vom Hymenalsaum oder eine Infektion einer Bartholinischen Drüse handeln. Wenn die Erhebungen jedoch fest sind, sich anfühlen wie der Bodensatz in der Chipstüte und auf der normalen Haut wie auf der Schleimhaut zu finden sind, weiß ich: Das sind Feigwarzen.

Was tun, also, wenn man Feigwarzen hat? Erst mal keine Panik – das kriegen wir hin. Es gibt Lösungen zum Betupfen der Warzen, damit gehen sie sehr schnell weg. Die äußerlichen Warzen jedenfalls. Die innerlichen kann man mit einem Eingriff zerstören, am besten mit einem Laser. Aber man kann auch abwarten! Sehr oft verschwinden die Warzen von alleine. Meist sind sie Ausdruck eines geschwächten Immunsystems, es ist also hilfreich, alles zu tun, um das Immunsystem zu entlasten: nicht zu rauchen, sich gesund zu ernähren und ungesunden Stress durch schlechten Lifestyle zu vermeiden. Auch die Einnahme von Folsäure und Zink kann sehr gut helfen, um virale Infektionen abzuwehren. Was man ganz sicher nie tun sollte, wenn man Warzen hat, ist, Sex zu haben! Denn allein schon durch die Reibung können sich die Warzen sehr schnell verbreiten. Da sie in unterschiedlicher Geschwindigkeit wachsen, kann es dauern, bis alle Warzen an die Oberfläche kommen. Daher kann sich die Behandlung über einige Wochen hinziehen. Wenn man diese aber durchgestanden hat, hat man einen lebenslangen Schutz gegen die Virus-Typen, die für die Warzen verantwortlich sind.

Was man immer ausschließen muss, wenn man sich einmal mit den Low-Risk-Typen angesteckt hat, ist, dass man sich die bösen Cousins mit an Bord geholt hat, die High-Risk-Typen. Das sind insgesamt mindestens 15 verschiedene Typen, die Gebärmutterhalskrebs, Vulvakrebs, Analkrebs und Kehlkopfkrebs auslösen können. Ein HPV-Test wird beim Frauenarzt derzeit nicht routinemäßig gemacht, sondern nur auf Wunsch oder wenn ein veränderter Krebsabstrich vorliegt. Wer möchte, kann sich aber bei jedem neuen Partner auf HPV High Risk testen lassen. Wie wir oben jedoch gelernt haben, geht das Virus in den meisten Fällen nach spätestens 18 Monaten weg – meistens jedenfalls. Bei einigen infizierten Frauen bleibt das Virus nämlich, und zwar bei ziemlich genau 10 Prozent, und hängt weiter in den Zellen des Gebärmutterhalses ab. Wenn es sich dort häuslich eingerichtet hat, fängt er oft irgendwann an, die Zellen zum Fehlverhalten zu animieren – wie dein Bad-Boy-Exfreund aus der Jugend, der dich zum Kleindiebstahl animierte und mit dir einen Joint drehte, beginnen die Zellen, sich zu verändern und im Krebsabstrich vermurkst auszusehen. Der Frauenarzt holt beim sogenannten Pap-Test zur Früherkennung von Gebärmutterhalskrebs mit einem Wattetupfer Zellen aus dem Gebärmutterhals und schickt sie ins Labor, um genau das herauszufinden: Sehen die Zellen brav aus, oder haben sie Anzeichen eines Virusinfektes?

Du weißt also meistens erst dann, dass du HPV-High-Risk-Trägerin bist, wenn der Befund deines Krebsabstrichs etwas schräg zurückkommt und die Praxis dich anruft und zum Kontrolltermin bittet. Sollte dieser Anruf kommen, bitte nicht gleich nervös werden. Die meisten Veränderungen sind harmlos, aber man kontrolliert sie in längeren Zeitabständen.

Gebärmutterhalskrebs entsteht im Schnitt erst nach zehn Jahren – bis dahin bist du schon zigmal bei der Kontrolle gewesen.

Oft verbessert sich der Pap-Abstrich von alleine. Sollte sich der Pap-Wert jedoch verschlechtern, haben wir immer noch ein Ass im Ärmel, um dich rechtzeitig vor langfristigen Schäden zu bewahren, nämlich mittels einer Biopsie. Das besprechen wir ausführlich im nächsten Kapitel.

Aber Moment mal – was ist mit dem Mann? Muss der nicht auch zur Untersuchung? Die Antwort lautet nein. Erstens, sein bestes Stück ist nicht das ideale Zielorgan für HPV, weil die Haut am Penis nicht so anfällig ist für virusbedingte Zellveränderungen wie der Gebärmutterhals – daher ist der Peniskrebs im Vergleich zum Gebärmutterhalskrebs eine Rarität. Zweitens hat man HPV zwar schon bei Männern nachgewiesen, allerdings bisher nur im Rahmen der Forschung. Ein einfacher Test für Männer für die Arztpraxis wurde aus ökonomischen Gründen nie hergestellt: Man vermutete, dass die Untersuchung für den Mann unangenehm sein würde und die Mitmachquote auf Dauer ziemlich mager wäre (und ich persönlich kenne auch keinen Mann, der sich ohne Symptome freiwillig ein Wattestäbchen in die Harnröhre stecken lassen würde).

Wie kann man sich vor HPV schützen? Am besten durch konsequenten Safer Sex, klar, aber auch mittels einer Impfung gegen neun verschiedene Typen von HPV. Diese wird von der Krankenkasse bis zum 18. Lebensjahr bezahlt, von einigen Kassen sogar bis zum 24. Lebensjahr. Ich rate dazu, im Zweifel das Geld in die Hand zu nehmen und die Impfung selber zu bezahlen und sich dafür die tollen Schuhe oder blonden Strähnchen später zu gönnen. Die Impfung deckt jedoch nicht alle Typen ab, sodass nach wie vor die Möglichkeit besteht, dass man sich mit einem der selteneren HPV-Typen ansteckt.

Mythbuster

Schon Sex gehabt, daher ist die Impfung hinfällig? Quatsch! Die Impfung gegen HPV kann man immer machen lassen und ist nicht «sinnlos», wenn man schon mal Sex hatte. Solange man nicht mit allen neun Virustypen infiziert ist, die die Impfung abdeckt, macht eine Impfung gegen Gebärmutterhalskrebs und Feigwarzen fast immer Sinn. Auch wenn man älter als 26 ist – HPV kann jeder bekommen! Studien bis zum 45. Lebensjahr zeigen, dass die Impfung immer effektiv ist![18]

Über die Notwendigkeit einer HPV-Impfung wird in Deutschland immer wieder diskutiert, zum Teil sehr emotional und ohne ausreichende Kenntnis der Fakten; daher sind viele Mädels nach wie vor nicht geimpft. Schade! In Australien, wo seit mehreren Jahren alle Mädchen (und Jungs!) im Rahmen eines Schulprogramms geimpft werden, haben die Fälle von Feigwarzen und Gebärmutterhalskrebs stark abgenommen.

Was, wenn man HPV-positiv ist, der Pap-Abstrich aber völlig normal? Wahrscheinlich gehörst du zu den 90 Prozent der Frauen, bei denen der HPV wieder von alleine verschwindet. Was man auf alle Fälle tun kann, um zu verhindern, dass das HP-Virus die Zellen verändert und aus einem normalen Pap-Abstrich einen abnormalen Abstrich macht, ist, sein Immunsystem zu stärken, und das Allerwichtigste dabei ist, NICHT zu rauchen. Nikotin füttert das HPV liebevoll und beeinflusst somit den Krebsabstrich negativ.

Die meisten jungen Frauen, die gesagt bekommen, dass ihr Krebsabstrich verändert ist, sie HPV-positiv sind oder in der engmaschigeren Kontrolle bleiben müssen, erschrecken sich erst ein wenig oder auch ein wenig mehr. Viele machen sich Vorwürfe und überlegen blitzartig, was sie wo und eventuell mit wem falsch gemacht haben. Gehe bitte nicht zu hart mit dir ins Gericht: Sich HPV einzufangen, geht ratzfatz, und ein Epic Fail ist es schon gar nicht, da es praktisch nicht zu 100 Prozent vermeidbar ist.

Das Beste, was du in diesem Fall tun kannst, ist, keine Panik zu schieben und es sportlich zu nehmen. Klar, man muss zu den Kontrollen gehen und sich an die Anweisungen der Ärztin halten, aber wie hieß es so schön in der Serie *Girls*? Jedes abenteuerlustige Mädchen hat mindestens zwei HPV-Typen im Abstrich. Du hast keinen Krebs, wenn der Abstrich etwas verändert ist, und auch keine unmittelbare Vorstufe von Krebs. Alles kann wieder von alleine gut werden. Du bist immer noch safe. Den Rest kriegen wir auch noch hin.

Herpes: das unkündbare Dauer-Abo

Die nächste Krankheit im Bunde ist Herpes genitalis. Herpes wird ebenfalls sexuell übertragen und verursacht fiese Bläschen an den Schamlippen und am Eingang der Vagina. Sie können darüber hinaus an der Harnröhre, auf dem Gebärmutterhals, um das Poloch und auf den Pobacken sitzen oder aber auch Richtung Schamhügel auftreten. Wenn man sich das erste Mal mit Genitalherpes angesteckt hat, dauert es zwischen zwei und 20 Tagen, bis man Symptome entwickelt, die haben es dann aber in sich: Fieber, Gliederschmerzen, geschwollene Lymphknoten in der Leiste und schmerzhafte, juckende Bläschen, die zum Teil die Schamlippen übersähen, bereiten einem einen unvergesslichen Krankheitseinstieg.

Beim ersten Mal ist man recht lange krank; die Beschwerden klingen erst ab der dritten Woche ab. Die Viren dringen durch winzige Schleimhaut- und Hautrisse ein und feiern ihren Einstand an den Genitalien in den Bläschen, quasi ihre

eigenen kleinen Partyzelte. Nach dem Abheilen der Bläschen wandern sie, isoliert und geschützt vor dem Immunsystem, in den Nervenbahnen entlang wie Rohrpost mit Endstationen an der Wirbelsäule. Dort verbleiben sie ein Leben lang, bis sie durch innere oder äußere Stressfaktoren aktiviert werden:
Dann fahren sie erneut per Nervenleitungsbahn an die Oberfläche und schlagen wieder ihre Zelte auf. Es wird zwar nie wieder so schlimm wie beim ersten Mal, die Bläschen jucken und schmerzen aber trotzdem, daher reicht jeder Herpes-Ausbruch allemal, um einem den Tag zu verderben. Stressfaktoren können psychischer oder auch physischer Art sein wie eine Operation oder die Grippe. Bei manchen Frauen reicht die Periode als Auslöser. Diese Frauen haben echt schlechte Karten, wenn jeden Monat zu den Herpes-Beschwerden noch fiese Regelbeschwerden hinzukommen.

Es gibt zwei Arten von Herpes-simplex-Viren, die wie zweieiige Zwillinge sind: ähnlich, aber nicht tupfengleich. Herpes Typ 1, genannt HSV-1, löst den Lippenherpes aus, und Herpes Typ 2, abgekürzt HSV-2, ist für Genitalherpes zuständig. HSV-2 ist aggressiver als sein Zwillingsbruder, daher ist man bei einer Erstinfektion mit HSV-2 deutlich kränker als bei einer Erstinfektion mit HSV-1. Lange hieß es, Herpes an der Lippe sei nicht auf das Genital übertragbar. Heute weiß man, dass man auch HSV-1 am Genital bekommen kann, oft durch Oralverkehr übertragen. Ebenso kann man HSV-2 als Lippenherpes haben. Früher hatten die meisten HSV-2 an den Genitalien, mittlerweile hat sein Bruder HSV-1 diese ebenfalls für sich entdeckt und wildert in seinem Revier; man schätzt, dass bis zu 80 Prozent der Herpes-Genitalis-Infektionen bei jungen Frauen durch HSV-1 ausgelöst werden – auch wenn es zum Glück nach wie vor nicht so aggressiv wie Typ 2 ist.

Wer Herpes hat, ist nicht nur ansteckend, wenn er Bläschen hat. Und wenn man darüber nachdenkt, ist das auch logisch:

Die Bläschen tun so weh, dass man bestimmt nicht an Sex denkt, während sie akut sind. Man hat festgestellt, dass man an den Stellen, wo Herpes schon mal aufgetreten ist, immer still Viren ausscheiden kann.

Herpes genitalis ist besonders in der Schwangerschaft gefürchtet; während der ersten Schwangerschaftshälfte kann es zur Fehlgeburt führen, und eine Erstinfektion vor der Geburt ist extrem gefährlich für das ungeborene Baby. Wenn man schon Herpes hatte, sind die Ausbrüche meist nicht mehr so aggressiv, weil das Immunsystem das Virus schon kennt. Dennoch verstecken die Viren sich auch gerne in den Nerven des Babys und können zu einer Hirnhautentzündung führen. Herpes wird unter der Geburt weitergegeben, wenn das Baby durch den Geburtskanal rutscht, daher wird im Zweifel ein Kaiserschnitt empfohlen.

Man behandelt Herpes am besten mit Tabletten, und zwar mit Aciclovir. Ich verschreibe im akuten Stadium (und zwar bei Lippen- und Genitalherpes gleichermaßen) 800-Milligramm-Tabletten, und zwar eine alle vier Stunden, bis die Packung aufgebraucht ist.

Aciclovir ist kein Antibiotikum, sondern ein Anti-Metabolit und wird als solches nur in den infizierten Zellen im Stoffwechsel eingebaut. Daher hat Aciclovir so gut wie keine Nebenwirkungen und ist auch in der Schwangerschaft anwendbar oder zur Dauerprophylaxe. Wenn man gleichzeitig noch einen Scheidenpilz hat – so viel Pech gibt es –, kann man problemlos Anti-Pilzmittel nehmen, aber bitte oral (Vaginalzäpfchen sind zu schmerzhaft).

Insidertipp

Herpes-Ausbrüche kann man vermeiden, wenn man täglich hochdosiert Zink einnimmt, und zwar 30 Milligramm am Tag. Außerdem kann man zur Vorbeugung täglich eine

Tablette Aciclovir einnehmen. Wer die Pille nimmt und immer in der Pillenpause einen Herpes-Ausbruch bekommt (hormonell ausgelöst!), kann sich helfen, indem er die Pille durchnimmt und somit die Periode vermeidet. So hat man zumindest vorübergehend eine Lösung, die alltagstauglich ist.

Chlamydien: auf leisen Sohlen in den Körper

Die nächsten Übeltäter mit einem langen Strafregisterauszug heißen Chlamydien. Dies sind winzig kleine Bakterien, die sehr ungewöhnlich sind: Sie haben keine Zellmembran und wohnen in einer gesunden Menschenzelle, somit versteckt wie ein Trojanisches Pferd vorm Immunsystem. Zum Vergleich: Unsere Immunzellen können wie ein Pac-Man normalerweise Bakterien attackieren, die eine ähnliche Größe und Erkennbarkeit für sie haben. Bei den Chlamydien geht das nicht, da sie wie kleine Schläfer in den sonst gesunden Zellen des Genitalsystems von Männern und Frauen sitzen und so vor der Körperabwehr und Antibiotika weitestgehend geschützt sind. Vor diesem Hintergrund verstehen wir auch, warum man oft keinerlei Symptome bei einer Chlamydien-Infektion hat.

In der gesunden Zelle vermehren sich die Chlamydien, schlummern und warten, bis die Zelle nach zwei bis drei Tagen den Geist aufgibt: Dann sind sie frei, um noch mehr Zellen anzustecken und weiteren Schaden anzurichten. Das wirklich Gefährliche an Chlamydien ist, dass sie so schnell übersehen werden bzw. wenige Symptome, wenn überhaupt, bereiten. Unentdeckt können die Chlamydien eine langsame, lodernde Infektion verursachen, die die Eileiter verklebt. Verklebte Eileiter stellen eine Barriere dar, die entweder eine Schwangerschaft auf natürlichem Wege komplett verhindern oder auch – wenn eine tapfere Spermie durch die Verklebung kommt – zu einer Eileiterschwangerschaft führen kann, weil das befruchtete Ei nicht mehr rauskommt. Bei einer Infektion ist der Gebärmutterhals oft als Erstes betroffen, weil sich dort der Übergang der Vaginalhaut zur Gebärmutterhaut befindet. Dieser empfindliche Bereich, auch Transformationszone oder T-Zone genannt, bietet fruchtbaren Boden für allerlei Erreger. Dort nisten sich die Chlamydien ein, und es kommt zu gelbem, zum Teil eitrigem Ausfluss sowie Blutungen nach dem Sex.

Außerdem können Chlamydien bei einem Befall der Harnröhre Brennen beim Pipi, dumpfe Unterleibsschmerzen, Schmerzen beim Sex oder aber untypische Schmierblutungen verursachen, wenn die Gebärmutterschleimhaut betroffen ist. Chlamydien sind für viele Bartholinische Abszesse verantwortlich sowie für Eileiter-Abszesse und viele Fälle von verklebten Eileitern. Und damit ist die Liste noch nicht zu Ende: Chlamydien in der Schwangerschaft können eine Frühgeburt auslösen und während der Geburt das Kind anstecken. Das Baby kann eine richtig fiese Augenentzündung bekommen oder eine Lungenentzündung. Schließlich können Chlamydien im Badewasser überleben und eine Bindehautentzündung auslösen, bekannt unter dem Namen Schwimmbad-Konjunktivitis.

Beim Mann können Chlamydien neben einer Harnröhrenentzündung zu einer Entzündung der Nebenhoden führen, aber genauso wie bei Frauen können die Chlamydien lange die Füße stillhalten und keinen Mucks von sich geben, was ihre Verbreitung natürlich unterstützt – wer sich nicht krank fühlt, geht nicht zum Arzt und ist sich null bewusst, dass er seine Partnerin ansteckt.

Man schätzt, dass aktuell in Deutschland bis zu 10 Prozent der Frauen unter 25 Jahren völlig ahnungslos infiziert sind und dass 100 000 Frauen in Deutschland bereits verschlossene Eileiter haben aufgrund einer unbemerkt verlaufenen Chlamydien-Infektion. Eine Umfrage an einer Berliner Schule 2006 zeigte Gruseliges: Fast 90 Prozent der Mädchen wussten weder, was Chlamydien sind, noch, dass sie völlig unbemerkt einen echten Dauerschaden verursachen können. Junge Frauen sind eher betroffen als postmenopausale, weil die T-Zone des Gebärmutterhalses als Lieblings-Niederlassungsort für Chlamydien durch hormonelle Einflüsse wie die Periode oder auch die Pille eher Richtung Vagina wandert. So können die Chlamydien direkt vom Penis auf die T-Zone hüpfen und dort leise ihr Werk beginnen. Von dort aus können sie umziehen in alle möglichen Orte, auch in die Eileiter oder in die Bartholinischen Drüsen.

Chlamydien sind also die Saboteure im Untergrund, die Trojaner im System, die Intriganten der Intimorgane. Wie entlarvt man diese V-Männer? Sie verstecken sich vor den meisten Antibiotika, das Immunsystem spaziert zunächst ahnungslos an ihnen vorbei, und der normale mikrobielle Standardabstrich deckt sie auch nicht auf. Wir brauchen hier also einen Spezialabstrich namens PCR. Ein PCR-Abstrich greift die Zellen des Gebärmutterhals und der Harnröhre ab, damit sie im Labor untersucht werden können. Alternativ und für das deutsche gesetzliche Krankenkassensystem günstiger ist eine Urin-Untersuchung, aber diese setzt voraus, dass Chlamydien auch in der Harnröhre sitzen und beim Pinkeln mit ausgeschieden werden. Dies geschieht am ehesten mit dem ersten Morgen-Pipi direkt nach dem Aufstehen, aber seltener im Urin, das man in der Frauenarztpraxis abgibt. Immerhin wird bei allen Mädels eine Chlamydien-Untersuchung im Urin bis zum 25. Lebensjahr von den Krankenkassen übernommen. Ich empfehle, einen Chlamydien-Test drei bis sechs Monate nach dem ersten Sex zu machen, nach jedem Partnerwechsel und auch wenn der Partner oder man selbst uneindeutige Symptome hat. In der Schwangerschaft und vor Maßnahmen einer künstlichen Befruchtung wird er sowieso gemacht.

Deine Symptome haben für mich aber immer Priorität über einen Laborbefund, aus zwei Gründen: Ein unauffälliger PCR-Abstrich vom Gebärmutterhals schließt noch nichts aus! Die tückischen Chlamydien können an den Eileitern sitzen und nicht im Gebärmutterhals, wo sie weiterarbeiten und die Eileiter schwer beschädigen.

Zweitens will ich keine wertvolle Zeit beim Warten auf das Abstrich-Ergebnis verschwenden, während der Schwelbrand der Chlamydien weiterlodert. Gerade wenn du Schmerzen im Unterleib hast und sogar starke Schmerzen bei der manuellen Untersuchung spricht das für eine Infektion der Eileiter – und da sind meistens die Chlamydien an erster Front. Chlamydien haben auch einen besten Freund, ihre Lieblingskollegen heißen Gonokokken, die gerne mit von der Partie sind. Wenn diese Bromance-Bazillen im Doppelpack auftreten, hast du eher heftige Beschwerden und Entzündungszeichen. Dann verschreibe ich gerne eine Kombination von Antibiotika, um alle zu erwischen – wennschon, dennschon.

Man behandelt Chlamydien zehn Tage lang mit Antibiotika, inklusive Partnerbehandlung, um einen Pingpongeffekt mit erneuter Ansteckung zu vermeiden – auch wenn er keine Symptome hat! In der Zeit ist der Betrieb in der Vagina wegen Krankheit vorübergehend geschlossen.

Tripper: Nimm zwei, nimm zwei – mein bester Freund und ich

Kommen wir zum Best Buddy der Chlamydien, dem Tripper, verursacht durch Gonokokken. Diese treten am liebsten zusammen mit Chlamydien auf, können aber auch eine One-Man-Show haben. Tripper wird ausschließlich durch Sex übertragen, sowohl durch vaginalen, oralen als auch analen Sex – entsprechend bunt können die Symptome ausfallen: Von vermehrtem vaginalen Ausfluss über Schmerzen beim großen Geschäft hin zu Halsschmerzen ist alles dabei. Auch wenn lediglich der Genitalbereich betroffen ist, können die Beschwerden sehr schmerzhaft sein, gerade wenn die Eileiter befallen sind. Ein eitriger Gebärmutterhals verursacht weißeitrigen Ausfluss, ein Befall der Harnröhre Brennen beim Pipimachen, und natürlich sind Gonokokken meistens bei jedem Bartholinischen Abszess als Sidekick von Chlamydien ganz vorne mit dabei. Die Symptome treten zwei bis vier Tage nach der Ansteckung auf, dann sollte man so schnell wie möglich eine Behandlung starten.

Es gibt aber auch Infektionsverläufe, die milder sind und die man nicht so extrem bemerkt, und das ist besonders gefährlich, erstens weil die Gefahr größer ist, dass die Bakterien weitergegeben werden, und zweitens weil die Infektion dann nicht rechtzeitig behandelt wird. Und so können die Gonokokken unerkannt im Hintergrund die zarten Eileiter schrotten. Daher ist ein rechtzeitiger Besuch bei deiner Gynäkologin sehr wichtig! Sie untersucht den Unterleib, macht vielleicht einen Abstrich und einen Ultraschall, aber auch wenn sie nichts Auffälliges sieht (was öfter der Fall ist) – einen kranken Unterleib erkennen wir bestens ohne Technik, und bei dem leisesten Verdacht bekommen du und dein Partner Antibiotika verordnet. Da gehen wir schlicht kein Risiko ein.

Beim Mann verursachen die Gonokokken eitrigen Ausfluss aus der Harnröhre, der ihn morgens täglich beim Pinkeln grüßt und deswegen der «Bonjour-Tropfen» genannt wird. Was nach dem Beginn eines romantischen Frühstücks mit Croissants klingt, ist alles andere als das und bedeutet ebenfalls eine Runde Antibiotika für beide. Der Name «Tripper» leitet sich übrigens vom holländischen Wort für Tropfen ab: *druiper*.

Insidertipp
Eine Partnerbehandlung muss immer erfolgen, auch wenn dein Freund keine Probleme hat! In der Behandlungszeit kein Sex!

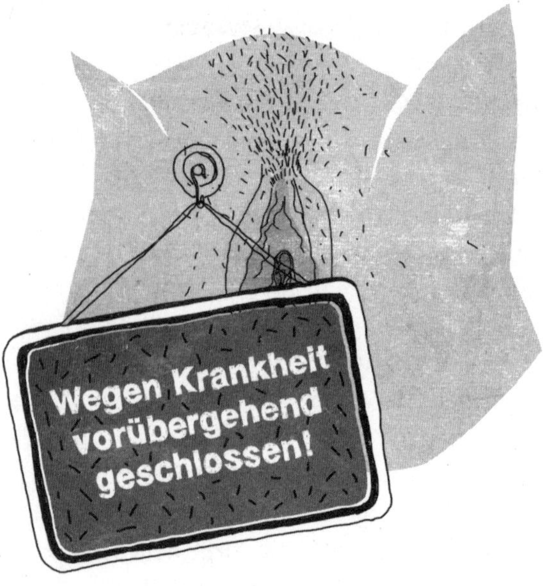

Gonokokken sind besonders gefährlich während der Geburt, weil sie eine sehr schlimme Augeninfektion verursachen können, die in Blindheit enden kann. Daher werden auch bei gesunden Müttern im Kreißsaal Augentropfen für das Baby als Prophylaxe nach der Entbindung empfohlen. In Deutschland, wo man misstrauischer gegenüber Medikamenten ist als in anderen Teilen der Welt, wird die Praxis der Augentropfen oft diskutiert oder von den Eltern abgelehnt. Dabei weiß man, dass auch andere Erreger die Augen der Babys befallen können, daher wäre ich lieber auf der sicheren Seite und empfehle jedem eine Augenprophylaxe für das Baby.

Die Trittbrettfahrer: Trichomonaden und microsofte Mykoplasmen

Nach einem Terroranschlag oder sonstigen Bad News hört man in den Nachrichten immer wieder von Trittbrettfahrern – Nachahmern, die aus irgendeinem kranken Grund auch einmal im Mittelpunkt stehen wollen. Nun, die haben wir auf mikroskopischer Ebene auch, und zwar in mikrobieller Form. Den ersten habe ich schon vorgestellt, die wie Urzeitkrebse aussehenden Trichomonaden. Trichos lieben den schlechten, sprich basischen pH-Wert, der durch eine bakterielle Vaginose ausgelöst wird, und fühlen sich darin pudelwohl. Die Trichomonaden sind schwimmende Geißeltierchen, die sexuell übertragbar sind und auch (wie oben erwähnt) mal im Whirlpool überleben können. Allerdings brauchen sie einen schlechten vaginalen pH-Wert, um wirklich andocken zu können. Grundsätzlich lieben Trichomonaden Feuchtigkeit, daher ist es auch möglich, sich mit einem fremden feuchten Handtuch anzustecken (Vorsicht nach dem Saunagang:

Immer das richtige Handtuch wieder mitnehmen!). Trichos findet man stets im Zusammenhang mit einer bakteriellen Vaginose, sie verursachen einen zähen gelbgrünen Ausfluss, der überdies sehr schlecht riechen kann, sowie Brennen und Jucken. Eine Partnerbehandlung ist unbedingt erforderlich!

Eine Eigenschaft von Trittbrettfahrern ist, dass sie schwache Persönlichkeiten sind und kein Rückgrat haben. Das trifft auch auf unseren zweiten Trittbrettfahrer zu, die Mykoplasmen: Das ist eine Familie von winzigen Bakterien, die so wabblig-weich sind, dass sie nicht mal eine eigene Zellmembran haben und somit für die meisten Antibiotika nicht attackierbar sind, weil die Waffe der Antibiotika darin besteht, die Zellwand zu zerstören. Mykoplasma genitalis gilt als Geschlechtskrankheit und kann Schmerzen beim Sex und Zwischenblutungen auslösen sowie Ausfluss. Ureaplasmen zählen zwar auch zu den Mykoplasmen, gehören aber schon in geringerer Anzahl zum normalen Mikrobiom des Menschen, also zur Gesamtheit aller Bakterien, die wir im und am Körper tragen. Sie werden bei einem schlechten vaginalen pH-Wert superoft vermehrt im Abstrich nachgewiesen, aber das darf man nicht persönlich nehmen: Sie sind als Begleiterscheinung zu verstehen und nicht als Verursacher des schlechten pH-Werts oder einer vaginalen Entzündung. Vielmehr ist es der Mangel an Döderlein-Bakterien, der es ihnen erlaubt, sich zu vermehren und eine Party zu feiern. Einer gezielten Tötung bedarf es bei Symptomfreiheit nicht, es reicht oft völlig aus, den pH-Wert der Vagina mittels Döderlein-Bakterien-Kuren wieder frisch zu machen, um den Bazillen ihren rechten Platz zuzuweisen.

Etwas anderes ist es, wenn Mykoplasmen und Ureaplasmen bei Harnwegsinfekten oder sonstigen eitrigen Infekten nachgewiesen werden, dann muss man schon spezielles Geschütz auffahren.

Beim Mann können Mykoplasmen Infektionen auslösen, die zu einer schlechteren Spermienqualität führen – daher ist eine Behandlung beim Mann, der keinen Schutz durch freundliche Döderlein-Bakterien hat wie wir, immer notwendig.

Die gefährlichsten Erreger: der Decepticon, der Alien und der Terminator

Kommen wir zu den gefährlichsten sexuell übertragbaren Krankheiten, die es gibt. Diese sind zum Glück in Deutschland rar geworden, aber immer noch zerstörerisch bis tödlich – die Rede ist von Syphilis, Hepatitis und HIV.

Obwohl sie selten geworden sind, sind diese Namen fast allen bekannt, auch wenn die meisten von uns wenig aktives Wissen darüber abrufen können. Das möchte ich ändern und auch den seltenen Krankheiten in diesem Abschnitt ein Gesicht geben, damit du die wichtigsten Facts kennst. Fangen wir mit Syphilis an, unserem Decepticon in diesem Szenario.

Syphilis wurde lange «Franzosenkrankheit» oder auch «polnische Krankheit» genannt, wahrscheinlich je nachdem, wo man gelebt hat und über welche Staatsgrenze man zum Fremdgehen gegangen ist. Medizinisch heißt sie Lues und wird verursacht durch einen Erreger namens Treponema Pallidum. Syphilis ist eine sehr ernste Krankheit, die zwar, wenn sie rechtzeitig erkannt wird, mit Penizillin geheilt werden kann; das Tückische an Syphilis ist aber, dass sie alle möglichen Krankheiten nachahmen kann und daher nicht leicht zu diagnostizieren ist. Sie ist hinterlistig wie ein Decepticon aus *Transformers* – vielseitig und trickreich treibt sie im Untergrund ihr böses Spiel mit ihren zunächst ahnungslosen Opfern.

Syphilis wird beim vaginalen, oralen und analen Sex übertragen. Die Krankheit verläuft in Schüben, die zeitlich länger auseinanderliegen, sodass man sie nicht zwingend in Zusammenhang bringt: In der ersten Phase hat man ein rotes, meist schmerzloses Geschwür im oder am Genital (oder auch im Mund, am After oder im Enddarm, was man gar nicht bemerkt), das Lymphe absondert. Wer diesem kleinen Krater keine Beachtung schenkt – nach dem Motto «Was von alleine kommt, muss von alleine gehen» –, hat nicht ganz unrecht: Nach vier Wochen ist er oft verschwunden.

Nach ca. acht Wochen tritt die zweite Phase ein mit Fieber, Lymphknotenschwellung und Hautausschlag, was einige Wochen halten kann. In dieser Zeit kann die Syphilis auch andere Formen annehmen: Haarausfall, Warzen, allgemeiner Juckreiz, Knochenschmerzen, aber das so diskret, dass man denkt: ach ja, die Grippe. Oder: der Stress. Oder: Allergien. Es geht ja auch wieder weg. Dann können mehrere Jahre vergehen, in denen der Lues sich in die Organe ausbreitet. In der Spätphase der Syphilis gibt es kaum eine Krankheit, die er nicht nachahmt: von Hirnhautentzündung, Sehschwäche, Hepatitis, Schlaganfall über Aneurysmen, Nierenbeteiligungen, Hörstörungen bis hin zu Lähmungen und Demenz.

Syphilis in der Schwangerschaft zu bekommen, bedeutet eine hohe Gefahr für das Baby, das schwere Schäden davontragen oder daran sterben kann. Daher gehört ein Bluttest zu den Standarduntersuchungen, wenn man schwanger ist.

Wer den Verdacht hat, dass er sich etwas eingefangen haben könnte, sollte sich rechtzeitig beim Frauenarzt testen lassen! Eine Penizillinbehandlung gerade in den ersten Wochen ist die Rettung vor weiteren Schäden.

Wer erinnert sich noch an den ersten *Alien*-Film vom Regisseur Ridley Scott, in dem der Alien sich durch einen Trick an Bord des Raumschiffes bringen lässt, als Parasit den Mensch benutzt, aus dem Bauch des Mannes springt und sich anschließend im Schiff versteckt? Der Alien zerstört die Menschen an Bord, versteckt sich genial und wird immer stärker. Zum Schluss ist das Mutterschiff zerstört. So ein gefährlicher Alien für unsere Leber ist Hepatitis. Hepatitis ist ein Virus, der in den Varianten A bis E existiert, aber für dich wichtig zu kennen sind Hepatitis B und C. Diese werden über Blut übertragen und somit auch bei heftigem oder blutigem Sex, z.B. Analsex. Die Viren dringen in die Leber ein und missbrauchen die Zellen der Leber als Brutstätte. Die Zellen gehen zugrunde, und eine neue Virenkolonne wird freigelassen, um noch mehr zu zerstören. Die Folgen sind eine Leberentzündung mit langfristiger Zerstörung dieses großen Organs, Gelbsucht oder auch Leberkrebs.

Wenn man nicht gegen Hepatitis B geimpft ist und sich ansteckt, besteht die Chance einer Heilung mit Medikamenten, damit die Krankheit keinen chronischen Verlauf annimmt. Gegen Hepatitis C gibt es keinen Impfstoff; wer betroffen ist, hat die besten Chancen einer Heilung, wenn die Krankheit in den ersten sechs Monaten nach Ansteckung entdeckt wird.

Widmen wir uns zu guter Letzt dem *Terminator* unter den sexuell übertragbaren Krankheiten: HIV. Ein sehr cleveres Virus, das die Immunzellen benutzt und sich in ihnen versteckt. Das HI-Virus lernt dauernd dazu – wie der T-1000 in *Terminator 2*, der Quecksilbermann, der jeden Menschen und jeden Gegenstand nachahmen kann (anders als der liebenswerte, humanoide T-800, gespielt von Arnie Schwarzenegger in den Teilen 2, 3 und 4). Es verändert ständig sein Aussehen und ist somit dem Immunsystem immer einen Schritt voraus.

Das HI-Virus vermehrt sich in den Zellen des Immunsystems und zerstört viele Zellen, die für die Infektabwehr allgemein zuständig sind. Dies führt im Spätstadium zu AIDS, einer Kombination von mehreren opportunistischen Erkrankun-

gen, die letztlich tödlich ist.

Das HI-Virus wird durch Sperma, auch Vor-Sperma (der «Lusttropfen»), sowie vaginale Flüssigkeit und natürlich Blut übertragen – gerade Letzteres ist ein beliebter Reiseweg, etwa bei Heroinabhängigen, die ihre Spritzen miteinander teilen. Ansonsten kann man sich den tödlichen Terminator beim vaginalen, oralen und analen Verkehr einfangen. Knutschen ist unbedenklich, es sei denn, beide Partner haben blutendes Zahnfleisch. Eine Übertragung in der Schwangerschaft und bei der Geburt auf das Baby sowie durch das Stillen ist möglich.

Als AIDS Anfang der achtziger Jahre bekannt wurde, ging eine Hysterie durch das Land. Große Kampagnen klärten die Bevölkerung auf, damit man einerseits keinen ungeschützten Verkehr hatte und andererseits keine Angst vor HIV-infizierten Menschen im Alltag. Viele berühmte Menschen wie Freddy Mercury oder Keith Haring starben an Aids, viele von uns wurden von dieser Krankheit berührt und verloren geliebte Menschen. Die allgemeine Hysterie wich einem Mitgefühl für die Infizierten, was sich kulturell in bewegenden Filmen, Theaterstücken oder Charity-Aktionen widerspiegelte. Die Wissenschaft arbeitete auf Hochdruck an Heilungsmöglichkeiten für HIV. Obwohl das Virus bis heute nicht zerstörbar ist, ist es der Pharmaindustrie gelungen, einige Medikamente auf den Markt zu bringen, die die Vermehrung des Virus im Körper verhindern, sodass Infizierte nicht mehr unbedingt an AIDS sterben müssen. Diese an sich positive Entwicklung hat insbesondere in der jungen Gay Community dazu geführt, dass viele wieder ungeschützten Sex haben – in Deutschland sind ca. drei Viertel der infizierten Menschen Männer. Das lässt nicht nur die Ansteckungsrate wieder steigen, sondern öffnet auch sämtlichen anderen sexuell übertragbaren Krankheiten Tür und Tor. Daher ist die Zahl der Krankheitsfälle von Syphilis, Hepatitis C, Tripper und Co. seit 2001 stetig gewachsen. Risikogruppe Nummer 1 bilden schwule Männer, aber auch bisexuelle Männer und Menschen mit häufig wechselnden Partnern setzen sich unnötig einer höheren Gefahr aus.

Wie ist es generell mit Tests von Geschlechtskrankheiten? Kann man sich sicher fühlen, wenn der Partner sagt, dass er getestet ist? Nicht komplett! Erstens gibt es für viele Erkrankungen wie etwa das Humane Papilloma Virus (zur Erinnerung: macht Warzen und Gebärmutterhalskrebs) keinen verfügbaren Test für den Mann, zweitens gibt es gerade bei HIV ein Fenster von sechs Wochen zwischen Erstansteckung und positivem Test – in dieser Zeit ist jemand vermeintlich HIV negativ, aber bereits angesteckt und kann das Virus ahnungslos weitergeben. Daher ist es sehr gefährlich, sich als Frau auf einen bisexuellen Mann oder einen Player, der parallel fleißig bei Tinder unterwegs ist, ohne Kondom einzulassen. So eine sexuelle Begegnung ist tatsächlich wie eine Schachtel Pralinen, wie es bei *Forrest Gump* heißt: Du weißt nie, was du bekommst.

Insidertipp

Viele Patientinnen kommen in meine Praxis, um einen HIV-Test machen zu lassen, entweder weil sie unvorsichtig waren oder weil der Partner fremdgegangen ist. Aber man kann und sollte viel mehr testen als HIV!

Hier also eine kleine Shopping-Liste an Tests, die du im Zweifelsfall machen lassen solltest:

- HIV

– Hepatitis B und C
– Genitalabstrich für Herpes, Gonokokken, Chlamydien, Myko- und Ureaplasmen (PCR)
– Genitalabstrich für HPV
– bei begründetem Verdacht Syphilis

Achtung, die meisten Tests muss man selber bezahlen! Ich würde aber niemandem raten, an der falschen Stelle zu sparen: Sich nicht testen zu lassen, schont vielleicht das Portemonnaie, hinterlässt aber ein noch schlechteres Gefühl!

Ich verstehe, dass es, gerade wenn man neu ist in der Dating-Szene oder frisch verknallt – und zwar egal welchen Alters –, knifflig sein kann, das Thema Safer Sex zum richtigen Zeitpunkt anzusprechen. Aber es geht um deine Gesundheit, es können dein weiteres Sexleben, die Dauergesundheit deiner Vagina oder sogar dein Leben davon abhängen. Also, bei allen neuen Abenteuern muss es heißen: Kein Sex ohne Kondom! Ein vernünftiger Mann sieht das übrigens genauso und kommt ohnehin mit der richtigen Ausstattung – sprich Kondomen in der passenden Größe – zum Date mit dir. Wenn aber dein Sexpartner dir mit blöden Sprüchen wie «Baby, chill mal, brauche ich nicht, ich bin getestet» kommt, musst du darauf bestehen: Ohne Luftballons keine Party!

6.
Your Body Is A Wonderland – eine Reise ins Landesinnere

Als ich mich mit meinem Mann über dieses Kapitel unterhielt, sagte ich ihm, dass es eine meiner Absichten mit diesem Buch sei, das Wissen über das innere Genital allen zugänglich zu machen. Er hingegen ist der Meinung, dass dieser Bereich heilig bleiben und nicht alles entweiht oder gar banalisiert werden sollte. Ich finde, es ist möglich, sich mit der eigenen Anatomie sehr gut auszukennen und trotzdem sein inneres Genital als ein Wunderwerk zu betrachten. Anstatt dass deine weiblichen Organe für dich unbekanntes Terrain sind wie eine mysteriöse Lara-Croft-Höhle, will ich, dass du sie entspannt kennenlernst, vielleicht auch bewunderst. Stell dir vor, wir wären auf einer Stadtrundfahrt mit einem roten Doppeldeckerbus. Ich bin dein Tourguide und stehe neben dem Fahrer mit dem Mikrophon in der Hand. Hop on! Die Tour durch Wonderland startet jetzt.

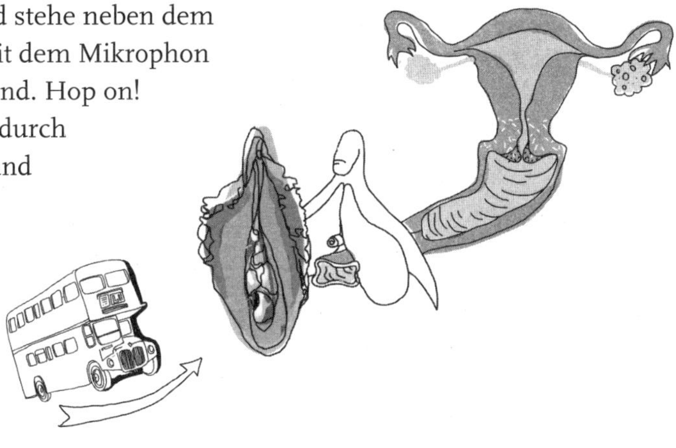

Die Vagina

Wir starten am Eingang, fahren jenseits des Hymenalsaumes durch das Hauptportal und beginnen die Tour durch die Vagina. Die Vagina ist der Geburtskanal und Penis-Gastgeber und im Ruhezustand ca. acht bis zehn Zentimeter lang. Sie ist seitlich zusammengefallen in der Form eines X und faltet sich bei Bedarf in die Breite auf wie diese praktischen stapelbaren Klappkisten, die man zum Einkauf oder für die Wäsche benutzt. Außerdem hat sie am Dach und am Boden Querfalten, damit sie sich wie ein Akkordeon in die Länge ausfahren oder aber sich nach der Dehnung gut zusammenziehen kann, je nach Aufgabe. Die Vagina ist sehr flexibel und für viele Späße zu haben, wie zum Beispiel einen Tampon festzuhalten oder dem gutgebauten Lover Platz zu machen. Wenn nötig erkennt sie auch den Ernst der Situation und lässt ein Baby sanft hindurchgleiten.

Die Schleimhaut der Vagina ist besonders und schilfert ständig die oberen Hautzellen ab, die zuckerreich sind und damit die freundlichen Milchsäurebakterien der Vagina füttern. Wir erinnern uns, diese Bazillen halten unsere Vagina gesund und schirmen auch die inneren Organe wie Gebärmutter und Eierstöcke vor blöden Keimen ab.

Wenn die Vagina sexuell aktiviert wird, wird sie stärker durchblutet und ist bereit, sich zu entfalten. Feuchtigkeit wird durch die Wand gepresst, um sie nass und gleitfähig zu machen. Im erregten Zustand kann sie sich bis auf die doppelte Länge ausdehnen – bis zu 20 Zentimeter! Die Vagina wird im vorderen Drittel von den Klitorisschenkeln Cowgirl-artig geritten und ist umgeben von Schwellkörpern, die bei Erregung anschwellen. In der Decke direkt hinter dem Eingang befindet sich die Unterseite der Klitoris, die mit der Harnröhre zusammen den G-Punkt-Komplex bildet. Im kleinen Becken wird

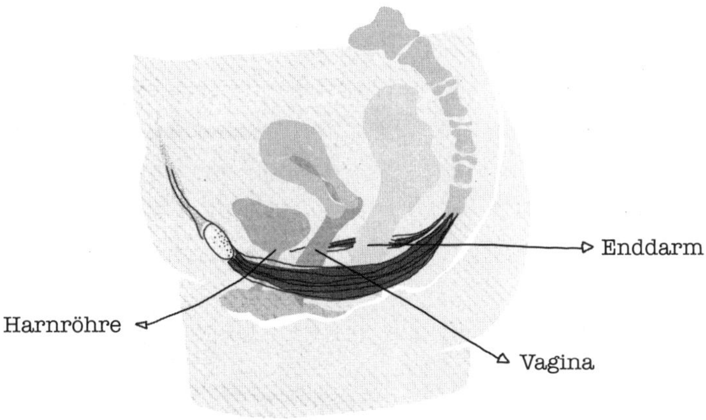

**Der Beckenbodenmuskel:
die Hängematte für unsere Beckenbewohner**

die Vagina von der Beckenbodenmuskulatur gehalten und hat als parallele Nachbarn hinten den Enddarm und vorne das Schambein, die Harnröhre und den unteren Abschnitt der Harnblase.

Der Gebärmutterhals und der Krebsabstrich

Am Ende der Vagina ragt der Gebärmutterhals wie ein Korken in die Vagina hinein. Dieser Hals heißt bei uns Gyn-Nerds *Cervix* und ist ca. vier bis fünf Zentimeter lang. Den Teil der Cervix, der in der Vagina sichtbar ist, nennt man *Portio*, sozusagen der äußere Teil des Korkens. Sie hat eine kleine Öffnung, den Muttermund. Dieser ist der Eingang zum Gebärmutterhalskanal, der sich bei der Periode oder um den Eisprung herum öffnet.

Der Gebärmutterhals kann gerade in der Vagina liegen oder auch nach vorne, nach hinten, nach links oder nach rechts verzogen sein. Das hängt von der Position der Gebärmutter ab, davon, ob du eher Links- oder Rechtsträgerin bist oder ob die Gebärmutter sich nach vorne beugt oder einen Limbo nach hinten macht.

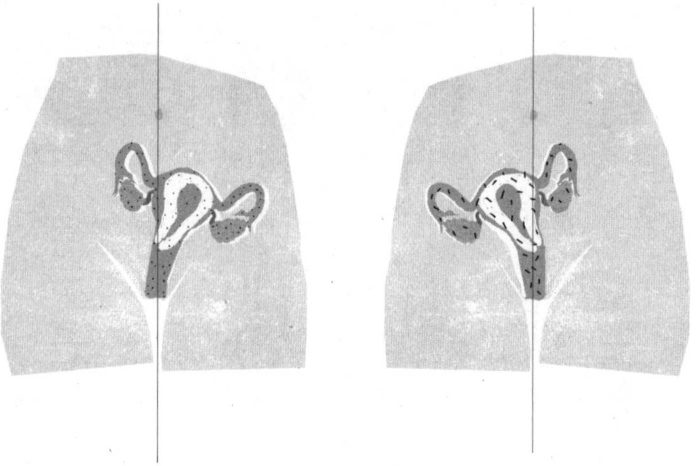

Auch normal: die Gebärmutter als Schiefer Turm von Pisa

Je nach Lage des Gebärmutterhalses kann es bei der gynäkologischen Untersuchung schwierig sein, einen Abstrich zu bekommen, weshalb wir manchmal mit den Instrumenten etwas buddeln müssen, bis wir die Portio, also den Eingang des Halses, im Visier haben. Meine amerikanischen Patientinnen beeindrucken mich immer wieder, wenn sie mir vor der Untersuchung sagen, wo ihr Gebärmutterhals liegt, und mich währenddessen dorthin dirigieren. Klingt absurd, ist aber wahr! Das erleichtert mir meine Arbeit ungemein und macht die Abstrich-Entnahme für beide Seiten viel bequemer:

Ich bin schneller fertig und muss mit meinen Instrumenten nicht so lange in der Vagina suchen, bis ich den Cervix-Kanal finde. In den USA, wo Gesundheit teuer und der Besuch beim Arzt vergleichsweise rar ist, wissen die Frauen viel eher, wann sie zum Arzt gehen müssen und wann nicht, und kennen ihre Anatomie oft aus dem Effeff!

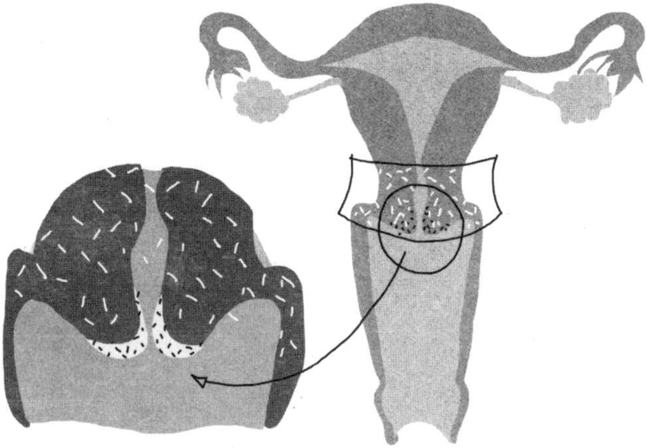

Gebärmutterhals mit T-Zone

Die Cervix hat zwei verschiedene Oberflächen, und zwar eine äußerliche, die so ist wie die der Vaginalhaut, und eine innere, die Verkleidung des Gebärmutterhalskanales, die weiter nach oben in die Verkleidung der Gebärmutter übergeht. Den Bereich, wo sich diese beiden Hautoberflächen treffen, nennt man die Transformationszone oder T-Zone. Man kann sich das vorstellen wie den Übergang vom trockenen zum feuchten Sand am Strand und dann zur Wassergrenze, wobei die T-Zone in diesem Szenario der nasse Sand ist.

Die T-Zone ist den meisten Menschen unbekannt, aber sie ist erwähnenswert, weil sie zwei Besonderheiten hat:

1.) Sie kann bluten. Sie ist eine dünne Zellschicht ohne bedeckende Schleimhaut und daher sehr blutungsfreudig, wenn sie berührt wird, weswegen wir das auch *Kontaktblutung* nennen. Eine Kontaktblutung entsteht sehr gerne nach dem Krebsabstrich oder nach dem Sex. Das ist zwar nicht schlimm, da sie meistens nicht sehr stark ist und sofort wieder aufhört. Dennoch kann sie nerven, gerade wenn nach dem Sex immer die Laken rot sind, das braucht kein Mensch. Man kann Kontaktblutungen beikommen, indem man die Oberfläche chemisch ätzt, das ist ein simpler Eingriff, den wir Gynäkologen in der Praxis durchführen können. Hormonelle Einflüsse wie die Pille oder auch eine Schwangerschaft können dazu führen, dass die T-Zone sehr nach außen auf die Oberfläche der Portio wandert und dann noch mehr und häufiger blutet.

2.) Sie ist der Entstehungsort von Gebärmutterhalskrebs. Die T-Zone ist der Landeplatz für viele sexuell übertragbare Krankheitserreger wie Chlamydien und HPV. Gerade die High-Risk Humanen Papilloma Viren nutzen die T-Zone als Brutstätte, wo sie Wurzeln schlagen und Gebärmutterhalskrebs auslösen können. Daher ist es wichtig für uns Gynäkologen, diese Zellen zu erwischen, wenn wir den Krebsabstrich und natürlich auch den HPV-Abstrich durchführen. Wenn die T-Zone eher im Kanal sitzt als draußen, müssen wir mit dem Abstrich-Bürstchen tiefer in den Kanal hinein, das kann für einen Moment unangenehm sein.

Gebärmutterhalskrebs wird in fast allen Fällen durch das HP-Virus ausgelöst, und zwar von der High-Risk-Variante: Dieses Virus ist der Bad-Boy-Exfreund, der uns zu Blödsinn animiert, weißt du noch? Wir erinnern uns auch, dass 90 Prozent aller HPV-Infektionen von alleine ausheilen und 10 Prozent persistieren, also weiterleben, vom Immunsystem unbehelligt.

Die Krebsabstriche werden unter dem Mikroskop begutachtet und benotet wie in der Schule, und zwar klassisch nach der Pap-Färbung, erfunden von dem Griechen George Papanicolaou im Jahr 1928.

Die Einteilung der Pap-Abstriche erfolgt so:

PAP1: sehr gut

PAP2: gut

PAP3: unklar

PAP3D: leichte Zellveränderungen, auch «Dysplasien» genannt, die sich zurückbilden können

PAP4: schwere Zellveränderungen, mittlere bis schwere Dysplasie, Übergang in Krebsvorstufen

PAP5: Krebs

Gehen wir jetzt die Szenarien durch, die daraus folgen:

1.) Pap 1 und 2: Kontrolle erst in einem Jahr erforderlich.

2.) Pap 3 und 3D: Die leichten Dysplasien, also Pap 3 und 3D können sich zurückentwickeln. Dennoch werden wir schon bei Pap 3 aktiv, meistens indem wir dich in drei bis sechs Monaten noch mal einbestellen, erstens um den Pap zu wiederholen und zweitens um einen HPV-Test durchzuführen, um zu sehen, wer von den bösen Brüdern seine Finger im Spiel hat. Wenn eine HPV-Infektion schon bekannt ist, macht man nach drei Monaten einen Test namens p16 / Ki-67, der sagt uns etwas über die Angriffslust der Viren und kann helfen, Entscheidungen zu treffen. Und wenn du nach drei Monaten wieder den Pap-3D-Befund hast? Wieder Kontrolle in drei Monaten. Wir schießen da noch nicht scharf, allerdings kann es sein, dass wir eine Untersuchung des Gebärmutterhalses unter einem speziellen Mikroskop namens Kolposkop durchführen. Hierbei können wir den Gebärmutterhals, die Portio und die T-Zone betrachten, um Veränderungen festzustellen. Bei unklaren Befunden wirst du oft in eine spezielle Kolposkopie-Sprechstunde, meist in einer Klinik, geschickt.

3.) Pap 4: Hier muss auf alle Fälle eine Biopsie erfolgen, entweder unter kolposkopischer Sicht oder direkt eine größere Biopsie, genannt Konisation. Die Biopsie unter kolposkopischer Sicht hat den großen Vorteil, dass sie ohne Narkose in der Spezialsprechstunde erfolgt und außerdem allein die Biopsie-Entnahme das Immunsystem häufig so wachrüttelt, dass die Veränderungen anschließend weg sind.

Ein Nachteil der Kolposkopie ist, dass die Veränderungen schwer zu greifen sein können, wenn sie sehr tief im Kanal sitzen. In dem Fall ist eine Konisation das Mittel der Wahl; dies ist eine Biopsie-Entnahme in Kegelform aus dem Gebärmutterhals unter Narkose. Sie hat den Vorteil, dass man auch tieferliegende Zellnester erwischen kann, allerdings muss man gerade bei Frauen, die noch Kinder wollen, sparsam mit dem Gewebe umgehen.

4.) Pap 5: Du musst sofort in die Klinik, Krebszellen wurden gefunden.

Wenn die Zellen anfangen sich zu verändern, geht das sehr, sehr langsam, sozusagen im Schneckentempo. Man weiß, dass es vom Zeitpunkt einer leichten Dysplasie, also Pap 3, bis zu einem ausgewachsenen Krebs im Schnitt zehn Jahre dauert! Das machen wir uns zunutze in Form des Krebsabstriches, schließlich sieht man die Vorstufen und Vorstufen der Vorstufen schon Jahre vorher unter dem Mikroskop.

Leider gehen laut Zahlen der Krankenkassen fast 30 Prozent aller Frauen nicht zur jährlichen Vorsorge. Ein Fehler, der wirklich einen schlechten Ausgang haben kann!

Wer bei seiner Vorsorge auf Nummer sicher gehen will, sollte nicht die herkömmliche Abstrichmethode, die ja schon fast 100 Jahre alt ist, nehmen: Sie ist anfällig für Fehler, und 50 Prozent der Dysplasien werden durch sie nicht erkannt! Eine überlegene Methode, die in sämtlichen europäischen Nachbarländern und in den USA als Standard verwendet wird, ist eine computerunterstützte Dünnschichtmethode namens Thin Prep Zytologie. Die Kosten von ca. 60 Euro muss man selber übernehmen, aber die sind besser angelegt als beim Nagelstudio oder für Wimpernverlängerung.

Die Krebsfrüherkennung wird in Deutschland noch einmal jährlich bezahlt, das wird aber bald reduziert werden auf alle fünf Jahre, wenn ein durchgeführter HPV-Test negativ ist. In anderen Ländern gibt es die Überlegung, den Pap-Abstrich erst dann zu machen, wenn der HPV-Abstrich positiv ist. Dadurch, dass der konventionelle Abstrich eine relativ hohe Versagerquote hat und der HPV-Test dagegen ziemlich gut darin ist, Infektionen aufzuspüren, wird es in den nächsten Jahren sicherlich auch bei uns zu einem Umdenken bezüglich der Routinevorsorge kommen.

Die Gebärmutter

Wir setzen unsere Tour weiter fort, lassen den Gebärmutterhals hinter uns und erreichen die heiligen Hallen der Gebärmutter. Die Gebärmutter ist ein Hohlorgan aus Muskelfasern, sie hat die Form einer Glühbirne und kann nach vorne, nach hinten, nach links oder nach rechts geneigt sein. Sie ist ca. sieben bis acht Zentimeter lang und drei bis vier Zentimeter breit, wenn man noch keine Kinder hat. Nach der Geburt eines oder mehrerer Babys kann sie so groß sein wie eine Frauen- oder gar wie eine Männerfaust. Die Gebärmutter dehnt sich und streckt sich, wenn man schwanger ist (was sich oft nach Regelschmerzen anfühlt), und kann so groß werden wie ein Medizinball. Für die Wehen zieht sie sich extrem stark zusammen, um das Baby rauszupressen, und spielt somit beim Wunder der Geburt mechanisch gesehen den wichtigsten Part.

Die Gebärmutterschleimhaut, auch Endometrium genannt, ist sehr besonders; sie besteht aus Zellen, die auf die Kommandos der Hormone hören wie Ebbe und Flut. Am Anfang des Zyklus ist die Zellschicht recht flach und wird unter dem Einfluss von Östrogen in der ersten Zyklushälfte tuffig aufgebaut. Um den Eisprung herum sieht man ein schön aufgebautes Endometrium, das alles vorbereitet hat für den hohen Besuch, nämlich ein befruchtetes Ei.

Mythbuster

Früher sagte man, wenn die Gebärmutter nach hinten gekippt war, dass die Frau schwerer schwanger werden oder gar keine Kinder bekommen könnte. So ein Unsinn! Diese Fehlinformation kommt daher, dass bei vielen Frauen mit ausgeprägter Endometriose die Gebärmutter nach hinten (oder auch nach vorne) verklebt sein kann, zum Beispiel mit dem Enddarm oder mit der Bauchdecke. Die verminderte Fruchtbarkeit basiert aber nicht auf dem Winkel der Gebärmutter, sondern auf der Endometriose, die im kompletten Bauchraum wüten kann. Die sogenannte Retroversion der Gebärmutter ist eine Normvariante, wie Linkshänder zu sein oder mit den Ohren wackeln zu können!

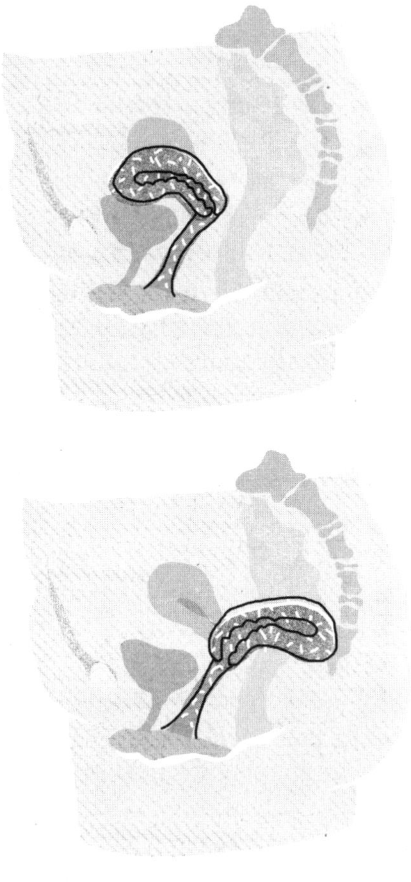

Limbo nach vorne oder nach hinten – für die Natur kein Problem!

Wenn sich ein Ei eingenistet hat, passieren wahrlich wunderliche Dinge: Das Endometrium schaltet um auf Schwangerschaft, um den Embryo zu nähren und zu versorgen, bis sich die Plazenta mit Nabelschnur ausgebildet hat.

Wenn sich kein Ei eingenistet hat, setzt genau 14 Tage nach dem Eisprung die Periode ein, und die Schleimhautschicht, die sich aufgebaut hat, wird zersetzt und mit dem Blut herausgeschwemmt.

Insidertipp

Ca. ein Prozent der Frauen haben eine Doppelanlage der Gebärmutter. Diese entsteht in der Embryonalentwicklung und kann variieren von zwei separaten Gebärmüttern mit zwei Hälsen bis zu einem Hals mit zwei Köpfen oder zwei Gebärmüttern, die zu einer großen Gebärmutter verschmolzen sind. Diese Frauen haben oft von Anfang an starke und schmerzhafte Perioden – kein Wunder, mit der Kraft der zwei Gebärmütter. Wenn du betroffen bist, ist das grundsätzlich nicht schlimm, kann aber in der Schwangerschaft Besonderheiten mit sich bringen, wie eine Beckenendlage des Babys (Po zuerst) oder eine Muttermundverschlussschwäche.

Die Eileiter

Weiter oben in der Gebärmutter sehen wir zwei Lichtungen links und rechts in den Ecken, das sind die Abgänge der Eileiter. Diese sind spaghettidünn und hohl. Sie sind der Treffpunkt von Ei und Sperma und transportieren das befruchtete Ei Richtung Gebärmutter. Der Eitransport-Mechanismus besteht einerseits aus Flimmerhärchen, die das Ei Richtung Gebärmutter fegen, sowie aus wellenförmigen Bewegungen des

Eileiters, die wie in der Speiseröhre den Inhalt weiterschieben. Dieser Mechanismus kann beeinträchtigt sein, wenn man schon mal eine Eileiterentzündung hatte oder Endometriose hat. Aber alleine das Rauchen kann das empfindliche System schon stören!

Die Eileiter sind ca. zehn bis 15 Zentimeter lang und enden in dem sogenannten Fimbrientrichter: Das ist eine Art Greifhand, die dazu dient, das Ei aufzufangen, das vom Eierstock springt. Und zwar egal von welchem Eierstock!

Mythbuster

Wenn dir ein Eierstock fehlt, aber du noch beide Eileiter hast, ist deine Wahrscheinlichkeit, schwanger zu werden, nicht halbiert, sondern wahrscheinlich ungestört. Die Eileiter – links wie rechts – können jedes Ei auffangen, das im Becken Anschluss sucht, und zwar egal von welchem Eierstock. Du kannst also problemlos rechts einen Eisprung bekommen, und das Ei wird vom linken Eileiter aufgefangen![19] Du siehst, der Frauenkörper tickt wie wir: lösungsorientiert!

Die Eierstöcke

Wenn wir durch den Eileiter durch sind, umgeben uns die langen Finger des Fimbrientrichters, und dann erblicken wir das Mutterschiff aller Eizellen, den Eierstock. Der Eierstock heißt bei uns Medizinern das *Ovar* und zusammen mit den Eileitern *Adnexe*. Von uns aus gesehen, die im Bus sitzen, können wir das Ovar in seiner ganzen Pracht begutachten und feststellen, dass es aussieht wie der Vollmond in Eiform: Weiß bis grau ist das Ovar, pflaumengroß, und seine unebene Oberfläche erinnert an die Landschaft, auf der einst Neil Armstrong einen großen Schritt für die Menschheit tat. Alle Eisprünge der Vergangenheit hinterlassen Spuren am Ovar in Form von kleinen Einbuchtungen, daher ist seine Oberfläche immer unregelmäßig mit Kratern und Hügelchen.

Das Ovar ist das Zuhause der genau abgezählten Eizellen, mit denen wir auf die Welt kommen und die in den Eierstöcken in unreifer Form leben, wo sie auf ihren großen Tag warten. Mit Eintritt in die Pubertät geht es los, und das Ovar bekommt Kommandos von Bosley, der Hypophyse, die wiederum vom Taktgeber Charlie, dem Hypothalamus im Kopf, Befehle erhält. Durch die Kommandos der Hypophyse kommt es einmal im Monat zum Eisprung, und als Stützpfeiler des weiblichen Zyklus werden die Hormone Östrogen, Progesteron und Testosteron produziert.

Wenn man die Eierstöcke im Ultraschall anschaut, sieht man viele schwarze Punkte bis Kreise in unterschiedlicher Größe: Das sind Eizellen in verschiedenen Reifestadien. Einmal im Monat, wenn man nicht mit der Pille oder anderweitig hormonell verhütet, wird ein Ei zum Springen auserkoren.

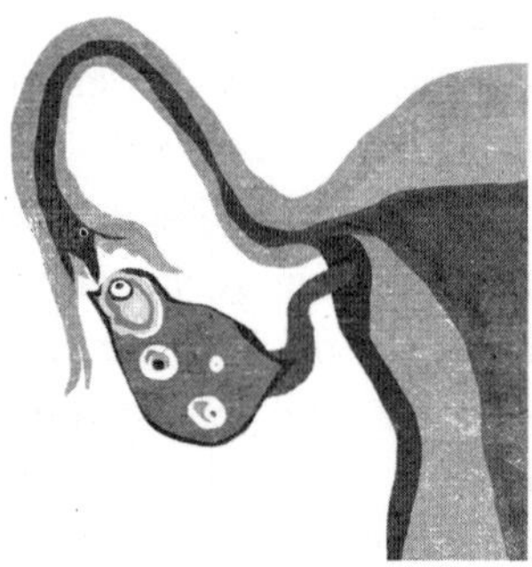

Ei bereit zum Springen
in der Zyste

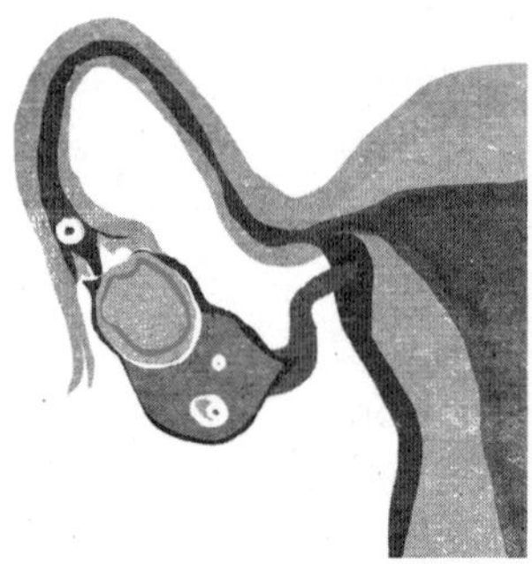

Ei gesprungen

Dieses reift dann in einem sogenannten Follikel heran, der sich zu einer Zyste entwickelt. Diese kann bis zu drei Zentimeter groß sein! Zu diesem Zeitpunkt passiert Folgendes: Der Gebärmutterhalsschleim wird dünn und zieht Fäden, der Gebärmutterhals öffnet sich einen Spalt, und im Ultraschall sieht man eine schön aufgebaute Schleimhaut mit einer Follikelzyste als Zeichen, dass bald ein Ei springt. Schön!

Mythbuster

Eine Zyste zu haben, ist einmal im Monat normal – die Eisprungszyste, auch Follikelzyste genannt. Diese verschwindet meistens mit der Periode.

Wenn man bereits einen Eisprung hatte, sieht man im Ultraschall vielleicht noch eine verschrumpelte Zystenhülle und etwas Flüssigkeit im Bauchraum, die sich oft hinter der Gebärmutter sammelt, weil sich hier im Liegen der tiefste Punkt des Beckens befindet. Dieser Raum nennt sich Douglas-Raum; «Flüssigkeit im Douglas» ist ein für uns Gynäkologen feststehender Begriff, der gar nichts Schlimmes heißen muss, nur weiß ich aus Erfahrung, dass man das als Laie nicht beurteilen kann. Es hört sich so an, als würde da etwas nicht hingehören, und das klingt unheimlich. Meistens absorbiert der Körper die Flüssigkeit aber von alleine, und damit hat sich das.

Das gesprungene Ei nimmt idealerweise den Weg, den wir gerade mit unserem roten Doppeldeckerbus gekommen sind – es wird vom Fimbrientrichter aufgegriffen und in den Eileiter befördert, wo es auf eine Spermie wartet. Wenn keine erscheint und die Zeit für eine mögliche Befruchtung abgelaufen ist, wird das Ei in die Gebärmutter geschoben und mit der Periode nach draußen ausgeschieden.

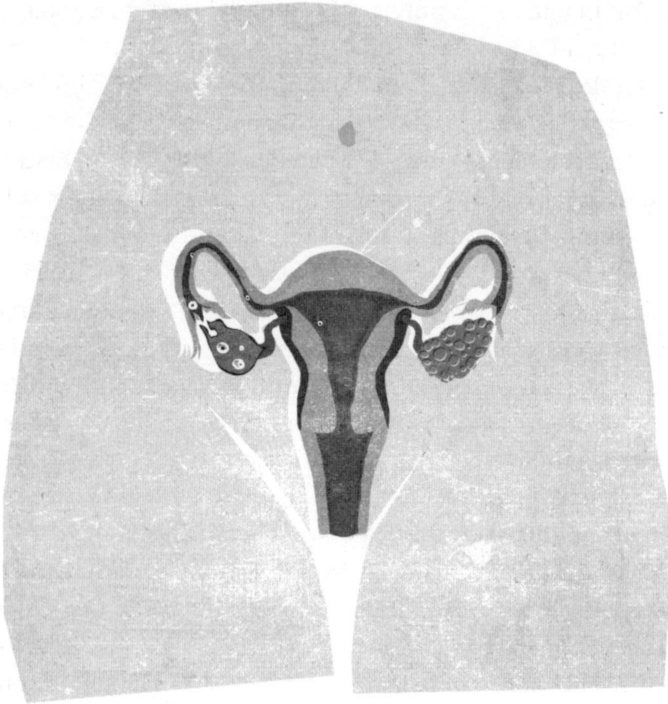

Das auserwählte Ei und sein Weg durch Wonderland

Unsere Tour durch Wonderland ist hiermit beendet! Im Geiste des Hop-on-Hop-off-Prinzips einer Stadtrundfahrt kannst du jetzt dabeibleiben, wenn wir im nächsten Kapitel eine spezielle Runde drehen und uns Gebilde anschauen, die im Wonderland entstehen können – dafür geht es erst mal in den Supermarkt. Neugierig geworden? Dann bleib dabei!

An, in und um den Uterus herum: Befunde im Becken

Neben den uns nun bekannten Organen kann es im kleinen Becken viele Neuzugänge geben, die zufällig bei einer Ultraschalluntersuchung gefunden werden. Viele dieser Befunde sind harmlos und wollen einem nichts; noch seltener ist sofortiges Handeln gefragt. Als Patientin kann man die Situation jedoch eher schlecht einschätzen, und es ist einem zunächst mulmig zumute, wenn man während einer Ultraschalluntersuchung gesagt bekommt, dass etwas an einem Organ im Unterleib gewachsen ist. Hinzu kommt, dass die Namen dieser Befunde nach zwielichtigen Diagnosen klingen: Polyp, Zyste, gutartiger Tumor. Ich bringe hier Licht ins Dunkel und stelle dir die häufigsten Neulinge im kleinen Becken vor, die im Laufe eines Frauenlebens gerne auftreten.

Beim Schreiben dieses Kapitels ist mir aufgefallen, dass wir Gynäkologen unsere Befunde gerne mit Lebensmitteln vergleichen – je mehr ich schrieb, desto mehr Supermarktartikel kamen hinzu! Nicht wundern bitte, wir beginnen unseren geistigen Gang durch den REWE des Unterleibs:

Fangen wir an mit einem primär freundlichen Zeitgenossen, dem gemeinen **Myom**. Ein Myom ist, wie wir schon in vorherigen Kapiteln angerissen haben, ein gutartiger Knoten aus etwas kreativ gewachsenen Gebärmuttermuskelzellen. Warum normale Muskelzellen der Gebärmutter anfangen sich zu verändern und eine Art Kreativtanz aufführen und warum die Natur überhaupt Energie in solche Gebilde verschwendet, nun, darüber können wir nur spekulieren. Jedenfalls führt dieses abgefahrene Verhalten der Gebärmuttermuskelzellen zu Myomknoten, die einzeln oder in größeren Gruppen vorkommen können. Sie haben dabei eine Durchschnittsgröße von ca. zwei bis drei Zentimetern, können aber auch winzig klein sein wie Chiasamen. Ebenso können sie manchmal so

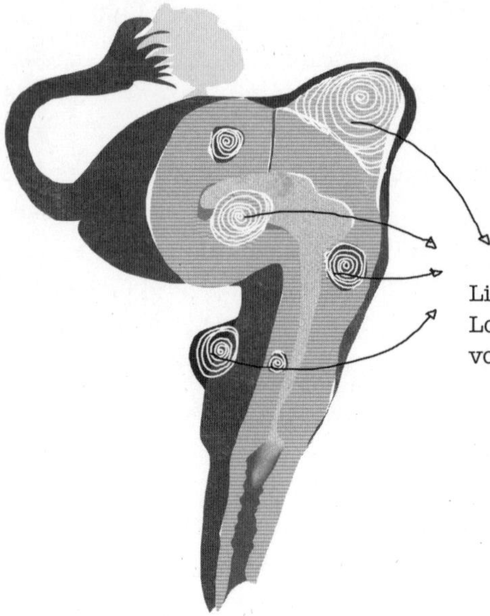

groß sein wie eine Pflaume und in Einzelfällen auch wie eine Grapefruit oder sogar ein Kürbis.

Myome sind von ihrer Form und Location her sehr vielfältig: Sie wohnen gerne in der Wand wie Rosinen im Hefezopf, sitzen oben auf dem Kopf der Gebärmutter wie ein Hütchen, oder sie wachsen in die Gebärmutterhöhle hinein wie ein Stalaktit. Sie können gestielt sein wie eine Rispentomate oder breitbasig wie ein Champignon. Sie können sogar im Gewebe neben der Gebärmutter sitzen ohne scheinbare Verbindung zu ihr. Myome kommen richtig oft vor: Man schätzt, dass ca. 50 Prozent aller Frauen über 30 Jahre irgendwann im Laufe ihres Lebens ein Myom entwickeln werden. Deine Chance auf ein Myom steigt sogar auf 70 Prozent, wenn du eine dunkle Hautfarbe hast – *Women of Color* bekommen sie einfach häufiger und auch schon in ihren Zwanzigern.[20]

Myome werden nie bösartig, sie sind wie Jennifer Aniston, nämlich immer nett. Die meisten sind kleine Einzelbefunde, die sich außer im Ultraschall nie wirklich bemerkbar machen, aber manchmal können sie auch Symptome verursachen, die von leicht bis latent-nervig bis anstrengend reichen. Myome können starke, unregelmäßige oder schmerzhafte Blutungen verursachen. Sie können durch ihre Größe Probleme bereiten, indem sie zum Beispiel auf die Harnblase oder den Enddarm drücken. In Einzelfällen können sie durch eine ungünstige Lage mit ein Grund dafür sein, dass man nicht schwanger wird, gerade wenn sie in die Gebärmutterhöhle hineinwachsen. In schweren Fällen kann die Gebärmutter mit Myomen komplett durchsetzt sein, das nennt sich Kartoffelsack-Uterus. Frauen mit Kartoffelsack-Uterus haben häufig Probleme mit Schmierblutungen und sehr starken Blutungen. Um ein anderes, selteneres Problem handelt es sich, wenn das Myom so groß ist wie ein Hokkaido-Kürbis, sodass die Hose nicht mehr richtig zugeht.

In den meisten Fällen aber machen Myome gar nichts und wachsen – wenn überhaupt – sehr langsam. Sie gedeihen prächtig unter Einfluss von Östrogen und können in der Schwangerschaft, gerade in den ersten drei Monaten,[21] rasch an Größe zunehmen, weshalb wir da ein Auge draufhaben. Die meisten Frauen segeln zwar problemlos mit einem Myom durch die Schwangerschaft, aber in Einzelfällen kann das Myom durch schnelles Wachstum sehr schmerzhaft werden. Auch die Einnahme der Pille kann durch das Östrogen ein Myom pushen, ebenso wie Übergewicht: Die Fettzellen produzieren auch viel Östrogen, das die Myome düngen kann.

Wer hofft, dass die Myome von alleine weggehen, muss einen langen Atem haben: Nach der Menopause fällt zwar die Fütterung des Myoms mit Östrogen weg, aber sie verkümmern sehr, sehr langsam. Man kann sie oft im Ultraschall noch bis ins hohe Alter in der Gebärmutter erkennen als verkalkte, altehrwürdige Myome in Ruhestand, aber sie bereiten da längst keine Probleme mehr.

Mythbuster

Myome sind gutartig und müssen nie operiert werden, nur weil sie da sind. Auch muss man sie nicht bei jeder gynäkologischen Untersuchung mit dem Ultraschall kontrollieren! Ein Myom von zwei bis drei Zentimeter Größe macht meistens überhaupt nichts, es wohnt friedlich in der Gebärmutter und hat sonst weiter nichts zu tun und daher keinen Krankheitswert. Die Zeiten, in denen man die Gebärmutter entfernt hat, nur weil da ein Myom wohnte, sind ein Glück vorbei! Diese Operation wurde früher superoft durchgeführt, und die Eierstöcke hat man gleich mit entfernt, weil eine Frau ab 45 sie «nicht mehr braucht» – und sie damit sofort in die Wechseljahre geschickt. Heute unvorstellbar! Diese «Total-OP» macht man heute kaum noch. Eine reine Entfernung der Gebärmutter kann die Patientin aber wünschen, wenn sie schlimmste Regelschmerzen oder extreme Blutungen hat und alle anderen Mittel nicht greifen, vorausgesetzt, dass die Familienplanung abgeschlossen ist und sie älter als 30 ist.

Was aber kann man tun, wenn die Myome wirklich Probleme verursachen, wenn man beispielsweise deswegen nicht schwanger wird? Je nach Größe und Location kann man sie operieren lassen oder mit Medikamenten behandeln. Es gibt auch Versuche, mit der sogenannten Embolisation die Myome auszutrocknen: Hierbei wird das Blutgefäß, welches das Myom mit Blut versorgt, künstlich verstopft und ihm so der Saft abgedreht. Neuere Medikamente helfen, die Symptome der Myome wie starke oder durchgehende Blutungen abzumildern, funktionieren aber nur bei einer bestimmten Größe und Anzahl. Deine Frauenärztin kann mit dir zusammen festlegen, welche Therapie für dich die beste Wahl ist.

Was sich im Ultraschall zunächst als ein Myom ausgibt und sehr schnell wächst, ist das extrem seltene Leiomyosarkom, eine tödliche Krankheit. Wie hoch ist die Wahrscheinlichkeit, dass dein Myom doch bösartig ist und es keiner merkt? Ungefähr so wahrscheinlich, wie an Heiligabend Robbie Williams beim Lidl in Paderborn zu treffen. Leiomyosarkome wachsen sehr rasch und enttarnen sich daher schnell als böse. Wenn ich daher eine ärztliche Anordnung geben darf bezüglich der Diagnose Myom: Bitte chillen! Den meisten Frauen ginge es immens besser, wenn sie sich nicht so viele Gedanken um ihre Myome machen würden. Mit einem Myom hat man einen – meist stillen – Begleiter fürs Leben.

Merken
Eine Gebärmutter kann Myome haben und/oder Polypen, niemals Zysten! Die hat nur der Eierstock!

Was man im Ultraschall auch sehr häufig findet, sind **Zysten** am Eierstock. Eine Zyste ist zunächst eine mit Flüssigkeit gefüllte Blase, wie ein kleiner Wasserballon. Zysten fühlt man selten, man erkennt sie aber als solche im Ultraschall, weil sie einen tiefschwarzen Inhalt haben – Flüssigkeit ist im Ultraschall stets schwarz wie die Nacht. Bei einer Zyste im Becken lautet immer die Frage: To cut, or not to cut? OP oder abwarten? Klinik oder cool bleiben?

Nun, das kommt ganz drauf an! Wir lernen heute die vier häufigsten Sorten kennen und wie man am besten mit ihnen umgeht:

- Follikelzysten
- eingeblutete Zysten
- Dermoidzysten
- Endometriosezysten

Wenn ich eine Zyste in deinem Becken im Ultraschall sehe, muss ich eine Entscheidung treffen, daher gehe ich meine innere Checkliste durch:

- Wie alt bist du?
- Wann war deine letzte Periode? Kommt sie bald? Könntest du schwanger sein?
- Hast du Schmerzen? Wenn ja, wie stark?
- Ist die Zyste größer oder kleiner als fünf Zentimeter?
- Befindet sich Flüssigkeit im Douglas-Raum (hinter der Gebärmutter)? Viel oder wenig?
- Hat die Zyste innere Strukturen? Sieht sie homogen aus? Oder sind verschiedene Grauschattierungen zu sehen?

Wir haben gelernt, dass man einmal im Monat sowieso eine Zyste hat, und zwar wenn ein Eisprung in Vorbereitung ist. Diese sogenannte **Follikelzyste** enthält das Ei, das in dem Zyklus zum Springen auserkoren wurde. Dieser Follikel kann 1,5 bis drei Zentimeter groß werden und geht kaputt, wenn das Ei springt und im freien Fall durch das Becken fliegt. Wenn man Stress hat, kann es sein, dass der Körper den Eisprung ausfallen lässt, sodass das Ei in der Zyste bleibt. Sie kann dann auch wachsen und weh tun, aber meistens gibt sie als einziges Symptom von sich, dass die Periode auf sich warten lässt oder verspätet kommt, weil sich das System wie ein Computer aufgehangen hat.

Aber auch ohne besonderen Stress kann man eine solche **persistierende Follikelzyste** haben. Wenn sie nicht weh

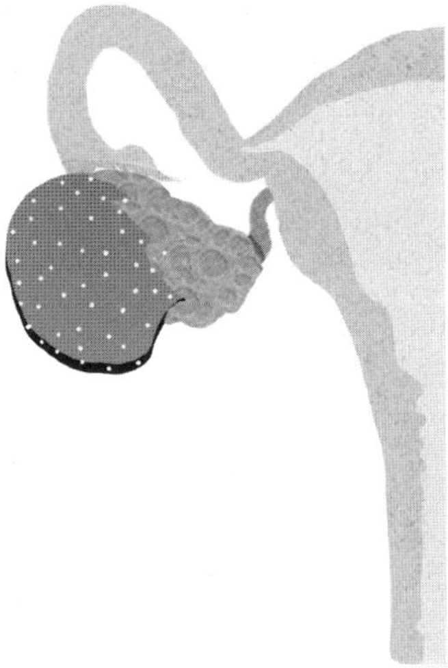

**Die gemeine Hauszyste am Eierstock:
Was von alleine kommt, geht meist von alleine.**

tut, kleiner als fünf Zentimeter ist, keine inneren Strukturen aufweist und aussieht wie ein kleiner Wasserball ohne große Mengen an freiem Wasser im Bauchraum, wartet man einfach die nächste Periode ab und kontrolliert nach der Blutung mit dem Ultraschall, ob sie weg ist. Wenn sie Beschwerden bereitet, kann man mit Schmerzmitteln arbeiten; gerade wenn eine Zyste platzt, kann sie weh tun und für einen sehr geblähten, drückenden Bauch sorgen, was nach ein paar Tagen abklingt. Eine kleine geplatzte Zyste ist also meistens nichts Schlimmes und erledigt sich von alleine: Die Flüssigkeit geht in den Bauchraum und wird nach und nach vom Körper aufgesogen. Selten entsteht ein richtiger Notfall, wenn beim Platzen der Zyste ein Gefäß am Eierstock einreißt: Das blutet in den Bauchraum hinein, macht massive Schmerzen und muss am selben Tag operiert werden.

Mythbuster

Das Syndrom der Polyzystischen Ovarien, kurz PCO, hat nichts primär mit Zysten an den Eierstöcken zu tun, sondern in allererster Linie mit einer zu geringen Aktivität der Eierstöcke! In Kapitel 3 gehe ich ausführlich darauf ein.

Bei schlimmen Schmerzen also oder auch bei Zysten, die größer als fünf Zentimeter sind, musst du leider in den OP-Saal: Eine größere Zyste kann einen jungen Eierstock raumtechnisch einnehmen; man spricht in meinem Fach davon, dass der Eierstock von der Zyste «verbraucht» wurde. Man versucht, ihn oder den Rest von ihm zu retten, aber manchmal geht das nicht, und der komplette Eierstock muss entfernt werden. Ja, man kann mit nur einem Eierstock und zwei Eileitern genauso schwanger werden, aber wenn sich eine Entfernung vermeiden lässt, ist das besser.

Außerdem kann sich eine große Zyste wie ein Apfel, der am Baum hängt, um ihren eigenen Stiel drehen. Das tut massiv weh und muss umgehend operiert werden. Daher entfernt man große Zysten besser, bevor sie zum Notfall werden!

Wenn eine Zyste im Ultraschall in der Flüssigkeitshöhle Strukturen im Inneren aufweist, werde ich eventuell etwas unruhig, gerade wenn die Zyste nicht nach ein paar Wochen verschwindet. Wenn im Bauch viel Wasser zu sehen ist, werde ich noch unruhiger: Das kann ein Hinweis auf Bösartigkeit sein und sollte in der Klinik schleunigst abgeklärt werden.

Eine Zysten-Art, die manchmal übersehen wird, ist die **Dermoidzyste**. Erinnerst du dich, dass ich sagte, die Flüssigkeit in der Zyste sieht im Ultraschall immer schwarz aus? Nun, es gibt auch Zysten mit grauem Inhalt, die sich optisch wie ein Chamäleon sehr ihrer Umgebung angepasst haben, die nennt man Dermoidzysten. Sie entstehen durch eine Stammzelle im Eierstock, die einen Hau hat und anfängt, alle möglichen Gewebearten zu entwickeln. Diese Zysten können fertig ausgebildete Haare, Zähne, Knochen oder sogar Gewebe von Hormondrüsen enthalten und sind meistens mit schmierigem Talg gefüllt.

Dermoidzysten können in ein bis zwei Prozent der Fälle sogar entarten,[22] aber auch ohne Entartung ist es nicht prickelnd, sie zu haben: Sie können platzen, und der ganze Inhalt der Zyste verteilt sich im Bauchraum. Das kann zu chronischen Beschwerden wie Entzündungen und Verwachsungen führen. Eine Dermoidzyste verschwindet nie von alleine, daher operiert man sie immer. Da sie oft den kompletten Eierstock einnimmt, kann es sein, dass man ihn vollständig entfernen muss. Auch kann ein verdickter Eierstock, der eine Dermoidzyste enthält, sich um seine eigene Achse drehen und sich selber erwürgen. Das tut massiv weh und muss sofort operiert werden.

Zysten mit gemischtem Inhalt, mal schwarz, mal grau, können eingeblutet sein. Das passiert ratzfatz und ist nicht schlimm, wenn sie nach der Periode wieder weg sind. Wenn so eine Zyste aber bleibt, kann es sein, dass es sich um eine sogenannte Schokoladenzyste handelt (siehst du? Wir sind noch im Supermarkt). Das ist eine Zyste mit geronnenem Blut, das erkennt man bei der Operation, wenn sich aus der Zyste Flüssigkeit entleert, die nach geschmolzener Schokolade aussieht, die man an einem heißen Sommertag auf dem Rücksitz des Autos vergessen hat. Meistens sind das **Endometriosezysten**.

Wie versprochen lernen wir jetzt das Wichtigste über die Endometriose. Sie ist eine Erkrankung, die ca. fünf bis 15 Prozent aller Frauen im gebärfähigen Alter betrifft. Sie ist nicht bösartig, aber hundsgemein. Sie entsteht oft in der Pubertät, kann sich aber auch später im Leben einer Frau, ja sogar bis zu den Wechseljahren entwickeln. Hierbei ist die Schleimhaut der Gebärmutter, die, wie wir am Anfang des Kapitels gelernt haben, Endometrium heißt, aus ungeklärten Gründen überall verteilt. Sie befindet sich nicht nur als Auskleidung in der Gebärmutter, sondern auch in der Gebärmutterwand, auf der Gebärmutter obendrauf, auf der Harnblase, auf dem Darm, im Darm, in den Eileitern. Der Phantasie sind da praktisch keine Grenzen gesetzt. In sehr seltenen Fällen findet man Endometriose im Bauchnabel, in der Lunge und sogar im Gehirn. Es gibt ja diese Wundergeschichten von heiligen Frauen, die Blut geweint haben. Von diesen vermutet man, dass sie eine Endometriose im Tränenkanal hatten.

Das Riesenproblem mit Endometriose ist, dass die verteilten Schleimhautpartikel blöd im Kopf sind und auf die Kommandos der Hormone hören, als wären sie zu Hause in der Gebärmutter. Wenn es also in der Gebärmutter heißt: «Periode! Alles abbluten!», machen alle anderen Herde, die am falschen Ort sitzen, auch mit, ähnlich wie ausgewanderte Deutsche, die im Ausland Oktoberfest feiern müssen. Das Blut im Bauchraum oder in den Eileiter verursacht eine chronische Reizung mit Verwachsungen und Verklebungen, die wiederum Schmerzen und kaputte Eileiter verursachen kann. Endometriose im Darm kann zu Blut im Stuhl und auch zu schlimmen Darmverwachsungen führen. Endometrioseknoten im Bauchnabel, in der Vagina, in der Vulva oder wo auch immer können sehr schmerzhaft sein. Es ist wirklich eine überaus fiese Krankheit.

Wenn die Herde in den Eierstöcken sitzen, werden dort Schokoladenzysten gebildet, und das ist oft der einzige im Ultraschall sichtbare Hinweis auf eine Endometriose! Ansonsten erkennt man das null Komma null im Ultraschall; das bedeutet, wer Symptome einer Endometriose hat, dessen Organe können im Ultraschall dennoch völlig unschuldig aussehen. Je nachdem, wo die Endometriose sitzt und wie

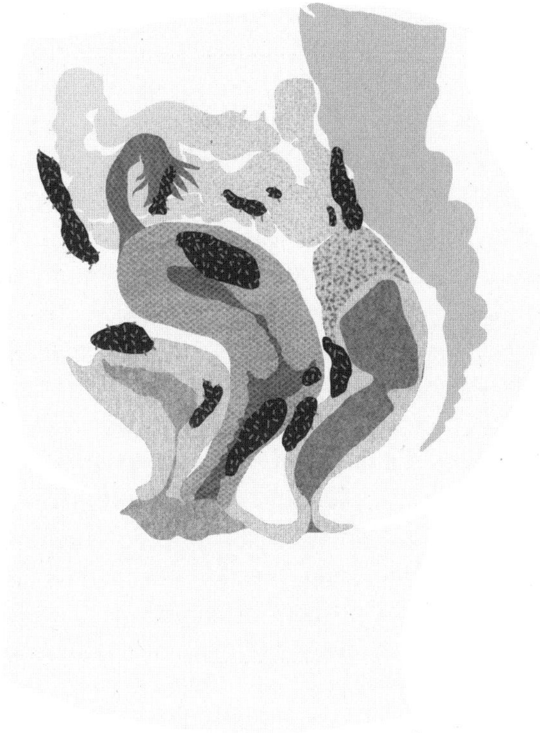

Endometrioseherde sind nicht wählerisch und können sich überall befinden!

ausgeprägt sie ist, können die Symptome zudem sehr vielfältig sein. Aus diesem Grunde kann es Jahre dauern, bis eine Endometriose diagnostiziert wird, weil man sie letztlich nur mit Hilfe einer Bauchspiegelung findet.

Wenn keine Schokoladenzysten zu sehen sind, sind brutalste Regelschmerzen oft der sicherste Hinweis auf eine Endometriose. Aber auch wiederkehrende Bauchschmerzen außerhalb der Periode, starke Regelblutungen, Schmierblutungen, Schmerzen beim Sex und in 30 Prozent der Fälle auch eine ungeklärte Erschöpfung können auf eine Endometriose hindeuten. Sie ist neben Chlamydien der Fruchtbarkeitskiller Nummer eins und hat bei 50 Prozent der Kinderwunsch-Patientinnen die Funktion der Eileiter auf dem Gewissen.

Wenn du ein paar dieser Symptome hast, kann eine rechtzeitige Bauchspiegelung der einzige Weg sein, die Diagnose zu stellen und die Endometriose zu behandeln. Bei einer Operation kann man sichtbare Herde zerstören, die im Bauchraum verteilt sind. Um die versteckten Nester zu behandeln, die in den Eileiter, im Darm oder in der Gebärmutter sitzen, hilft häufig nur eine hormonelle «Austrocknung» durch die Antibabypille oder durch eine Behandlung, die die Eierstöcke komplett ausschaltet, mit sogenannten GnRh-Analoga. Diese Behandlung ist tatsächlich nicht witzig, weil die Patientin künstlich in die Wechseljahre versetzt wird. Nicht für immer, aber für längere Zeit, in der Hoffnung, die Endometriose in den Griff zu bekommen. Glück hat, wer nach Absetzen der Pille oder GnRh-Analoga schnell schwanger wird – nach einer Schwangerschaft ist die Endometriose oft viel besser.

Ein weiterer häufig anzutreffender Befund im Ultraschall ist der *Gebärmutterpolyp*.

Ein Polyp entsteht aus der Schleimhaut der Gebärmutter und kann ein etwas nerviger Zeitgenosse sein. Meistens ist er zwar gutartig, aber er kann Schmierblutungen und auch stärkere Blutungen verursachen. Aber selbst wenn er gar nichts macht, sollte er entfernt werden: Gebärmutterkrebs im Frühstadium beginnt immer im Endometrium und kann einem Polyp im Ultraschall verdammt ähnlich sehen, daher sollte auch jeder Polyp auf Verdacht schon entfernt werden. Und auch ein gutartiger Polyp kann auf dumme Ideen kommen und semiböse werden. Also: Weg damit!

Mythbuster
Ein vaginaler Ultraschall im Rahmen der Krebsvorsorge ist nicht «Unsinn», wie immer mal wieder im Internet oder in Tageszeitungen vermutet wird. Veränderungen in der Gebärmutter oder am Eierstock, die es nicht gut mit uns meinen, halten lange die Füße still, wachsen leise vor sich hin und bereiten oft erst Symptome, wenn sie irgendwo hineingebrochen sind, etwa in die Gebärmutter- oder in die Darmwand. Daher: Je früher sie entdeckt werden, desto besser! Ein erfahrener Gynäkologe kann zufällig gefundene Myome, Polypen oder Zysten bestens einschätzen und weiß, wann man handeln muss und wann abgewartet werden kann, sodass die Sorge um unnötige Eingriffe unberechtigt ist. Mittlerweile sehen das viele gesetzliche Krankenkassen zum Glück genauso und zahlen etwas dazu.

Be My Little Baby – die Frühschwangerschaft

Wir bleiben bei den Lebensmitteln und freuen uns, wenn wir einen Reiskorn oder gar ein Gummibärchen mit Herzschlag in der Gebärmutter sehen, nämlich einen Embryo! Manchmal werden wir von einer ungeplanten Frühschwangerschaft im Ultraschall überrascht – nachdem sich der Schock bei der Patientin gelegt hat, setzt oft die Freude ein, was mich dann umso mehr freut.

Das Thema Schwangerschaft ist so ausführlich und riesengroß, dass du, liebe Leserin, auf eins der tollen Schwangerschaftsbücher ausweichen solltest, wenn du mehr Details wissen willst – wir machen hier nur eine kurze Stippvisite in die ersten Wochen nach Babys Einzug.

Die Frühschwangerschaft definiert die Phase von der Befruchtung bis zum Ende der 12. Schwangerschaftswoche, also die ersten drei Monate. In dieser Zeit entwickeln sich die Organe und der Körper des Babys. Aber beginnen wir ganz von vorne.

Wenn sich Eizelle und Sperma im Eileiter treffen und vereinen, fängt die Magic an: Beide DNAs verschmelzen, und die Zellteilung beginnt. Der Eileiter macht seinen Part und transportiert das befruchtete Ei Richtung Gebärmutter, wo es sich nach fünf bis sechs Tagen einnistet. Danach erst bekommt es Anschluss an das mütterliche System und wird direkt über das Endometrium mit Blut und Nährstoffen versorgt – die Nabelschnur entsteht erst später. Das Embryonalgewebe fängt an, das Schwangerschaftshormon Beta-hCG zu produzieren – von dem hören wir später mehr.

Der Schwangerschaftstest ist spätestens beim Ausbleiben der Periode positiv. Dann möchte man verständlicherweise so schnell wie möglich zum Ultraschall kommen, aber zu diesem Zeitpunkt ist einfach noch nicht viel zu sehen – erst ab viereinhalb Wochen nach dem ersten Tag der letzten Periode sieht man einen winzig kleinen Punkt in der Gebärmutter, als Zeichen dafür, dass Apollo gelandet ist. Daher ist es sinnvoll, etwas Geduld zu haben und noch 14 Tage zu warten – dann erst sieht man meistens einen Embryo mit Herzschlag.

Mythbuster

Medizinisch gesehen dauert eine Schwangerschaft 40 Wochen, also zehn Monate, nicht neun! Wie kommt diese gynäkologische Eigenart zustande? Wir orientieren uns am ersten Tag der letzten Periode und fangen von da an, die Tage und Wochen zu zählen. Die ersten 14 Tage ist man aber faktisch noch nicht schwanger, sondern hat sich an Tag 1 bis Tag 5 noch mit o.b.s rumgeärgert. Schwanger werden kann man erst nach dem Eisprung – und der passiert rund zwei Wochen plus/minus ein paar Tage nach dem ersten Tag der Periode. Dann braucht es noch weitere fünf bis sechs Tage bis zur Einnistung. Genauer betrachtet dauert eine Schwangerschaft also 9,3 Monate plus/minus 14 Tage, je nachdem, wann die Geburt tatsächlich ist: Da hat die Gebärmutter ihr Grand Opening Event und schickt Baby Richtung Geburtskanal.

In der sechsten Woche sieht das Embryo im Ultraschall aus wie ein Milchreiskorn und wächst rasant. Der Körper produziert mehr Schwangerschaftshormone, was sich in Übelkeit und Erbrechen äußern kann; bei manchen Frauen ist die Schwangerschaftsübelkeit sogar extrem, wie bei der britischen Herzogin Kate, die bei jeder Schwangerschaft echt gelitten hat. Außerdem ist man in der Frühschwangerschaft extrem müde – und wenn man darüber nachdenkt, ist klar, wieso: Der Körper arbeitet auf Hochtouren, um eine leistungsfähige Plazenta für das Baby herzustellen, die in den nächsten Monaten das Baby mit allem versorgt. Das braucht wahnsinnig viel Energie. In der sechsten Woche hat das Embryo eine Länge von vier bis fünf Millimetern, zwei Wochen später hat es sich verdreifacht! In der achten bis neunten Schwangerschaftswoche misst das Embryo 15 Millimeter und sieht aus wie ein Gummibärchen. Die Gebärmutter wächst und dehnt sich, daher sind regelartige Schmerzen mittig im Unterleib ganz normal und gehören dazu.

Insidertipp

Jeder Embryo ist zu einem bestimmten Tag gleich lang, sodass man im Ultraschall von der Embryolänge auf das Alter der Schwangerschaft schließen und somit den Entbindungstermin festlegen kann. Wobei das Wort Termin irreführend ist: Der steht ja nicht fest wie ein Friseur- oder ein Gerichtstermin. Das Datum dient zur Orientierung, dass in einem Zeitraum von zwei Wochen vor bis zwei Wochen nach diesem Termin das Baby zur Welt kommen darf. Es ist also recht grob gefasst!

Vier Wochen später, in der 12. Woche, ist der Embryo vom Kopf bis zum Po fünf Zentimeter, also 50 Millimeter groß, so wie ein Macaron, und sieht schon aus wie ein Minibaby. Es sind bereits alle Organe und die komplette Anatomie angelegt. Mit Beginn der 13. Woche endet die Frühschwangerschaft und damit die Embryonalperiode. Nun beginnt der Rest der Schwangerschaft, den wir die Fetalperiode nennen, bis der neue Erdenbürger das Licht der Welt erblickt.

Das ist der Idealfall!

Das passiert jedoch nicht immer.

Wenn etwas nicht stimmt

Schwangerschaftstest positiv, Schwangerschafts-App runtergeladen, sich freuen und nichtsahnend zum Frauenarzt gehen für die erste Untersuchung ... Und was ist, wenn die Sache eine unerwartete Wende nimmt? Das muss nicht in allen Fällen etwas Schlimmes heißen, schließlich ist jede Schwangerschaft anders, aber was sind wirklich *Bad News*? Komm mit, wir gehen ein paar Situationen durch.

Wenn der Schwangerschaftstest zwar positiv ist, aber man im Ultraschall nichts sieht, haben wir eins von drei Szenarios vor uns:

1.) Du hattest später einen Eisprung als gedacht

Das gibt es relativ häufig. Der Eisprung kam nicht wie geplant 14 Tage nach der letzten Periode, sondern vielleicht nach

20 Tagen, daher sieht man noch nicht viel im Ultraschall. Um hier Entwarnung zu geben, braucht es etwas Geduld und Detektivarbeit: Man fängt an, das Schwangerschaftshormon, nämlich den ß-hCG-Wert im Blut zu bestimmen. Als eiserne Regel gilt, dass der ß-hCG-Wert sich bei einer gesunden, normalen Schwangerschaft alle zwei Tage verdoppeln muss. Wenn er das nicht tut, ist das ein Hinweis auf eine Störung; das kann eine Eileiterschwangerschaft sein oder ein Embryo, der aufgehört hat zu wachsen.

2.) Die Schwangerschaft hat sich nicht weiterentwickelt

Wenn etwas mit dem Embryo nicht stimmt, stellt das die Natur relativ schnell fest und cancelt die Vorstellung. Das geschieht meistens vor der sechsten Schwangerschaftswoche, also bevor man einen Herzschlag bei dem Baby sieht. Wenn das in der Frühschwangerschaft passiert, nennen wir das einen Frühabort. Dieses sehr traurige Ereignis ist für alle bedrückend, ist aber meistens aus Sicht der Natur das kleinere Übel. Warum das passieren kann, lernen wir später. Nachdem ich jedenfalls einen solchen Frühabort bestätigt habe und die Patientin wieder etwas aufnahmefähig ist, muss man ihr einfühlsam das weitere Vorgehen erklären. Meistens rate ich zu einer Ausschabung, um das Schwangerschaftsgewebe aus der Gebärmutter zu entfernen. Das passiert ambulant und unter Narkose. In Einzelfällen kann man in der Frühstschwangerschaft abwarten, bis der Körper alles von allein ausstößt, ohne OP – ob das ein gangbarer Weg ist, entscheiden wir dann aber gemeinsam.

3.) Du hast eine Eileiterschwangerschaft

Diese seltene, aber echt ernste Situation muss immer ausgeschlossen werden, wenn der Ultraschallbefund nicht eindeutig ist. Zu einer Eileiterschwangerschaft kommt es, wenn das befruchtete Ei im Eileiter hängen bleibt und dort einfach weiterwächst. Ein Baby kann da aber nicht entstehen, stattdessen kann der Eileiter platzen, und man kann viel Blut im Bauchraum verlieren – und das kann sogar tödlich sein. Man kann eine Eileiterschwangerschaft im Ultraschall sehen, aber bestimmt nicht immer! Daher muss man bei einseitigen Bauchschmerzen und leerer Gebärmutterhöhle im Ultraschall immer eine Eileiterschwangerschaft schleunigst ausschließen – da tickt die Uhr, daher wirst du bei einem solchen Verdacht sofort in die Klinik geschickt!

Blutungen in der Frühschwangerschaft

Blutungen in der Frühschwangerschaft erschrecken eine werdende Mama verständlicherweise sehr. Man schafft es einfach nicht, cool zu bleiben, wenn man Blut in der Unterhose sieht. Alleine die Farbe – da klingeln seit der Steinzeit automatisch die Alarmglocken. Dabei kommen Blutungen in der Frühschwangerschaft durchaus häufig vor und müssen überhaupt nicht heißen, dass etwas nicht stimmt.

Die früheste Art der Blutung ist die Einnistungsblutung, wenn der Embryo sich in das Endometrium hineinkuschelt und Anschluss sucht. Zu einer Einnistungsblutung kommt es ca. sieben bis zehn Tage nach der Befruchtung, und sie wird manchmal als leichte Periode falsch eingestuft.

Spätere Blutungen in der Frühschwangerschaft können auftreten, wenn die Gebärmutter wächst und ein winziges Gefäß einreißt – dann können einige Tropfen Blut nach sehr viel aussehen. Manchmal entwickelt man auch eine Cervix-Ektopie in der Schwangerschaft. Das passiert, wenn die T-Zone, diese empfindliche Zellschicht im Gebärmutterhals, die gerne auf Kontakt blutet, durch die neue Hormonsituation vom Gebärmutterhalskanal nach außen auf die Oberfläche des Gebärmutterhalses gewandert ist.

Später kann sich eine Blutung vom Rand der Plazenta lösen, das nennt sich Randsinusblutung. Diese kann relativ lange andauern und nervt einfach, weil man nicht viel tun kann. Sich körperlich schonen, nicht arbeiten gehen, ja, aber sonst nicht viel.

Wenn man in der Schwangerschaft blutet oder wenn eine bereits bekannte Blutung stärker wird, muss man zum Frauenarzt gehen, um auszuschließen, dass nicht doch ein Frühabort dahintersteckt.

Mother knows best – Mutter Natur und der Frühabort

Ein Frühabort ist immer eine miese Sache. Er kann sich mit Blutungen ankündigen, aber auch ohne jeglichen äußerlichen Hinweis kann das Baby absterben: Man geht nichtsahnend zur Routinekontrolle zu seiner Frauenärztin, und im Ultraschall sieht man, dass das Herzchen aufgehört hat zu schlagen. In dem Moment ist man am Boden zerstört, extrem traurig und sucht schnell nach Gründen: Was habe ich falsch gemacht? War es das Steak letztens, das vielleicht nicht ganz durchgebraten war? Oder der ganze Stress auf der Arbeit? Ich kenne diese Gedanken aus eigener Erfahrung. Dabei hat ein Abort in den ersten drei Monaten in fast allen Fällen damit zu tun, dass der Embryo nicht gesund war, und nicht – ich wiederhole, *nicht!* – damit, was du getan oder nicht getan hast. Ein Embryo, der nicht in Ordnung ist, wird von der Natur meist aussortiert[23] – und egal, wie sehr man sich mit Biogemüse ernährt und wie viel Stress man vermeidet, das kann man nicht aufhalten. Auf der anderen Seite sind gesunde Embryos echt taff, trotzen Nikotin und Energy Drinks und gedeihen trotz täglichen Besuchen bei McDonald's und der Dönerbude oder anhaltender Kotzerei in den ersten Wochen.

Die Wahrscheinlichkeit, dass ein Embryo es nicht schafft, ist anfangs recht hoch, sinkt aber mit zunehmender Schwangerschaftsdauer: Am Anfang, direkt nach der Befruchtung, verenden rund 30 Prozent der befruchteten Eier und gelangen nicht bis in die Gebärmutter. Weitere 30 Prozent sterben nach der Einnistung ab, und man bekommt seine Periode ganz normal oder vielleicht mit ein, zwei Tagen Verspätung. Man spricht in diesem Zusammenhang von der «Black Box» der Frühschwangerschaft, in der viele Frauen nicht ahnen, dass sie für ein paar Tage beginnendes Leben im Bauch hatten.[24] Wenn es ein Embryo geschafft hat und man in der 6. Schwangerschaftswoche das Herz schlagen sieht, steigt die Chance auf ein gesundes Embryo auf 70 Prozent. Wenn man es bis zur 10. Woche schafft, steigt die Chance weiter auf 90 Prozent, dass das erste Trimester gut überstanden wird. Insgesamt wächst die absolute Abortrate mit dem Alter: Mit zwanzig liegt die Abortrate bei 10 Prozent und steigt auf 50 Prozent, wenn man über 40 ist.[25]

Wenn der Embryo nicht mehr lebt, muss man eine Ausschabung vornehmen lassen. Sonst kann es zu extrem starken Blutungen kommen, oder es bleiben Reste in der Gebärmutter zurück, die sich entzünden oder in seltenen Fällen sogar entarten können. Eine Ausschabung geht schnell und ist nach der OP meistens relativ schmerzarm, sodass man schnell wieder fit ist.

Wenn das nicht deine erste Fehlgeburt war, solltest du vor der Operation darum bitten, dass das Gewebe nicht zur normalen pathologischen Untersuchung geschickt wird (da kommt nie eine Antwort auf die Frage nach der Abortursache raus!), sondern zur genetischen Untersuchung. Dabei werden eventuelle Genfehler, die man selbst oder der Partner trägt, gefunden, und man kann sehen, ob der Embryo einen Chromosomendefekt hatte. Es ist außerdem sinnvoll, Schilddrüsenwerte zu kontrollieren, falls das vorher nicht gemacht wurde, und eventuell auch einen Test auf Gerinnungsstörungen zu machen, da diese ebenfalls zu wiederholten Fehlgeburten führen können.

Eine Fehlgeburt in den ersten zwölf Wochen zu erleiden, ist nicht ungewöhnlich, aber traurig ist man natürlich trotzdem. So schlimm es sich im ersten Moment auch anfühlt, meist hat es etwas Gutes: Mutter Natur will, dass du ein gesundes Baby bekommst und kein krankes Kind, das später in deinem Bauch oder nach zwei Tagen in deinen Armen stirbt. Und eine Ausschabung hakt die Gebärmutter oft relativ schnell ab. Nach der OP dauert es ca. sechs Wochen, bis die nächste normale Periode kommt, und dann hat der Körper meist wie beim Laptop schon den Neustart-Knopf gedrückt. Das System ist rebootet, und du darfst es meistens wieder versuchen. Auch wenn man Angst hat, dass man wieder enttäuscht wird, nur Mut – nach dem Spiel ist vor dem Spiel!

All I Want for Christmas Is You: Wenn es mit dem Schwangerwerden nicht klappt

Es ist manchmal unfair: Um einen herum werden alle schwanger, nur man selbst nicht. Monat für Monat wartet man, dass die Periode ausbleibt. Stattdessen meldet die Blutung sich unnötigerweise pünktlich alle vier Wochen. Ab wann sollte man anfangen, sich Sorgen zu machen? Oder gar nachhelfen lassen?

Erstens ist es vollkommen normal, trotz regelmäßigem Zyklus und regelmäßigem Sex nicht sofort schwanger zu werden. Auch dann nicht, wenn man seinen Eisprung mit einem Eisprung-Detektor-Test festgestellt hat (gibt es in Drogerien, hängen im Regal neben den Schwangerschaftstests) und zum richtigen Zeitpunkt Sex hatte. Man kann und soll dem Körper zwölf Monate Zeit lassen, bevor man anfängt sich zu sorgen, wobei ich hiervon zwei Ausnahmen mache: Wenn du unter dreißig bist und nach acht Monaten noch nicht schwanger, kann etwas in Schieflage sein. Und wenn du Ende dreißig bist oder Anfang vierzig und der Kinderwunsch definitiv umgesetzt werden soll, würde ich nicht ein Jahr lang rumeiern, sondern mich eher früher als später in einer Kinderwunschklinik beraten lassen, ob eine künstliche Befruchtung angebracht ist.

Man teilt die Gründe für ungewollte Kinderlosigkeit in männliche und weibliche Subfertilität ein. Bei den Männern besteht oft ein Problem mit der Qualität der Spermien, weil unter ihnen beispielsweise viele schlechte Schwimmer oder sogar Nichtschwimmer sind. Das kann durch einen einfachen Test beim Urologen abgeklärt werden. Bei der Frau liegt es oft daran, dass sie entweder selten einen Eisprung hat, die Qualität der Eier schlecht ist oder die Eileiter verschlossen sind. Diese «Verursacherfrage» (nicht mein Wort – ein Unwort des Fachjargons der privaten Krankenkassen, wenn es darum geht, den Kostenträger für die teure Kinderwunschbehandlung festzulegen) ist so verteilt, dass es in 30 Prozent der Fälle am Mann liegt, in 30 Prozent an der Frau und in 30 Prozent an beiden. In 10 Prozent der Fälle findet man den Grund nicht raus. Beide sind absolut gesund, und keiner weiß, warum eine Schwangerschaft nicht eintritt.

Der größte Fehler aber, den ich in meiner täglichen Praxis erlebe, ist, dass Frauen oft viel zu früh anfangen, sich verrückt zu machen. Es wird viel zu viel gegoogelt, recherchiert, gemessen und beobachtet, anstatt der Natur Zeit und Raum zu geben, sich zu entfalten. Dieser latente, aber andauernde Stress verhilft am allerwenigsten dazu, schwanger zu werden. Im Gegenteil, ich bin davon überzeugt, dass es ein universelles Gesetz gibt: Die Wahrscheinlichkeit, schwanger zu werden, verhält sich umgekehrt proportional zu der Menge an Google-Suchen. Je mehr du dich verrückt machst, desto länger dauert es. Und je weniger du den Kopf einschaltest, desto leichter kannst du nebenbei schwanger werden.

Wir kennen diese Beispiele aus dem Nachmittagsprogramm der privaten Fernsehsender: Gerade Frauen, die sich einfach mal null Gedanken machen über Verhütung, den karrieretechnisch richtigen Zeitpunkt für ein Kind oder gar eine sorgfältige Partnerwahl, werden eher schneller schwanger und bekommen ein Baby nach dem anderen. Diese Frauen werden trotz ihres ungesunden Lebensstils oft und leicht Mama, woran man sieht, dass die Psyche mehr Schwangerschaften verhindern kann als Junk-Food. Kopfkino schlägt Big Mac, sozusagen.

Wenn man erst einmal in diese psychische Mühle geraten ist, ist es schwierig, da wieder rauszukommen. Gerade wenn man unbedingt eine Schwangerschaft planen will, weil es beispielsweise zeitlich günstig ist. Eine Schwangerschaft ist aber weder komplett planbar noch kontrollierbar – sie ist ein Naturereignis, das sich einstellt, wenn die Natur es will. Deswegen: locker machen, die Gedanken an Eisprünge oder sonst etwas wegschieben, wenn sie dich stressen. Nach zwölf Monaten setzen wir uns noch mal zusammen, aber bis dahin schalte dein Gehirn ab, lade dir sexy Musik auf iTunes für die Schlafzimmer-Playlist runter und lass es krachen – und zwar egal, wo du im Zyklus stehst.

7. Hollywood der weiblichen Hormone

Der normale Zyklus – mit Cameron, Drew und Lucy Liu

Am Hollywood Boulevard des hormonellen Systems haben drei Ladys ihren Stern, die das Grundgerüst für unser sexuelles, emotionales und körperliches Wohlbefinden bilden. Sie beeinflussen jeden Tag, wie wir Frauen uns fühlen, sogar wie wir denken und entscheiden. Sie haben ihre Finger im Spiel, wenn wir besonders sexy aussehen wollen oder nah am Wasser gebaut sind oder uns ein Wutanfall aus der Haut fahren lässt. Jede von uns kennt diese Tage, an denen man himmelhoch jauchzend ist und die Welt umarmen könnte, und ebenso die eher trüben Tage, an denen man sich selbst nicht versteht oder kaum wiedererkennt.

Der Schlüssel zum Verständnis unserer Psyche und unserer Launen, unserer Hochs und Tiefs sowie der verschiedenen Wünsche und Bedürfnisse in bestimmten Phasen unseres Lebens liegt darin, diese drei Ladys kennenzulernen. Wenn man sie versteht, wird einem vieles andere klar. Hormone sind kompliziert? Ach was! Follow me.

Im Hormonfilm des weiblichen Lebens gibt es drei Hauptdarstellerinnen: Östrogen, Progesteron, Testosteron.

Diese drei Akteurinnen treten gemeinsam auf, und jede von ihnen hat abwechselnd ihren Starauftritt oder eine Supporting Role. Wenn sie ausgeglichen sind, wirkt alles harmonisch und zeitlich gut aufeinander abgestimmt – wir fühlen uns wohl.

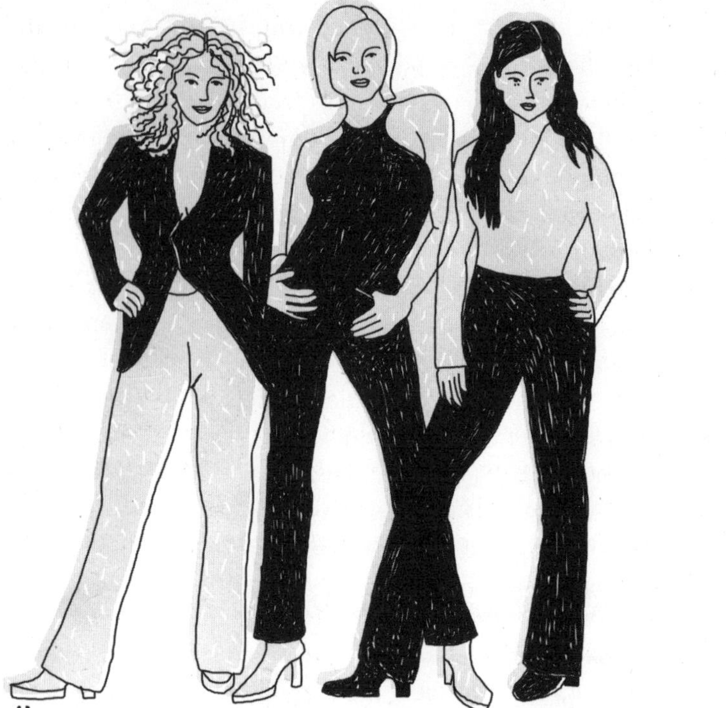

Aber wenn sie anfangen zu schwanken, was im Laufe unseres Lebens öfter passiert, wirkt sich das häufig in allen Lebensbereichen aus. Hormone sind also unsere guten Freundinnen, unsere BFFs – wir brauchen sie wohldosiert, um uns gut zu fühlen und auch um manche Herausforderung im Leben besser zu meistern. Wenn sie unbeständig sind, fühlen wir uns phasenweise nicht wirklich gut. Manchmal fehlen sie, wenn wir sie am dringendsten brauchen – da kann es uns sogar echt mies gehen. Um diese Freundinnen besser kennenzulernen, brauchen sie ein Gesicht; hier kommt wie in Kapitel 3 schon angekündigt Hilfe aus Hollywood mit Drew, Cameron und Lucy Liu, die im Kino als *Charlie's Angels* die Leinwand gerockt haben. Im Film kämpfen die drei Mädels mit Witz und Verstand (und jeder Menge Verkleidungen) gegen Verbrecher. Ihre Kommandos erhalten sie von Charlie, einem mysteriösen Mann, den man nie sieht. Ihn kennt nur John Bosley, der als Mittelsmann und Bürochef fungiert.

Wir wissen aus Kapitel 3 bereits: Charlie ist unser Hypothalamus, ein Bereich im Gehirn, der die Hirnanhangsdrüse, die sogenannte Hypophyse, in einem bestimmten Takt stimuliert. Die Hypophyse wiederum ist unser John Bosley, der die Produktion der Hormone Östrogen, Progesteron und Testosteron im Eierstock veranlasst, indem er stimulierende Hormone namens LH (Luteinisierendes Hormon) und FSH (Follikelstimulierendes Hormon) in die Blutbahn abgibt, die den Eierstock als ihr Zielorgan haben.

Keine Periode wegen Stress

Charlie gibt also Bosley einen Takt vor, indem er ihm in einem bestimmten Rhythmus Kommandos gibt: «Bosley, schütte FSH in die Blutbahn.» «Bosley, schicke LH raus.» In der Zeit vor dem Eisprung ruft er Bosley einmal in der Stunde an, nach dem Eisprung alle zwei bis vier Stunden. Ein hohes Stresslevel körperlicher oder psychischer Art, verursacht etwa durch exzessives Laufen, Hungern oder Stress, kann den Takt stören oder ganz aussetzen lassen! Das wirkt sich natürlich auf unsere Periode aus, die ausbleiben kann oder unregelmäßig kommt.

Östrogen ist unsere Drew – das Hormon der Weiblichkeit, des Herzens, der Kurven. In der Filmreihe ist sie die Weiblichste der drei mit den meisten Rundungen. Sie verknallt sich meistens in die falschen Männer, sogar die ganz falschen; ja, zeitweise hat man den Eindruck, sie sei richtig unvernünftig und habe nur Augen für die Liebe, nicht aber für die Konsequenzen.

Östrogen ist für die Fetteinlagerung an den typisch weiblichen Stellen und Wassereinlagerungen im Gewebe verantwortlich, es macht die Haut weicher und lässt sie rosig durchblutet aussehen. Außerdem sorgt es für den Aufbau von Kollagen in der Haut, was diese straff und faltenfrei macht. Es baut die Gebärmutterschleimhaut auf und lässt in der Pubertät die sekundären Geschlechtsmerkmale wie Brust, Schamlippen und Hüften wachsen. Östrogene haben noch viele andere Special Effects, unter anderem halten sie die Vagina feucht und elastisch, unterstützen die Döderlein-Bakterien-Community, halten die Knochen stark und schützen vor Herz-Kreislauf-Erkrankungen.[26] Überdies wird vermutet, dass sie das Gehirn vor Alzheimer und anderen Degenerationen schützen.[27]

Emotional gesehen können wir Östrogen für alles verantwortlich machen – von Tinder bis zum Hausbau. Unter seinem Einfluss wollen wir sexy aussehen und interessant für das andere Geschlecht sein. Wir wollen es jedem recht machen und interessieren uns sehr für die Meinung anderer. Es ist das Versorgungs- und Nestbauhormon, das dafür sorgt, dass es der Mann und die Schwiegermutter bequem haben sollen, dass die Kinder angezogen und umsorgt sind, dass alle Schal und Mütze im Winter tragen und dass Frauen oft freiwillig die eigenen Wünsche denen der anderen unterordnen. Östrogen gießt Öl ins libidinöse Feuer, das in uns die Lust auf Sex weckt und den Wunsch, uns zu vermehren. Eine Variante, das Östradiol, wird in der Erregungsphase der Frau vermehrt produziert und heizt das Liebesspiel weiter an. Nicht zuletzt ist Östrogen der Treibstoff aller ellenlangen WhatsApp-Nachrichten und der Auslöser zahlreicher Liebeslieder – es ist in der Tat das Hormon der großen Gefühle, des ganz großen Kinos.

Mythbuster
Östrogen ist eigentlich der Oberbegriff für drei verschiedene Moleküle, die alle zur Familie der Östrogene gehören und unterschiedlich stark wirken: das Östradiol, das Östron und das Östriol. Dabei ist das Östradiol das biologisch aktivste Östrogen. Aus Gründen der Einfachheit nennen wir sie alle zusammengefasst das Östrogen. Genau wie es verschiedene Apfelsorten gibt – Granny Smith, Boskop, Jonagold, ist der Oberbegriff «Äpfel» für alle richtig.

Östrogen wird vornehmlich in der ersten Zyklushälfte produziert, und zwar unter dem Einfluss eines Hormons der Hypophyse, des Follikelstimulierenden Hormons, kurz FSH. Dieses Hormon bewirkt, wie der Name schon sagt, dass in den Eierstöcken ein Follikel, die Umhüllung einer Eizelle, anfängt zu wachsen, und es fördert direkt die Bildung von Östrogen.

Die Hormone in der Blutbahn reden alle miteinander und auch mit den Organen. In unserer Geschichte ist es so, dass Östrogen und Progesteron Feedback an Charlie und Bosley geben und signalisieren, wann es reicht, sodass die beiden nicht immer weiter FSH und LH produzieren. Man kann das vergleichen mit einer Klimaanlage, die die Kühlung drosselt, sobald die Zieltemperatur erreicht ist.

Östrogen verhindert also durch eine negative Rückkopplung, dass noch mehr FSH ausgeschüttet wird, und sorgt so dafür, dass seine eigene Produktion reguliert wird. Östrogen hemmt interessanterweise auch ein anderes Hormon der Hypophyse, nämlich das Luteinisierende Hormon, kurz LH, so lange jedenfalls, bis das Östrogen ein bestimmtes Level

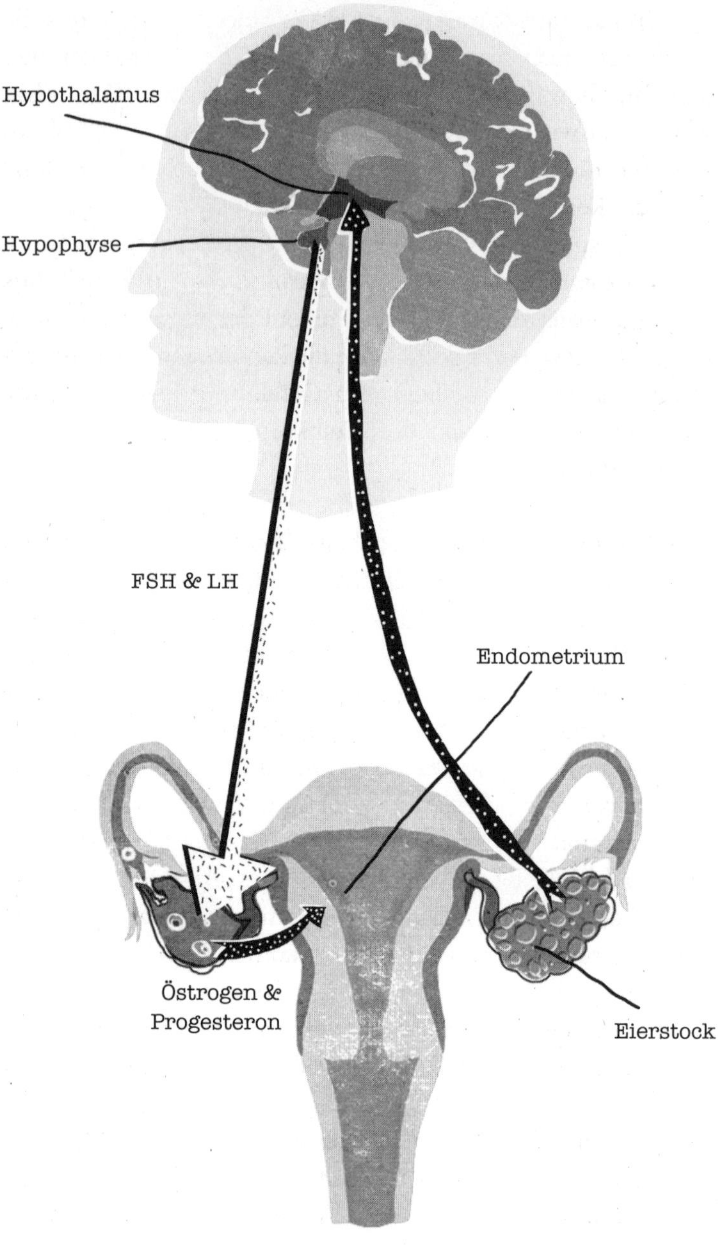
Hypothalamus
Hypophyse
FSH & LH
Endometrium
Östrogen &
Progesteron
Eierstock

erreicht hat, und dann passiert etwas Seltsames: LH, das die ganze Zeit gedrosselt wurde, wird plötzlich vom Östrogen gepusht, als wäre ein Schalter umgelegt worden. Daraufhin schießt LH wie eine Silvesterrakete in die Höhe – das nennt man den LH-Peak, und dieser läutet den Eisprung ein. Jetzt steigt die Körpertemperatur um 0,5 Grad.

Das Ei springt aus dem Follikel wie damals Hobby-Astronaut Felix Baumgartner aus einer Raumkapsel im Weltall. Aus der kaputten Eihülle am Ovar entsteht der sogenannte Gelbkörper (in diesem Vergleich wäre die kaputte Eihülle Felix' zurückgelassene Raumkapsel). Der Gelbkörper produziert, wie der Name erahnen lässt, das Gelbkörperhormon – Vorhang auf fürs Progesteron.

Progesteron dominiert die zweite Zyklushälfte und hat in dieser seinen großen Auftritt. Das Gelbkörperhormon ist der Gegenspieler von Östrogen und in unserer Hall of Fame Cameron Diaz. Cameron spielt im Film den zweiten Engel. Sie sucht zwar auch das perfekte Date, geht aber auch viel surfen, ist relaxt und tanzt gern unbekümmert in ihrer Spider-Man-Unterhose oder ohne Mann abends im Club. Tatsächlich ist Progesteron unser Chill-Hormon: Es gleicht die Dramen des Östrogen aus, entwässert den Körper und beschert uns einen entspannten Schlaf. Unter dem Einfluss von Progesteron lässt man eher mal Fünfe gerade sein; anstatt sich aufzuregen, weil der Freund mal wieder zu spät kommt, lackiert man sich lieber die Fußnägel und schaut den *Bachelor*. Zu viel Progesteron andererseits kann umschlagen in Antriebslosigkeit und Müdigkeit, die Libido dämpfen und einen sozialen Rückzug auslösen.

Progesteron bewirkt in der Gebärmutter, dass die Schleimhaut mit Zuckervorrat aufgebaut und gut durchblutet und dass der Gebärmutterhals mit einem festen Schleim abgedichtet wird. Es könnte ja sein, dass hoher Besuch aus dem Eileiter kommt, nämlich ein befruchtetes Ei! Und dann braucht das Ei genug zu essen und einen gemütlichen Platz und die Gebärmutter kein Durchgangspublikum mehr wie durchschwimmende Spermien.

Progesteron hemmt weiter die Bildung von LH. So geht der Gelbkörper irgendwann ganz kaputt, und auch die Produktion von Progesteron wird gedrosselt. Wenn der Progesteronspiegel niedriger ist als der des Östrogens, kommt die Regelblutung.

Die Dritte im Bunde ist das **Testosteron**. Ja, wirklich! Testosteron ist ein ebenso wichtiges Hormon für uns wie Progesteron und Östrogen und regelt unsere Libido und unseren Antrieb. Testosteron ist unsere Lucy Liu: Kung-Fu-Meisterin, Mathe-Ass, Bomben-Entschärferin, Harvard-Absolventin. Sie bewahrt einen kühlen Kopf und schlägt hart und präzise zu, wenn es sein muss. Testosteron wird in der Nebennierenrinde und ebenfalls im Eierstock gebildet. Es hat den Zweck, unsere Libido zu steigern und uns klar denken zu lassen, und stellt aus biochemischer Sicht eine Vorstufe des Östrogens dar; das heißt, aus Testosteron wird tatsächlich Östrogen gebildet, daher zeigt der Testosteronspiegel auch geringe Schwankungen im Zyklus, die synchron zu den Schwankungen des Östrogenlevels sind.

Nachdem du nun die drei Ladys kennengelernt hast, solltest du deinen Zyklus schon besser verstehen. Wir schauen uns das aber noch mal am Beispiel eines normalen Monatszyklus genau an:

Tag 1–7

Rein intuitiv nennen wir Frauen zwar das Einsetzen der Monatsblutung das Ende des Zyklus, aber medizinisch gesehen ist der erste Tag der Periode der Beginn des Zyklus.

Eine Monatsblutung kann fünf bis sieben Tage dauern, manchmal ist sie kürzer, manchmal länger. Zu Beginn der Periode ist der Östrogen- ebenso wie der Testosteronspiegel relativ niedrig, der für Progesteron bei fast null. Durch das wenige Östrogen sind wir müde und nicht gut belastbar, außerdem gereizt, weil unser Chill-Hormon Progesteron kaum nachweisbar ist. Der niedrige Östrogenspiegel kann bei manchen Kopfschmerzen auslösen, während das Fehlen von Progesteron uns einen Hang zum Dramatischen gibt. Der Hypothalamus, unser Charlie, checkt, wo wir im Zyklus stehen, und beginnt, Bosley mit einem Beat anzuschubsen. Bosley befolgt seinen Befehl und schickt das Follikelstimulierende Hormon los, um die Follikel im Eierstock langsam reifen zu lassen. Von all den Eizellen in ihren Follikeln macht am Ende eins das Rennen, und zwar das, das am schnellsten wächst. Nur der Gewinner bekommt einen Preis – wie bei *Germany's Next Topmodel* –, die anderen sterben ab. Der Gewinner-Follikel beginnt nun, Östrogen und Testosteron zu produzieren, beide Spiegel steigen im Laufe der nächsten Phase. Gegen Ende der Periode kommt die Energie langsam wieder.

Mythbuster

Es kann tricky sein, Tag 1 der Periode genau festzulegen: Einen Tag hat man braunes Geschmiere im Slip, bekommt aber erst drei Tage später eine richtige Blutung. Oder es beginnt mit etwas braunem Blut am Abend, am nächsten Morgen ist dieses dann schon rot. Was war jetzt Tag 1?

Also, wenn man kurz Geschmiere und dann drei Tage nichts im Slip hatte, ist die Wahrscheinlichkeit groß, dass es sich um eine kurze Durchbruchblutung handelte – ein Fehlstart wie beim olympischen Staffellauf. Wenn der Ausfluss aber an einem Tag semibraun war und noch eine Slipeinlage reichte, während man erst am nächsten Tag einen Tampon brauchte, war der semibraune Tag Tag 1!

Tag 8–14: Follikelphase

Jetzt fängt der Östrogenspiegel an zu steigen, unsere Drew baut die Schleimhaut der Gebärmutter auf und bremst, wie wir oben gelernt haben, schließlich, wenn es ein bestimmtes Level erreicht hat, durch ein negatives Feedback an Charlie und Bosley die eigene Produktion. Außerdem drosselt sie die Produktion von LH, bis selbiges plötzlich um Tag 12 herum

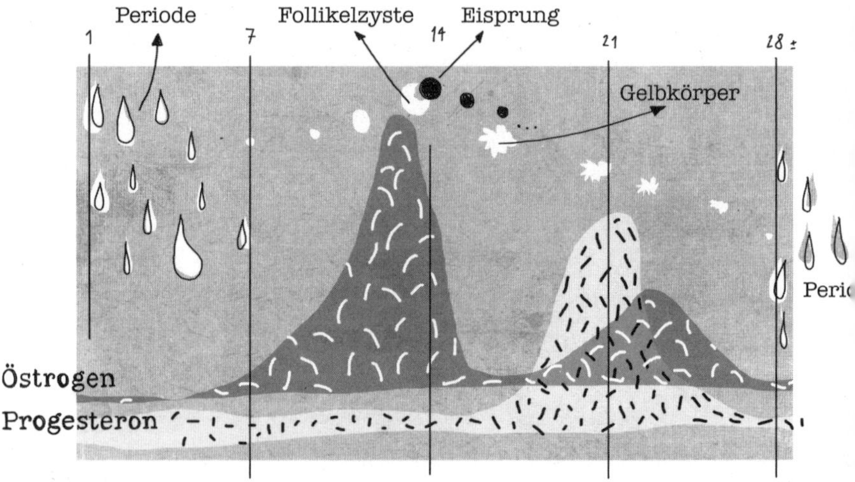

wie ein Pfeil nach oben schießt: Dann kommt es nach ca. 48 Stunden zum Eisprung.

Durch den steigenden Östrogen- und damit auch steigenden Testosteronspiegel wird man in den Tagen 8 bis 14 klarer im Kopf, und die Laune hebt sich. Man wird geselliger, die Haut scheint rosig und schön. Frauen mit PMS geht es in dieser Phase meistens am besten. Um Tag 14 kommt der Eisprung. Viele, viele Studien belegen, dass man sich gerade in dieser Phase sexy und schön fühlt und ein Auge hat für potenzielle Partner. Sicherlich tindern viele Frauen in dieser Zeit mehr, als sie es sonst tun würden.[28]

Tag 15–28: Gelbkörperphase, Part One

Nach dem Eisprung sinkt der Östrogenspiegel relativ rapide ab, um dann langsam wieder anzusteigen. Dafür beginnt unser Körper jetzt durch die kaputte Eihülle, auch Gelbkörper genannt (wir erinnern uns an Felix Baumgartners im All zurückgelassene Raumkapsel), Progesteron zu produzieren. Unsere Cameron hat also in der zweiten Zyklushälfte ihren Auftritt und bewirkt in der Gebärmutter, dass die Schleimhaut Drüsen aufbaut, welche Nährstoffe zur Verfügung stellen. Außerdem wird Zucker bereitgestellt, damit das befruchtete Ei einen gedeckten Tisch vorfindet, wenn es sich nach seiner Reise durch den Eileiter in der Gebärmutter niederlässt. Die Körpertemperatur steigt in dieser Phase um 0,5 Grad an und bleibt bis zur Periode erhöht. Durch das Abfallen des Östrogen- und das langsame Ansteigen des Progesteronspiegels unmittelbar nach dem Eisprung haben manche Frauen in der Zyklusmitte Schmierblutungen, auch Stimmungsschwankungen sind nicht ungewöhnlich. Der Gelbkörper produziert intensiv Progesteron, aber auch etwas Östrogen, dessen Spiegel gegen Ende der dritten Woche wieder anfängt zu steigen.

Der steigende Progesteronlevel sollte idealerweise vom leicht ansteigenden Östrogenspiegel gut ausbalanciert werden, aber wenn das nicht der Fall ist, kann es sein, dass du dich müde und schlapp fühlst, da du im Verhältnis zu viel Chill-Hormon hast. Der steigende Progesteronspiegel kann sich auch negativ auf die Libido auswirken – war man um den Eisprung herum noch bereit für ein Tinder-Date oder eine heiße Fummelei mit dem Schwarm, ist jetzt eher Handy-auf-Stumm-Schalten und Zum-Yoga-Gehen angesagt.[29, 30]

Insidertipp

Viele Frauen spüren ihren Eisprung, aber nicht immer und vor allem nicht alle. Wenn du das erste Mal um die Mitte des Zyklus dir unbekannte dumpfe Schmerzen an einer Seite des Unterleibs hast, kann das ein Eisprung sein, auch wenn du das vorher noch nie hattest. Das nennt sich Mittelschmerz, und man kann ihn praktisch in jedem Lebensabschnitt der gebärfähigen Zeit plötzlich bekommen. Häufig fühlt man sich aufbläht oder muss viel pupsen. Das Gefühl kann zwei bis drei Tage anhalten, sollte dich aber in deinem Alltag nicht sehr behindern – wenn das doch der Fall ist, lieber kontrollieren lassen.

Tag 22–28. Gelbkörperphase, Part Two

Wenn ein befruchtetes Ei gelandet ist und sich einnistet, sinkt der Progesteronspiegel nicht, sondern steigt noch weiter; die Periode bleibt aus, und der Schwangerschaftstest zeigt «positiv» an. Wenn man aber nicht schwanger ist, bremst Progesteron über eine negative Rückkopplung an Charlie und Bosley die Produktion von LH. Somit wird der Gelbkörper nicht mehr stimuliert, und dann heißt es «Time to say goodbye»: Die Gelbkörper-Raumkapsel, die ja ihre Aufgabe erfüllt hat, implodiert und geht zugrunde. Somit begrenzt der Gelbkörper seine eigene Existenz, und die Progesteron- und Östrogenspiegel sinken im Blut schnell ab.

Es kann sein, dass du dich dadurch sowohl müde als auch gereizt fühlst, je nachdem, welches Hormon eher im Sturzflug ist. Blähungen und Kopfschmerzen sind nicht außergewöhnlich, das Gleiche gilt für Wassereinlagerungen an den Händen, Füßen oder sogar im Gesicht. Auch die Brust kann durch Wassereinlagerungen unangenehm spannen. Die hormonellen Schwankungen sorgen überdies für mehr Heißhunger und dafür, dass man lieber an Essen als Sex denkt.[31]

Auch andere Teile des Körpers reagieren auf den Hormonentzug – wer zu vaginalen Infektionen neigt, spürt jetzt oft ein unspezifisches Jucken. Prinzipiell können alle chronischen oder wiederkehrenden Zustände kurz vor der Periode auftauchen oder sich verschlechtern wie zum Beispiel Gelenkschmerzen, Asthma, Migräne oder Depressionen. Man fühlt sich schlecht und hat ein stärkeres Kuschelbedürfnis – oder aber man reagiert aggressiv auf den Partner. Studien haben nachgewiesen: Wenn wir um den Eisprung herum unseren Partner lächeln sehen, reagieren wir spontan positiv; gegen Ende des Zyklus nervt uns das eher, und wir ertragen den lächelnden Partner schlechter als sonst.[32]

Du ahnst es schon: Die Übergänge zum PMS, der bekannten Zicke namens prämenstruelles Syndrom, sind hier fließend.

Wenn das Progesteronlevel sehr tief gesunken ist, kommt es zur Periode, und zwar präzise 14 Tagen nach dem Eisprung. Die Hypophyse und der Hypothalamus (Charlie und Bosley) bemerken den niedrigen Hormonspiegel im Blut und fangen wieder an, mit FSH und ein wenig LH einen neuen Follikel mit Ei als Astronauten zu rekrutieren. Dieser beginnt zu wachsen und bildet erneut Östrogen. So wohnt jedem Ende ein Anfang inne – und wir starten wieder von vorne im Zyklus!

Insidertipp

Die Phase vom Eisprung bis zum Einsetzen der Periode beträgt bei allen Frauen auf der Welt exakt 14 Tage, aber die Zeit bis zum Eisprung kann variieren. Frauen mit einem kürzeren Zyklus können entsprechend viel früher ihren Eisprung haben, und Frauen mit einem längeren Zyklus brauchen eben ein paar Tage mehr – das ist alles normal.

Das «fruchtbare Fenster» kann von fünf Tagen vor bis zu zwei Tagen nach dem Eisprung reichen. Viele Spermien verstecken sich in Ausbuchtungen des Gebärmutterhalses und erscheinen erst später zum Date mit dem Ei!

PMS ... und monatlich motzt die Werwölfin

Kennst du das? Du befindest dich kurz vor der Periode und erkennst dich selbst nicht wieder. Man ist ohne Ende gereizt und geht wegen Kleinigkeiten in die Luft. Man schreit seinen Partner an, die Mutter, die Kinder, die Arbeitskollegin und würde am liebsten raus aus seiner eigenen Haut. Klar, man steht mal wieder kurz davor, aus den Genitalien zu bluten, was an sich schon anstrengend und belastend sein kann. Aber der Grund, warum man so dünnhäutig ist, ist ein anderer und lässt sich leicht rekonstruieren: Das Level unseres Chill-Hormons Progesteron sinkt, daher fühlen wir uns mies, während Östrogen gegen Ende des Zyklus leicht dominieren kann, sodass wir mehr Hang zum Drama verspüren. Bei manchen Frauen ist das Gehirn empfindlicher für hormonelle Schwankungen als bei anderen, und auch das kann phasenweise variieren.

Schätzungsweise 30 bis 40 Prozent aller Frauen leiden unter PMS, und davon haben drei bis acht Prozent eine schwere prämenstruelle dysphorische Störung (PMDS), die einen richtigen verhaltensmäßigen Ausnahmezustand darstellt und mit Antidepressiva behandelt wird.[33]

Sowohl PMS als auch ihre bösartige Cousine PMDS verschwinden mit Einsetzen der Blutung. Man kommt wieder zu sich und realisiert nun erst – wie eine Werwölfin nach der ersten Vollmondnacht –, was man womöglich alles angerichtet hat. Nicht gut!

Was kann man dagegen tun? Das Naheliegende ist, die Pille zu nehmen[34] oder ein anderes hormonelles Verhütungsmittel, und zwar am besten in Dauerschleife ohne Pause (wie das geht, erkläre ich dir im nächsten Kapitel). Gute Ergebnisse wurden auch mit hochdosiertem Vitamin D erzielt: In einer großen Studie mit 897 jungen Frauen im Iran hat eine wöchentliche Dosis von 50 000 IE – was wirklich viel ist – das Vorkommen von PMS von 15 Prozent auf rund fünf Prozent reduziert. Laut dieser Studie hatten die Frauen auch weniger Unterleibskrämpfe und Rückenschmerzen.[35]

In einer anderen interessanten Studie hat man festgestellt, dass Frauen mit PMS möglicherweise insgesamt mehr Entzündungsmarker im Blut haben.[36] Wann hat man denn überhaupt Entzündungsmarker? Nun, beispielsweise wenn die Ernährung schlecht ist: Alkohol, Nikotin, zu viele tierische Fette und einfache Kohlenhydrate sowie gepökeltes Fleisch verursachen eine chronische, latente Entzündungsreaktion im Darm. Es liegt also nah, dass es sich langfristig lohnt, die Ernährung umzustellen. Wenn du dich vorwiegend von Weißbrot, Big

Mac und Cola ernährst, ist das eine schlechte Voraussetzung, um PMS in den Griff zu bekommen. Außerdem hilft Sport und viel, viel Wasser zu trinken.

Was denkt sich die Natur dabei? Vielleicht wurzelt PMS in einer uralten Idee, bei der es darum ging, sich zurückzuziehen, damit das Ei sich gut einnisten kann, oder aber den Körper angesichts des bevorstehenden Blutverlusts zu schonen. Der Wissenschaftler Michael Gillings hat eine andere interessante These aufgestellt: PMS sei über Millionen Jahre Evolution zustande gekommen, um unfruchtbare Partner abzustoßen. Normalerweise war eine Frau in der Vorzeit schwanger, oder sie stillte und hatte keine Blutungen. Das heißt, eine blutende Frau war eine Seltenheit, die durch wiederholtes Nichtgebären nicht zur Aufrechterhaltung der Sippe beitrug. Gillings' Hypothese lautet, dass PMS dazu diente, dass so eine Frau eher die Geduld mit einem unfruchtbaren Partner und seinen langsamen Spermien verlieren und ihn abschießen würde.[37] Diese Theorie klingt vielleicht im ersten Moment einleuchtend, allerdings finde ich die zeitlichen Abläufe unpräzise: Man wusste doch wirklich nur, ob man schwanger war oder nicht, wenn die Periode kam beziehungsweise ausblieb, und nicht vorher. Vielleicht haben es die Cave-Women vor der Periode erahnt, dass der Partner es nicht bringt?

Man muss PMS auch nicht komplett negativ bewerten: Wenn die Stimmungsschwankungen nicht gerade dazu führen, dass man plant, seine Familie zu verlassen, oder ernsthaft überlegt, wie man unbemerkt seinen Chef vergiften könnte, kann die Zeit vor der Periode auch eine Zeit zum Reflektieren sein: Kann es sein, dass du Bedürfnisse hast, die du ignoriert hast? Hast du dich selbst übergangen? Im Alltag verlieren wir oft den Blick für Dinge, die uns unbewusst beschäftigen, und eine hormonelle Tiefdruckfront kann verursachen, dass ein Sturm sich zusammenbraut. Wenn der Wolkenbruch kommt, werden oft Angelegenheiten an die Oberfläche gespült, die in Ordnung gebracht werden müssen: dass in der Beziehung etwas schiefläuft oder eigene Bedürfnisse, wie das Verlangen nach Ruhe oder Anerkennung für gut geleistete Arbeit, einfach befriedigt werden wollen. Wenn die Periode einsetzt (manchmal allerdings auch erst beim Abklingen) beruhigt man sich wieder, aber man sollte nicht den Fehler machen zu denken, dass man in dieser Zeit nur gesponnen hat. Man regt sich doch oft über Dinge auf, die tatsächlich da sind, man reagiert nur ohne Filter und ohne durch die Vernunft gezügelt zu werden. Ja, vielleicht macht man in der PMS-Zeit aus Mücken Elefanten – aber wer will schon nachts eine Mücke im Zimmer haben?

Perimenopause und Wechseljahre: This Girl is on Fire

Wir Frauen kommen mit einer genau festgelegten Anzahl an Eizellen auf die Welt, die immer weniger werden: Sind es bei der Geburt noch eine Million Eizellen, hat ein Mädchen beim Eintritt in die Pubertät nur noch 400 000. Bei jedem Zyklus konkurrieren in der Follikelphase viele Follikel um den ersten Platz – der schnellste wird der Gewinner und darf springen, die anderen gehen ein. Also verliert man in jedem Zyklus um die 1000 Eizellen. Zudem sind unsere Eizellen im Laufe unseres Lebens vielem ausgesetzt, Strahlung und Viren etwa, und so kommt es, dass je älter wir werden, umso mehr Eizellen einen Schaden haben. Geschädigte Eizellen lassen sich nicht gut für einen Sprung rekrutieren, und wenn doch, sind sie lahm. Das führt zum einen dazu, dass man mit den Jahren nicht mehr so schnell schwanger wird, und zum anderen, dass man häufiger keinen richtigen Eisprung hat. Stattdessen bleibt die Follikelphase bestehen, der Follikel wird stimuliert, arbeitet aber nur halbherzig. Es wird nur langsam und zu wenig Östrogen produziert, sodass die Schwelle zum Auslösen des Eisprungs nicht erreicht wird und der Follikel stattdessen immer weiter stimuliert wird. Er wächst einfach weiter, was zu der sogenannten «persistierenden Follikelzyste» führt, die wir schon in Kapitel 6 kennengelernt haben.

Wir erinnern uns: kein Eisprung, keine zurückgelassene Gelbkörper-Raumkapsel, kein Chill-Hormon. Progesteron ist also das Hormon, an dem es uns als Erstes mangelt, meistens das erste Mal, wenn wir auf die 40 zugehen, wenn auch noch eher sporadisch. Häufiger dann ab 40 bis 42. Die Blutung kann jetzt anfangen, zu früh oder zu spät zu kommen, um dann phasenweise wieder normal zu sein. Hier sind die individuellen Unterschiede groß! Manche haben plötzlich alle 21 Tage ihre Periode, dann wieder normal, dann in größeren Abständen. Andere haben eine scheinbar regelmäßige Blutung, merken aber dennoch Unterschiede im Gesamtbefinden. Der fehlende Chill-Effekt des Progesterons sorgt dafür, dass wir tagsüber etwas dünnhäutig sind und nachts nicht mehr gut durchschlafen können.

Glockenwach in der Nacht

Du schläfst gut ein, aber um 3 Uhr bist du regelmäßig glockenwach. Dir gehen alle möglichen Unwichtigkeiten durch den Kopf, und du findest nicht mehr in den Schlaf. Nur kurz bevor der Wecker geht: Dann schläfst du wieder. Den restlichen Tag verbringst du als Zombie und freust dich abends auf dein Bett. Nachts schläfst du wieder ein, und dann geht der Spaß um 3 Uhr wieder von vorne los.

Erkennst du dich wieder? Der Progesteronmangel hat dich im Griff!

Hinzu kommt, dass auch Östrogen phasenweise nicht ausreichend gebildet wird, und eine unausgeglichene Drew bedeutet schwankende Launen, phasenweise Hitzewallungen, vor allem nachts, mit Schwitzattacken, die den Schlafanzug durchnässen.

Aber noch viele andere Symptome können in der Perimenopause zusammen, vereinzelt oder nacheinander auftreten, je nach persönlicher Konstitution und Lebenssituation.

Sehr, sehr wichtig ist es, bei allen Symptomen, die ab 40 auftreten, zu beleuchten, ob sie nicht hormonell ausgelöst wurden. In meinem Heimatland USA werden viel zu viele Frauen in oder nach den Wechseljahren auf Antidepressiva eingestellt. Und in Deutschland haben es viele Kollegen aus anderen Fachrichtungen nicht auf dem Schirm, wenn Patientinnen beispielsweise wegen Gelenkschmerzen zu ihnen kommen, dass diese hormonell ausgelöst sein können oder zumindest verstärkt werden. Was insofern verständlich ist, als dass jeder Arzt erst einmal die naheliegendsten Krankheiten seines Fachgebietes im Kopf hat und abklärt.

Symptome der Perimenopause:

- die Periode kommt zu früh, zu spät oder sehr lange gar nicht
- schwankende Stimmung
- schlechter Schlaf
- phasenweise Hitzewallungen, Schwitzen am Kopf
- depressive Verstimmungen
- Kollagenverlust in der Haut, Faltenbildung
- Haarausfall
- Verschlechterung oder erstes Auftreten chronischer Erkrankungen wie Neurodermitis, Arthritis, Fibromyalgie, Depressionen, Herzrythmusstörungen, Bluthochdruck, Migräne, Lichen sclerosus

250

- Auftreten von Allergien
- Gewichtszunahme, ohne mehr zu essen
- rascher Muskelabbau in Zeiten sportlicher Karenz
- Vagina wird lockerer, weniger Empfindung beim Sex
- vermehrte Toilettengänge, auch nachts
- «undicht» sein beim Lachen, Husten und Niesen
- Wutanfälle
- Libido gesteigert oder vermindert
- Lust, sein Leben umzukrempeln

Ja, Mädels, in den Vierzigern sind wir nicht mehr in Kansas, wie wir in USA zu sagen pflegen, einiges verändert sich: Wir nehmen schneller zu, auch wenn wir das Gleiche essen, was wir vor zehn Jahren noch problemlos vertragen haben. Wenn wir auf eine Pille die ganzen Jahre gut eingestellt waren, kann es sein, dass wir sie jetzt nicht mehr vertragen und plötzlich doch PMS oder Wassereinlagerungen bekommen. Alkohol vertragen wir immer schlechter – hatten wir früher nach wilden Feiern höchstens einen leichten Kater, sind wir jetzt mindestens einen Tag krank. Scheinbar von heute auf morgen bekommen wir neue Fältchen um die Augen, und die Brust hängt mehr als vorher.

Mythbuster

Von den ersten subtilen Veränderungen des Zyklus bis zur allerletzten Monatsblutung können zehn Jahre vergehen, daher nennt man diese Zeit Wechseljahre und nicht Wechselmonate. Die Perimenopause beschreibt ebendiese Zeit, während der man sehr konstante Phasen haben kann und auch immer wieder eine Verschlechterung und eine Besserung der Symptome.

Die Menopause wird oft als Synonym für die Wechseljahre verwendet, das ist aber falsch: Die Menopause beschreibt die allerletzte Blutung und wird im Nachhinein definiert, wenn zwölf Monate danach nichts mehr gekommen ist.

Wie geht man mit den körperlichen Symptomen am besten um? Eins kann ich dir schon mal verraten: Du musst da nicht «durch». Es ist nicht unser Schicksal, Beschwerden still hinzunehmen und auszuhalten, und es ist weder persönlich förderlich noch langfristig gesund, mit einem Hormonmangel herumzulaufen.

Zunächst einmal ist es wichtig, die Beschwerden zu identifizieren, die einen am meisten stören, von dort aus schauen wir dann weiter. Oft ist ein Bluttest zur Bestimmung des Hormonspiegels richtungsweisend, aber nicht immer: Zunächst einmal ist ein Hormonspiegel so was wie eine Momentaufnahme, ein Selfie der Hormone, und kann an dem Tag, zu der Uhrzeit besonders gut oder schlecht ausfallen. Idealerweise hätten wir vorher bereits einen Test machen lassen, als wir uns richtig gut fühlten, um unsere «Feel Good Zone» festzuhalten, aber die meisten von uns haben das nicht in ihren medizinischen Akten. Es geht daher vielmehr darum, die Symptome der Frau zu behandeln und nicht die Blutwerte auf dem Papier: Manche Frauen haben «normale» Werte, benötigen aber mehr oder weniger Hormone, um sich gut und normal zu fühlen.

Wenn du nach den Symptomen zu urteilen am meisten unter Progesteronmangel leidest, ist eine flexible, bedarfsangepasste Behandlung mit einem bioidentischen Progesteron zu empfehlen. Wenn Hitzewallungen dich belasten, kann auch eine Behandlung mit bioidentischem Östrogen helfen, das man auf die Haut aufträgt (wir besprechen bioidentische Therapien ausführlicher im nächsten Abschnitt).

Wer mit der Pille gut zurechtkommt, kann diese weiternehmen, wenn sonst keine Risikofaktoren hinzukommen wie Rauchen oder Übergewicht. Es gibt aber auch schöne sogenannte reine Estradiol-Pillen, die in den Wechseljahren zwei Fliegen mit einer Klappe schlagen: Sie fangen hormonelle Schwankungen ab, sind weniger belastend für die Leber als herkömmliche Pillen und verhüten noch dazu – super bei fraglicher Fertilität in der Übergangszeit!

Manche Frauen – es sind zugegeben sehr wenige – bekommen ihre Probleme mit pflanzlichen Mitteln in den Griff, aber man braucht viel Geduld und Sitzfleisch. Sechs bis acht Wochen Einnahme, bis man eine Verbesserung bemerkt, sind keine Seltenheit, und die Hauptsymptome gehen nach meiner Erfahrung doch nie ganz weg.

Insidertipp

Wer wissen will, ob er noch verhüten muss, sollte einen Bluttest machen lassen – damit kann das Labor eine Einschätzung erstellen, wie wahrscheinlich eine Schwangerschaft ist. Auch wenn niemand eine Garantie geben kann, die Wahrscheinlichkeit einer spontanen Konzeption von 1 Prozent lässt einen nicht panisch werden, sollte ein Kondom platzen.

Wer nicht weiter zunehmen will, muss seine Ernährung umstellen, ohne Wenn und Aber. Zucker und Mehl müssen vom Speiseplan runter, Alkohol darf nur gelegentlich getrunken werden, fettarmes Essen ist angesagt. Um es klar und deutlich zu sagen: Wer weiterisst wie bisher, wird unweigerlich zunehmen. Wer sein Gewicht halten will, muss besser auf seine Ernährung achten, und wer abnehmen will, muss zunächst eine diätetische Umstellungskur mit professioneller Begleitung machen und dann nach Erreichen des Wunschgewichtes seine Kalorieneinnahme dauerhaft überwachen. Mit Sport lassen sich Ernährungssünden bei den meisten leider nicht mehr ausgleichen!

Dennoch ist Sport umso wichtiger, wenn man sich im Wechsel befindet, und später noch mehr. Ich habe einige athletische, amerikanische Patientinnen, die über fünfzig sind und mit Mindestdosierung von Hormonen gut auskommen. Sie sind topfit und altern einfach nicht so schnell. Aber auch wenn wir uns einige 50-Jährige in Deutschland anschauen, wie Verona Pooth, Caroline Beil oder Veronika Ferres, sehen wir eine neue Generation von Frauen, die nicht so schnell altern wollen und sich weiterhin frisch und sexy fühlen. In der Tat leben wir in einer bisher noch nie da gewesenen Zeit: Man darf die Frauen heute nicht mehr mit denen der Nachkriegsgeneration vergleichen oder gar mit denen davor. Ende des 19. Jahrhunderts lag die Lebenserwartung einer Frau bei 48 Jahren – das ist gar nicht so lange her. In 100 Jahren hat sie sich fast verdoppelt! Auch biologisch betrachtet, sind wir wesentlich jünger als die Frauengenerationen vor uns und haben daher den Riesenvorteil, dass wir die zweite Hälfte unseres Lebens super nutzen können. Die Hormone müssen in den Wechseljahren nicht unser Feind sein – ganz im Gegenteil. Die Menopause bedeutet das Ende der Fertilität – und den Beginn des Supersexy. Du glaubst mir nicht? Komm mit, ich zeige dir, wie dir deine Hormone helfen können, deinem Leben richtig Feuer zu geben:

In unseren Zwanzigern und Dreißigern haben wir einen vergleichsweise hohen Östrogenspiegel, da sind wir vom Östrogen geradezu vernebelt: Kinder zu bekommen, ist vielen von uns in dieser Zeit sehr wichtig, wir wollen es den wichtigen Menschen im Leben (und manch unwichtigen) recht machen, die Meinung anderer interessiert uns sehr. Wir halten die Gemeinschaft zusammen und umsorgen andere. Babys und ihr niedlicher Geruch üben einen unwiderstehlichen Reiz auf uns aus, gerade wenn wir uns selbst in der Planung befinden.

All das beginnt sich in den Vierzigern zu ändern, wenn der Östrogennebel sich so langsam lichtet. Wir sind nicht mehr so sehr daran interessiert, es dem Ehemann oder der Familie recht zu machen. Wir sind sehr oft müde und gereizt, durch den schlechten Schlaf einerseits und das schwankende Östrogenlevel andererseits. Das führt dazu, dass es in Deutschland Millionen Frauen zwischen 40 und 50 gibt, bei denen das Bedürfnis nachlässt, andere dauernd zu umsorgen, und die nachts neben ihrem Partner wach liegen und *nachdenken*. Wir grübeln über allerlei: Hab ich den Zettel für den Schulausflug unterschrieben? Für den Flur bräuchte man einen neuen Schuhschrank. Verdammt, der Hund muss wieder geimpft werden.

Aber auch andere, grundlegende Dinge kommen mit der Zeit zum Vorschein, während man neben dem schnarchenden Ehemann wach liegt: Man hat keine Lust mehr, alles für alle zu sein, man hat keine Lust mehr, es allen recht zu machen, und man hat es oft verdammt noch mal satt, dass alle dauernd etwas von einem wollen. Man fühlt sich fast wie Alexa: Mama, hol mich vom Training ab, habe den Bus verpasst. Schatz, wo ist meine Krawatte, die hast du doch in der Hand gehabt? Frau Schmidt, spring doch mal wieder für die Kollegin ein. Das Multitasking nervt, die Umgebung ist ohnehin undankbar, und überhaupt reicht es jetzt.

Ein Hormon schwankt aber nicht so sehr, weil es nicht nur vom Eierstock, sondern auch von der Nebennierenrinde produziert wird – Lucy Liu, unser Testosteron. Und ihre Rolle in der Perimenopause wird jetzt echt interessant: War sie bisher nur für die Libido um den Eisprung herum verantwortlich, beschert sie uns nun nicht nur eine Libido mit Schmackes, sondern auch Entschlossenheit und Tatkraft. Wir haben also durch das nächtelange Wachliegen ein Signal bekommen

– einen Weckruf vom Körper – und das Testosteron gibt uns, was wir jetzt brauchen, um unser Leben zu ändern. Dein erwachsener Sohn wohnt noch im Keller und spielt lieber mit der Xbox, anstatt zur Uni zu gehen? Raus mit ihm. Dein Mann belächelt deinen Beruf immer noch, obwohl du mittlerweile genauso viele Stunden abreißt wie er und vielleicht sogar dasselbe Gehalt oder noch mehr beziehst? Zeig ihm, was in der Frau steckt, die er geheiratet hat. Du bist seit Jahren Hausfrau, obwohl du davon träumst, einen High-End-Hundesalon zu betreiben? Jetzt ist die Zeit, die Zügel in die Hand zu nehmen und in die Schuhe hineinzuwachsen, die für dich schon immer bestimmt waren.

Überlege bitte: Deine Lebenserwartung liegt heute bei ca. 85 Jahren, Tendenz steigend. Einen großen Teil der ersten Hälfte deines Lebens warst du für andere da – und die zweite Hälfte gehört nun dir. Wie Alicia Keys singt: *This girl is on fire*. Deine verschütteten Wünsche entfachen mit Hilfe deiner Hormone ein Feuer in dir, das dich brennen lässt. Wie Feuer hast du die Kraft, etwas einem Ende zu setzen, das seinen Sinn verloren hat, um wieder etwas Neues aufzubauen. Es wird Zeit, deinem Traum zu folgen. Wenn du deine Karten richtig gespielt hast, bist du finanziell nicht auf irgendjemanden angewiesen, aber selbst wenn: Tue das, was du liebst, tue es gut, und du wirst belohnt werden. Garantiert. Vertraue in dich und das Leben.

Ja, die Perimenopause ist eine sehr, sehr interessante Zeit. Aber das war noch nicht alles.

Sharon Stone sagte, dass sie den besten Sex ihres Lebens mit 46 hatte, und das glaube ich sofort. Lucy Liu aka Testosteron ist Drahtzieher im Hintergrund und schenkt uns jetzt eine Libido ohne Reue. Vorbei die Tage, an denen man sich schämte, weil man Cellulite am Hintern hatte. Kein Stress mehr wegen Schwangerschaften und Babys – vorbei die Gedanken von «Oh mein Gott, ich bin hoffentlich nicht schwanger» in den Zwanzigern über «Schatz, wir sollten Sex haben, ich habe meinen Eisprung» in den Dreißigern bis zu «Nicht so laut beim Sex, sonst wird unser Kleiner wach» später. Du hast Erfahrung, weißt, was du magst und was absolut nicht geht. Du kannst jetzt eher experimentieren und deine Sexualität ausbauen hinsichtlich Variationen und Orgasmusfähigkeit. Einen One-Night-Stand mit einem sexy jungen Mann könntest du jetzt viel mehr genießen, ohne das Abscannen im Kopf, ob er vielleicht doch der Richtige ist, weil du das schlicht nicht mehr brauchst.

Bei allem, was die Hormone mit einem anstellen, ist es wichtig, an dieser Stelle noch eine ganz andere Situation zu beleuchten, die in deutschen Haushalten viel zu oft vorkommt: Was ist, wenn man den hormonellen Ruf zwar hört, aber ignoriert? Viele Frauen – zu viele aus der älteren Generation – folgen dem Call-to-Action nicht und gehen nicht ran, wenn es klingelt. Stattdessen lassen sie lieber die Mailbox rangehen und versuchen, alles so zu lassen, wie es ist. Sie reden sich ein, dass man da «durchmuss», dass man eben älter wird. Der Drang, etwas zu verändern, macht schließlich Angst, und nicht alle haben die Kraft oder die Mittel dazu. Aus Frust über die zusätzlichen Kilos wird mehr gegessen, und das unterschwellige Gefühl, dass man der Situation ausgeliefert ist, tut sein Übriges: Manche trinken mehr Alkohol, viele ziehen sich zurück, gehen nicht zum Sport, vernachlässigen ihr Aussehen und ihre Freundinnen und fügen sich passiv dem Alterungsprozess. Die verschütteten Bedürfnisse werden ignoriert; vielen erscheint es ab einem gewissen Punkt leichter, weiterhin die eigenen Wünsche hintenanzustellen, als sich selbst besser abzugrenzen; leichter, mit der Umgebung im alten Trott zu bleiben, als alles umzukrempeln.

Ein Blick auf die eigenen Eltern genügt oft, um dieses Verhalten zu rechtfertigen. Schließlich war die eigene Mutter auch immer zu Hause, und der Vater hat gearbeitet. Die beiden haben am Wochenende gekegelt und sind zweimal im Jahr mit dem Auto in den Urlaub gefahren, das muss doch auch für mich reichen, oder? Das eigene Potenzial wird leider viel zu oft nicht erforscht und nie ausgelebt. Und daran sind diese Frauen nicht allein schuld, auf keinen Fall – denn niemand hat ihnen jemals gesagt, dass es anders geht, oder ihnen mit gutem Beispiel vorangehend einen anderen Lebensweg gezeigt.

Auch wenn beide Richtungen diametral zueinander stehen – was sich in den Wechseljahren herauskristallisiert, ist, dass du die Wahl hast, wenn du nachts wach liegst: Veränderst du etwas, oder bleibt alles so, wie es ist? Nimmst du den bekannten Weg oder den unbekannten? Willst du leben oder willst du eingehen?

Wer den neuen Weg wählt, wird belohnt mit neuen Erfahrungen, neuen Bekanntschaften, neuen Erfolgserlebnissen. Wer den alten Weg nimmt, dem droht der langsame Verfall. Und wer dann auch noch den Glaubenssatz verinnerlicht hat, dass Hormone Gift sind (da kommen wir im nächsten Abschnitt noch zu), leidet in der kompletten zweiten Lebenshälfte an Hormonmangel, der sich auf vielfältige Weise bemerkbar machen kann, angefangen bei Depression in den Vierzigern über Herz-Kreislauf-Erkrankungen bis hin zum Einbüßen des Denkvermögens und der Vitalität. Man hat sich also nicht nur unbewusst für das Altern entschieden, der Mangel an Hormonen und was an Alterskrankheiten daraus folgt, beschert einem auch noch mehr Arztbesuche und Krankenhausaufenthalte, als einem lieb sein kann – von wegen das Leben nach der Rente genießen.

Ich möchte hier keine Horrorszenarien malen, vielmehr

geht es mir darum, dir beizubringen, dass du keine Angst vor den Wechseljahren haben musst – echt nicht. Das wird alles mit den Jahren besser, nicht schlechter. Eine enge Zusammenarbeit mit deiner Frauenärztin hilft dir, deinen Weg in hormoneller Hinsicht zu finden, und mit einem bewussten Umstellen deines Lifestyles kannst du selbst etwas tun, um zufrieden und gesund zu bleiben. Du hast vielleicht mehr Zeit für Sport und für dein Aussehen als früher, wo die Kinder noch klein waren – viele Frauen werden mit den Jahren sogar schöner und fitter. Du kannst dich sexuell entspannter ausleben als mit Anfang 30, ohne viel emotionales Gepäck. Auf persönlicher Ebene hast du eine großartige Chance, zu entdecken, was in dir steckt, was schon immer da war, aber vielleicht mit Eintritt in die Pubertät und durch das Leben insgesamt verschüttet wurde. Du kannst mit den Träumen weitermachen, die du irgendwann begraben hast. Du musst nur den Ball aufnehmen, der vor dir liegt. Pack ihn und lauf zu deinem nächsten Lebensabschnitt, wo du deine Träume und dein Potenzial ausleben kannst, um die Frau zu werden, die du immer sein wolltest.

Hormonersatz und Healthy Aging statt Helpless Aging

Die Menopause ist laut Definition die letzte Regelblutung des Lebens und dadurch festgelegt, dass ein Jahr lang, also 12 Monate keine Regelblutung nachkommt. Was noch bis in die neunziger Jahre hinein als End-of-Life-Event galt, ist heute ein Mid-Life-Event. Schließlich leben wir einfach länger und gesünder als die Generationen vor uns, und wir bleiben auch länger fit. Meistens genügt es, uns in Erinnerung zu rufen, wie unsere eigene Mutter in unserem Alter war, um zu merken, dass wir im Vergleich heute fitter und biologisch jünger sind.

Dennoch haben viele ein negatives Bild der Menopause – wie sollte es anders sein? Unsere Lebensumstände haben sich wesentlich rapider verbessert als die Bilder in unserem Kopf: In den achtziger Jahren und bis in die neunziger hinein war es okay, dauernd Light-Produkte zu essen, Brot galt als gesund, und man durfte überall rauchen. Work-Life-Balance war kein Thema, wer vor lauter Arbeit einen Herzinfarkt bekam, galt irgendwie als männlich und heldenhaft. Als ich studierte, hieß es, die beste Zeit für eine Schwangerschaft wäre mit Mitte zwanzig, ab einem Alter von 32 Jahren sprach man schon von Risikoschwangerschaft. Die klassische Rolle der Frau war es, zu Hause zu bleiben, was zu D-Mark-Zeiten finanziell noch eher zu stemmen war, und es war eine Horrorvorstellung, für eine Jüngere verlassen zu werden. Kein Wunder, dass die Menopause negativ besetzt ist: Galt eine Frau lange Zeit mit über fünfzig doch als alt, grau, unsexy, bitchy, mit begrenztem Horizont, weil sie immer nur zu Hause war und daher schlicht uninteressant für den Mann. Sie verblasste und wurde unsichtbar für die Welt. Wer das nicht hinnehmen wollte, bekam vom Arzt synthetische Hormonpräparate verschrieben, um Symptome wie Hitzewallungen, Schlafstörungen etc. in den Griff zu bekommen. Das negative Image der Menopause blieb jedoch.

2002 änderte eine Studie namens Women's Health Initiative, kurz WHI, die Einstellung der Medizin gegenüber Hormonersatz:[38] Man untersuchte 16 608 Frauen zwischen 50 und 75 Jahren, von denen die Hälfte mit einer Kombination aus künstlichem, aus Pferdeurin gewonnenem Östrogen und einem chemisch-veränderten Progesteron behandelt wurde und die andere Hälfte mit einem Placebo. Ursprünglich wollte man feststellen, ob man mit der bis dahin gängigen Hormontherapie Herz-Kreislauf- oder anderen Erkrankungen vorbeugen könnte, weil es tatsächlich substanzielle Hinweise dafür gab. Die Studie wurde jedoch vorzeitig abgebrochen, weil mehr Herzerkrankungen, Schlaganfälle, Thrombosen und Brustkrebsfälle in der Gruppe mit kombinierten, künstlichen Hormonen auftraten – nicht die überwiegende Mehrheit, aber dennoch statistisch relevant.

Was bedeutet das genau? Heißt das, dass die Einnahme von Hormonen sehr, sehr wahrscheinlich krank macht? Dass man davon Brustkrebs bekommt, so ähnlich wie man von Zigaretten Lungenkrebs bekommt? Stopp! Lasst uns – ganz nüchtern – die Zahlen der ersten WHI-Studie anschauen, die die Frauenheilkunde seit 2002 grundlegend verändert haben:

16 608 Frauen im Alter zwischen 50 und 79 Jahren wurden beobachtet. 8506 begannen, ein künstliches Östrogen- / Progesteron-Präparat zu nehmen. 8102 erhielten ein Placebo.

Von den 8506 Frauen *mit* Hormoneinnahme haben pro 1000 untersuchten Frauen:
... 2,5 *mehr* Frauen koronare Herzkrankheit, also sprich Herzinfarkte / Herzkranzgefäßverengungen bekommen,
... 2,5 *mehr* Frauen einen Schlaganfall erlitten,
... 5 Frauen *mehr* eine Thrombose bekommen,
... 3 Frauen *mehr* Brustkrebs diagnostiziert bekommen als in der Placebogruppe.

Dafür hatten pro 1000 untersuchten Frauen in der Hormongruppe:
... 0,5 Frauen *weniger* Darmkrebs,
... 12 Frauen *weniger* Knochenbrüche,
... 5,5 Frauen *weniger* Diabetes als in der Placebogruppe.

Das heißt: Mit einem Präparat mit künstlichem Östrogen und Progesteron hatten wenige Frauen *mehr* Brustkrebs, Thrombose, Herzinfarkte und Schlaganfälle erlitten und gleichzeitig wenige Frauen seltener Darmkrebs, Knochenbrüche und Diabetes. Oberflächlich betrachtet könnte man schlussfolgern, Hormone verursachten Brustkrebs, Herzinfarkt, hohen Blutdruck und Schlaganfälle und schützten vor Darmkrebs, Knochenbrüchen und Diabetes. Lassen wir das erst mal so stehen und schauen weiter:

In einer zweiten Studie der WHI[39], 2004 veröffentlicht, wurden 10737 Frauen ohne Gebärmutter untersucht. 5310 erhielten einzig Östrogen ohne Progesteron als Tablette, 5410 erhielten ein Placebo. Diese Art der Versuchsreihe konnte ausschließlich mit Frauen ohne Gebärmutter durchgeführt werden, da Östrogen alleine die Gebärmutterschleimhaut stimuliert und man Progesteron braucht, um einer Dauerstimulation entgegenzuwirken (diese kann nämlich langfristig Komplikationen verursachen, von Blutungsstörungen bis hin zu Gebärmutterkrebs).

Halte dich fest, was jetzt kommt. Das erfinde ich nicht, das sind die echten Zahlen:

Von den 5310 Frauen, die Östrogen nahmen, bekamen pro 1000 Teilnehmerinnen:
... 5,5 *weniger* koronare Herzkrankheiten,
... 0,5 *weniger* Schlaganfall,
... 2,5 *weniger* Brustkrebs (OMG!),
... 1,5 *weniger* Darmkrebs,
... 8,0 *weniger* Knochenbrüche,
... 13 *weniger* Diabetes als in der Placebogruppe.
Und 2,5 *mehr* Frauen entwickelten Thrombose.

In diesem Fall könnte man meinen, Hormone – also nur das Östrogen – schützten vor Herzinfarkt, Schlaganfall, Brustkrebs, Darmkrebs, Diabetes und Knochenbrüchen.

Wenn es dir jetzt geht, wie es mir ging, als ich das das erste Mal las, gehen dir drei Buchstaben durch den Kopf: WTF!?! Weniger Brustkrebs, Schlaganfälle und Herzinfarkte bei Östrogeneinnahme? Fake News?

Schon Churchill (und mein Ehemann auch) sagte, er traue keiner Statistik, die er nicht selbst gefälscht habe. Damit ist gemeint: Schaue hinter die Zahlen, denn hinter den Zahlen stehen Menschen. Und Studiendaten sind nicht gleich Fakten. Bevor man irgendwelche falschen Schlüsse zieht, ist es wichtig, genauer hinzuschauen, denn der Teufel steckt im Detail.

Wie erklärt sich, dass man zunächst davon ausging, dass Hormone gegen Herzinfarkt und koronare Herzkrankheit schützen (wir erinnern uns, das war überhaupt der Anlass für diese Studie), um bei den kombinierten Präparaten dann so dermaßen danebenzuliegen? Und dass in der einen Studie die kombinierten Hormone eher krank machten, während in der anderen das Östrogen allein eher schützend erscheint? Machen Hormone nun krank, oder halten sie gesund? Waren die Studienbedingungen bei kritischer Beleuchtung überhaupt belastbar? Die Antwort lautet: nur bedingt.

Erstens, die Frauen in den Studien waren zwar laut Studienbeschreibung «healthy» – das Wort hat aber für Wissenschaftler eine andere Bedeutung als für die Außenwelt. «Healthy», also gesund, bedeutet nicht «vor Gesundheit strotzend», sondern eben nicht klinisch mittel- bis schwerkrank. Alle Übergewichtigen (und in den USA gibt es davon einige), alle mit Bluthochdruck, Asthma, hohen Cholesterinwerten sowie mäßiger Arteriosklerose wurden mit eingeschlossen, also alle mit gängigen Zivilisationskrankheiten sowie ungeachtet irgendwelcher familiären Krebsbelastungen. Man hat also einfach einen Durchschnitt der weiblichen, amerikanischen Normalbevölkerung zwischen 50 und 79 Jahren genommen.

Zweitens war in beiden Studien das durchschnittliche Alter der Frauen bei Beginn der Behandlung 62 Jahre. Viel zu spät! Das ist definitiv nicht das typische Alter, in dem man anfängt, fehlende Hormone zu ersetzen. Das macht man heute deutlich früher.

Drittens war die Dosierung der Hormone viel zu hoch, und es handelte sich um synthetische statt bioidentische Hormone, zu denen wir gleich kommen. So viel vorweg: Bei den synthetischen Hormonpräparaten wurde das ursprüngliche, vom Körper gut erkennbare Östrogenmolekül von der Pharmaindustrie so chemisch verändert, dass der Körper es erst mal in der Leber auspacken muss, um zu erkennen, was es ist. Ebendieser Tatbestand macht aus synthetischen Hormonen einen Schlüssel, der nicht zu 100 Prozent passt, und ist wahrscheinlich mit eine Erklärung für die negativen Effekte.

Wie lassen sich außerdem die widersprüchlichen Ergebnisse interpretieren, wie beispielsweise bei den Herz-Kreislauf-Erkrankungen?

Wir müssen die Ergebnisse noch mehr auseinanderklamüsern, um zu des Pudels Kern zu gelangen:

Wenn man in der Östrogengruppe der zweiten Studie die Frauen zwischen 50 und 60 betrachtet, wurde diese Gruppe durch die Östrogeneinnahme scheinbar eher vor Herz-Kreislauf-Erkrankungen geschützt. Frauen mit 70, die schon Herzprobleme oder schlechte Cholesterinwerte hatten, zeigten bei Einnahme der Hormone eher den Hang zum Herzinfarkt oder Schlaganfall.

In der ganzen durch die WHI-Studien ausgelösten Diskussion muss man sich außerdem vor Augen halten, dass das verabreichte Hormonpräparat in Deutschland kaum noch verschrieben wird, weil es aus dem Urin von schwangeren Stuten hergestellt wird. Das ist mega *old school* und hierzulande ungefähr so out wie Piz Buin mit LSF 2 oder Roth-Händle-Zigaretten ohne Filter.

Aus diesen Gründen ist ein generelles Verteufeln von Hormonen heute nicht mehr gerechtfertigt, denn der von der WHI-Studie ausgelöste schlechte Ruf von Hormonpräparaten basierte auf Halbwahrheiten und auf einem Produkt, das in einer gynäkologischen Praxis heute kaum noch Anwendung findet.

Humanoide Hormone vs. bioidentische Hormone

Die moderne Hormontherapie trägt den natürlichen Bedürfnissen und dem Rhythmus der körpereigenen Produktion Rechnung und verwendet bioidentische Hormone. Was sind das? Das sind Hormonpräparate, die zwar im Labor zum Teil aus pflanzlichen Vorstufen hergestellt werden, nur haben sie die identische Molekülstruktur wie die Hormone, die von unserem Eierstock produziert werden. Der Körper kann den Unterschied nicht feststellen und verwendet sie wie seine eigenen – sie kommen ready-to-use, sozusagen. Die herkömmlichen Präparate – auch, aber nicht nur die aus Pferdepipi – hatten die molekulare Hormonstruktur, die wir kennen, plus meistens noch einen Zusatz, einen Appendix am Molekül hängen. Das hatte für die Pharmafirmen den Vorteil, dass das Präparat patentiert wurde und man sich somit eine Art Monopolstellung auf dem Markt sichern konnte. Anders könnten die Jahre der Produktforschung und -entwicklung finanziell nicht gestemmt werden. Das ist notwendige und gängige Praxis für alle Arzneimittel, sonst gäbe es in der Apotheke nichts, das wirklich sicher und geprüft ist. Ein großer

Vorteil für die Userin war, dass man als Arzt auch Kombinationen verschiedener Präparate verschreiben konnte, um als netten Nebeneffekt etwa Haarausfall oder erwachsener Akne entgegenzuwirken.

Der Nachteil dieser synthetischen, humanoiden Hormone war und ist, dass das Präparat, wie wir oben gelernt haben, in der Leber erst mal umgebaut werden muss, bevor es der Körper erkennt, und dass die Dosierung jeden Tag gleich ist. Das Nebenwirkungsspektrum ist daher höher, die Entzündungswerte im Blut steigen, die Thrombosegefahr wächst, und die Blutfette werden ungünstig beeinflusst – ein perfekter Cocktail für Atherosklerose und verstopfte Gefäße im Hirn und Herz. Bioidentische Hormone müssen dagegen nicht erst in der Leber umgebaut werden, der Körper erkennt sie und weiß sofort etwas damit anzufangen. Künstliche und bioidentische Hormone sind also ähnlich, aber nicht gleich, weil die bioidentischen Hormone näher an der Hausmarke der Natur sind. Das eine ist eben synthetisch, das andere echt. Wie eine humanoide Lebensform und ein Mensch. Wie Pringles und Pellkartoffeln.

Mythbuster

In der berühmten WHI-Studie wurde mit Kombinationspräparaten in einer Gruppe eine leicht erhöhte Fallzahl von Brustkrebs beobachtet, aber in der Gruppe, die nur Östrogen bekam, gab es dagegen weniger Fälle von Brust- und Darmkrebs! In beiden Gruppen gab es seltenere Fälle von Diabetes als in der Gruppe ohne Hormoneinnahme.

Die bioidentische Hormonbehandlung teilt sich auf in die mit Östrogen, das über die Haut appliziert wird, und die mit Progesteron in Kapselform. Das Östrogen gibt es als Gel oder

Spray, man trägt es morgens nach dem Duschen auf den Innenseiten der Unterarme auf oder dort, wo die Haut sonst dünn ist. Das Progesteron wird als Gelkapsel verschrieben und kann oral geschluckt oder vaginal eingeführt werden. Progesteron wird meistens abends eingesetzt, da es das Gehirn entspannt. Die Dosierung kann man variieren, je nachdem, wie man sich fühlt – zunächst in Absprache mit seinem Arzt oder seiner Ärztin. Irgendwann hat man dann selbst raus, wie viel sich richtig anfühlt.

Timing ist alles

Bezüglich der Risiken von Hormonen hat man inzwischen noch mehr herausgefunden: Je früher man generell mit der Behandlung anfängt, desto besser. Wenn man im Alter zwischen vierzig und fünfzig Beschwerden aufgrund von Hormonmangel bekommt, sollte man diese direkt behandeln lassen, weil so die besten Chancen bestehen, das Risiko für Herz-Kreislauf-Erkrankungen bei sonst gesunder Lebensführung zu minimieren. Eine frühzeitig eingeführte Therapie sorgt langfristig für stabile Knochen, senkt vermutlich das Risiko für Diabetes und erhöht nicht maßgeblich das Risiko für Brustkrebs.

Mythbuster

Wer am Tag ein Glas Wein trinkt, hat ein vergleichbares Brustkrebs-Risiko wie jemand, der künstliche Hormone einnimmt. Wer zwei Gläser Wein am Tag trinkt, hat sogar ein höheres Risiko als mit Hormoneinnahme allein.[40]

Und auch das Risiko für Demenz scheint vermindert zu sein, was Sinn ergibt – Demenz beruht oft auf geschädigten Mikrogefäßen im Hirn, und wenn ein zeitig begonnener Hormonersatz eher vor Atherosklerose (und damit Gefäßschädigung) im restlichen Körper schützt, dann sind die kleinen Gefäße, die das Gehirn versorgen, auch betroffen. Ebenso ist man von einem generellen «Absetzzwang» nach sieben Jahren weggekommen. Um zu bestimmen, wie lange die Einnahme von Hormonen empfehlenswert ist, sollte man sich nach einer individuellen Nutzen-Risiko-Analyse richten. Anders gesagt: Wenn die Behandlung dir guttut, du keine Risikofaktoren und auch sonst keine neuen Krankheiten mit den Jahren dazugewonnen hast, darfst du ruhig weiter Hormone nehmen.[41] Wer allerdings schon über 60 ist und unter Bluthochdruck, erhöhtem Herzinfarktrisiko oder Ähnlichem leidet, sollte auf keinen Fall mehr mit Hormonen anfangen, weil die Gefahr für einen Schlaganfall in diesem Alter höher ist. Hitzewallungen, die ab dem 60. Lebensjahr neu auftreten, können auch durch ein Blutzucker- oder Schilddrüsenproblem entstanden sein.

Leider ist von all den Ergebnissen aus den Studien nur eins durchgesickert, das sich hartnäckig in den Köpfen vieler Frauen festgesetzt hat wie Termiten im Haus, nämlich dass Hormone giftig sind und Krebs auslösen. Den Wissenschaftlern hinter den WHI-Studien ist es inzwischen ein Anliegen, diesen Eindruck zu begradigen. In *The New England Journal of Medicine* – was so etwas wie die Champions League der medizinischen Fachzeitschriften ist – haben sie eine Stellungnahme veröffentlicht, in der sie bedauern, dass so viele Frauen unnötig leiden müssen, weil sie eine vernünftige Hormonbehandlung verweigern oder verweigert bekommen.[42] Man hat sozusagen das Kind mit dem Bade ausgeschüttet, mit dem Ergebnis, dass viele Frauen in den letzten 15 Jahren nicht ausreichend mit Hormonen versorgt wurden und nun mit gesundheitlichen Problemen die Rechnung dafür zahlen. Die Wahrscheinlichkeit, durch Hormone allein Brustkrebs zu bekommen, ist sehr gering, aber die Wahrscheinlichkeit, seine Libido, die Funktion seiner Vagina, seine Kontinenz, die Gesundheit des Herzens und der Gefäße sowie seine geistige Kapazität einzubüßen, liegt bei fast 70 Prozent.

Ein ausbalancierter Hormonhaushalt ist wirklich wichtig – man muss nur jemand fragen, der mal eine Schilddrüsenfehlfunktion hatte, oder einen Diabetiker, wie es sich anfühlt, nicht ausreichend Insulin zu haben. Und ebenso wie man nie von jemandem erwarten würde, ohne Schilddrüsenhormon auszukommen, sollte man nicht von sich selbst oder sonst jemandem verlangen, ohne triftigen Grund ohne Östrogen oder Progesteron auszukommen.

Neuere Daten warten mit noch mehr Überraschungen auf und legen nahe, dass das letzte Wort zum Thema Hormonersatz noch lange nicht gesprochen ist. So hat eine große finnische Studie 489105 (!) Frauen über einen langen Zeitraum beobachtet und festgestellt, dass die Teilnehmerinnen, die eine Hormonersatztherapie machten, weniger Brustkrebs bekamen.[43] Manche Mediziner vermuten sogar, dass Brustkrebs eine Hormonmangel-Krankheit ist. Das ist ja noch kühner! Tatsache ist auf jeden Fall, dass die Mehrzahl der Brustkrebserkrankungen zwischen dem 50. und 70. Lebensjahr auftreten – nach der Menopause, also in der Hormonmangelsituation. Bisher hagelt es noch keine Kritik auf die Finnen, schließlich sind wir noch weit entfernt von der Gewissheit, alles rund um den Komplex Brustkrebs und Hormone zu verstehen.

Mythbuster

Woran sterben die meisten Frauen? An Brustkrebs? Falsch! Laut Statistischem Bundesamt sterben die meisten Frauen an

Herz-Kreislauf-Erkrankungen und an Demenz. Brustkrebs ist zwar die häufigste Krebsart bei Frauen, teilt sich aber als Todesursache in Deutschland Rang 4 mit Bluthochdruck. Und nach den aktuellen Erkenntnissen zu urteilen, lässt sich das Risiko für Herz-Kreislauf-Erkrankungen durch den frühzeitigen, korrekt dosierten Einsatz von Hormonersatz senken. Noch ein Grund, nicht unnötig unter Hitzewallungen und Co. zu leiden!

Es sind aber nicht nur die Patientinnen verunsichert, auch viele ärztliche Kollegen sind es. Schließlich ist das Management der Wechseljahre überhaupt nicht Teil der Ausbildung, und selbst im Studium nimmt die Gynäkologie nur eine kleine Randstellung ein. Ich selbst kann mich nicht an die Behandlung der Menopause in irgendeiner Form im Studium erinnern, und auch während der Facharztausbildung war sie kein Thema. Ganz ehrlich? Als ich meine Praxis aufmachte, habe ich mich erstmals wirklich damit auseinandergesetzt, und ich bin keine Ausnahme. Unter vielen Medizinern der alten Schule ist nach wie vor die Denke der Nachkriegszeit verbreitet, dass man da «durchmuss», wenn man Beschwerden hat, sich alt werden lassen muss und die Sexualität an den Nagel hängen darf. Aus diesem Grund bekommen zahlreiche Frauen in den Vierzigern Antidepressiva verschrieben, Blutdruckprobleme werden mit Medikamenten behandelt, für die ausgedünnte Vagina werden Gleitmittel empfohlen (oder es wird schlicht mit den Schultern gezuckt) und für die wiederholten Blasenentzündungen Antibiotika. Viel zu wenige Kollegen und Kolleginnen klären ihre Patientinnen darüber auf, dass Hormonmangel hinter alldem steckt und vermeidbar ist.

Und genau da liegt der Hund seit Jahren begraben: Letzten Endes sind die Wechseljahre und die Menopause ein Aufklärungsproblem. Wir Frauen verlieren mit dem Eingang in die Postmenopause innerhalb weniger Jahre 90 Prozent unserer hormonellen Versorgung, und *keiner redet darüber*. Keiner bereitet dich auf die Veränderungen vor, keiner sagt, was dich erwartet, was du tun kannst und vor allen Dingen was du deinen Arzt wann fragen musst. Während es bei Männern ein reges und robustes wissenschaftliches Bestreben gibt, ihre Sexualität zu erhalten, sind die Bemühungen um die weibliche Sexualität vergleichsweise mager, wie eine kanadische Studie feststellte.[44]

Es ist aber nicht okay, depressiv zu sein aufgrund von Hormonmangel, es ist nicht okay, sich nahe dem Burn-out zu fühlen, weil man nie schläft, dauernd schwitzt oder Gelenkschmerzen hat. Es ist nicht hinzunehmen, dauernd Harnwegsinfekte zu haben oder eine ausgedünnte, vertrocknete Vagina, weil keiner einem gesagt hat, dass man dem vorbeugen kann und muss. Ich vergleiche daher sehr gerne den heutigen Umgang mit der Menopause mit der Zahnpflege vor hundert Jahren auf dem Land: Da redete keiner von Prophylaxe oder Zahnseide, man ging zum Zahnarzt, wenn man Schmerzen hatte, der Zahnarzt zog den Zahn, fertig, zurück aufs Feld. Heute lässt man die Frauen im Dunkeln über die Prozesse, die irgendwann ihre Weiblichkeit, ihre Sexualität, ihre Harnblasen-, vaginale und Herz-Gefäß- und Knochengesundheit ruinieren werden. Und so gehen sie erst dann zum Arzt, wenn sie in sechs Monaten sieben Harnwegsinfekte hatten, wenn sie seit Monaten keine Lust mehr auf Sex haben und wenn sie am Tag 20-mal eine Hitzewallung bekommen und schon seit Monaten nicht mehr richtig schlafen.

Wenn diese Symptome auftreten, ist die Entscheidung über eine Therapieform die nächste Hürde, vor der sich die Patientin sieht, weil ihr jeder etwas anderes sagt. Der Mangel an Informationen macht nicht wenige aufgeschlossen gegenüber alternativen Behandlungsformen, die zwischen den Zeilen versprechen, die herkömmliche Medizin komplett zu ersetzen. Und so rennen unzählige, verzweifelte Frauen vom Heilpraktiker zum Tanztherapeuten zum Hormonyoga, nur um die vermeintlich gefährliche Hormontherapie zu umgehen.

Yoga und Homöopathie in allen Ehren, das Problem des Hormonmangels können sie einfach nicht dauerhaft beheben. Das bestätigen mir übrigens auch meine Patientinnen, die als seriöse Heilpraktikerinnen arbeiten! Man kann einen Teil der negativen Symptome lindern, aber die Abbauprozesse im Hintergrund werden davon schlicht nicht beeinflusst. Die vaginale Schleimhaut verfällt und dünnt aus, die Harnröhre wird undicht, die Knochen werden porös, die Gelenke tun weh. Der Blutdruck geht hoch, die ersten Gefäßschäden äußern sich mit Herzrhythmusstörungen, einem Herzinfarkt oder Schlaganfall, man braucht immer mehr Medikamente auf regelmäßiger Basis. Die Erinnerung wird schlechter, die Reaktionen werden langsamer, und die Vitalität nimmt ab, lange bevor man sein Lebensende erreicht hat.

Pflanzliche Präparate – sogenannte Phytoöstrogene – zeigten sich in Studien im Vergleich zu pharmazeutischen Östrogenen weniger zuverlässig, weil sie in der Herstellung mehr Schwankungen unterworfen sind und weniger reguliert sind als klassische Medikamente. Viele Studien sprechen dafür, dass sie bei Hitzewallungen nichts nutzen.[45, 46] Die meisten Frauen in meiner Praxis kommen mit den gängigen pflanzlichen Mitteln nicht lange aus, das weiß ich aus Erfahrung. Es halten sich auch hartnäckig die Gerüchte, dass Frauen in Asien keinerlei Probleme mit den Wechseljahren hätten, weil sie jeden Tag Sojaprodukte zu sich nehmen – nach dem Motto «A tofu a day keeps the doctor away». Es gibt aber ebenso reichlich Stimmen, die behaupten, dass das schlicht unwahr ist. Vielleicht gingen die Asiatinnen bisher auch wegen so was einfach nicht zum klassischen Arzt und nahmen dafür regelmäßig traditionelle chinesische Medizin in Anspruch. Ob nun chinesische Kräuter helfen oder ob Asiatinnen ihre Bedürfnisse eher aus kulturellen Gründen nicht in den Vordergrund stellen, weiß ich nicht. Vielsagend finde ich aber dies: Professor Alfred O. Mueck hat in China die erste Menopausen-Klinik Asiens (wenn nicht der Welt) eröffnet, und die Frauen rennen ihm seitdem die Bude ein. Trotz Tofu und Ginseng.

Die großen Fachgesellschaften der Welt für Frauengesundheit, die firmen- und länderneutral forschen, haben sich nach langem Hin und Her, nach Analyse Abertausender Daten und zig Studienergebnissen auf einige Eckpunkte bezüglich der Hormontherapie geeinigt:[47, 48]

Bei hormonellen Beschwerden und Abwesenheit von Risikofaktoren wie Bluthochdruck, Brustkrebsrisiko, Thrombosen oder Schlaganfallrisiko überwiegen die Vorteile des Hormonersatzes die Nachteile.[49] Und: Timing ist alles. Am besten fängt man sofort mit der Therapie an, wenn man beginnt, Beschwerden wie Schlafstörungen, Stimmungsschwankungen, Hitzewallungen zu entwickeln. Je früher man anfängt, desto effizienter sind die Hormone, und als netter Nebeneffekt schützen bioidentische Hormone laut aktueller Beweislage zudem vor Herz-Kreislauf-Erkrankungen, Bluthochdruck und Gefäßerkrankungen. Arzt und Patientin entscheiden gemeinsam in regelmäßigen Abständen, ob alles so bleiben darf, wie es ist, oder ob man die Therapie anpassen sollte.

Hormonersatz – The doctor's choice

Fest steht: Frauen, die Hormone nehmen, sind häufiger berufstätig, häufiger sportlich aktiv, häufiger sexuell aktiv und achten mehr auf ihre Gesundheit.[50] Und all dies können Faktoren sein, die eine Rolle dabei spielen, dass sie auch länger gesund bleiben.

Auch wenn viele Ärzte ihre Patientinnen neutral oder vorsichtig beraten, ist bezeichnend, dass die meisten Gynäkologinnen ab der Perimenopause Hormone nehmen und die männlichen Kollegen sie auch ihren Ehefrauen verschreiben.[51, 52] Wenn wir eine Frau bezüglich einer Hormontherapie beraten, kämpfen wir oft gegen viele Vorurteile und festgefahrene Denkweisen – das kostet Energie und braucht Zeit. Zeit, die in der normalen Sprechstunde leider oft nicht vorhanden ist.

Truth Bomb

Umfragen zufolge nehmen die meisten Gynäkologinnen in der Peri- und Postmenopause Hormone ein, und die meisten männlichen Frauenärzte verschreiben sie ihren Frauen!

Wie lautet mein Fazit für mich, für dich, für meine Patientinnen?

Also:

Wenn du keinen Brustkrebs hast und kein erhöhtes Risiko (zum Beispiel, weil deine Zwillingsschwester an Brustkrebs erkrankt ist),

Wenn dein Herz gesund ist, du nicht extrem übergewichtig oder Raucherin bist,

Wenn du keinen unkontrollierten hohen Blutdruck hast,

Wenn du nie eine Thrombose, einen Schlaganfall oder eine Lungenembolie hattest,

Wenn deine letzte Periode weniger als zehn Jahre her ist,

... dann bekommst du von mir bioidentische Hormone verschrieben, wenn du Wechseljahresbeschwerden hast. Diese schleichen wir ein, bis wir deine «Wohlfühlzone» herausgefunden haben. Die bioidentischen Hormone darfst du nehmen, solange alles so bleibt, wie es ist. Regelmäßig stellen wir gemeinsam Überlegungen an, ob die Dosierung stimmt oder ob etwas dagegenspricht, die Therapie weiterzubetreiben. Natürlich machst du – wie alle anderen auch – regelmäßige Brustkontrollen, mit Ultraschall und/oder Mammographie.

Das kannst du gut finden oder nicht. Aber das ist der Rat, den ich meinen Freundinnen und Patientinnen gebe. Und das ist auch das, was die meisten Gynäkologinnen für sich und die Gynäkologen für ihre Ehefrauen tun, und zwar wenn sie für sich frei entscheiden dürfen und abgeschirmt sind von Kritik aus der Presse und populären Meinungen der alternativen Szene. Du hörst das hier von mir frank und frei über die private, persönliche Einstellung von Frauenärzten zur Hormontherapie, also von Menschen, die tagtäglich sehen und erleben, wie Frauen mit Hormonen im Alter aktiv und vital bleiben und Frauen ohne Hormontherapie mit den Jahren Probleme bekommen. Wie willst du nach den Wechseljahren leben? Du weißt jetzt alles, was ich weiß. Die Entscheidung liegt letzten Endes ganz bei dir.

Rock me like a hurricane: Grundzutaten, um deine Postmenopause zu rocken

Nun gibt es unabhängig von der hormonellen Balance ganz viele andere Dinge, die man tun kann, um sich in den Wechseljahren und später richtig gut zu fühlen. Wer so alt ist wie ich, weiß, man ist schneller müde als früher, die Batterie ist schneller leer, und man muss sich jeden Tag dafür entscheiden, etwas Gutes für sich zu tun – schließlich brauchen wir Energie, um unser Leben so zu gestalten, wie wir wollen, und um unseren Träumen nachzujagen.

Hier ist die Zutatenliste, um deine Postmenopause zu rocken:

1.) All about exercise

Die Muskulatur baut sich schneller ab als früher, und es ist daher wichtig, dreimal die Woche etwas Sportliches für sich zu tun. Krafttraining sollte eine zentrale Stellung einnehmen, denn Muskeln verbrennen Kalorien und schützen unsere Gelenke. Konditionstraining und Faszientraining sind genauso wichtig, um ein gesundes Herz, eine gesunde Psyche und Gelenkigkeit zu erhalten.

2.) No white trash

Wer nicht weiter zunehmen und in fünf Jahren zehn Kilo mehr wiegen möchte, wer seine Taille erhalten und sein Risiko für Diabetes senken will, muss auf Weiß verzichten: kein Weißmehl, kein Zucker, keine Kartoffeln, kein Reis, kein Fettrand und bei manchen sogar keine Milchprodukte. Heißt das, du kannst nur noch 5 Prozent von dem essen, was im REWE verkauft wird? Yep. Ausnahmen darf es geben, aber die Regel muss sein: rotes und grünes Gemüse und Geflügel und Fisch, und zwar als 90 Prozent der Lebensmittel, die du zu dir nimmst.

3.) No booze

Auf die Gefahr hin, dass mich spätestens jetzt keiner mehr mag: Ab dem 45. Lebensjahr muss man sich das mit dem Alkohol gut überlegen. Alkohol löst eher Hitzewallungen aus und raubt uns Energie am nächsten Tag. Ab und zu ein Glas

Wein oder Sekt – kein Problem. Wenn du dir aber jeden Tag Alkohol gönnst, wirst du noch mehr und schneller am Bauch zunehmen und außerdem dein Risiko für Krebs erhöhen.

4.) Use it, or lose it

Die Rede ist von deiner Vagina! Wer aufhört, Sex zu haben, fängt an zu altern, und zwar in jeglicher Hinsicht. Wer regelmäßig sexuell aktiv ist, hat länger eine feuchte, dehnbare Vagina und hält nicht nur seine Libido am Leben, sondern hat weniger Herz-Kreislauf-Erkrankungen und lebt im Schnitt sieben Jahre länger als Menschen, die ihr Intimleben einmotten.[53]

Es gibt in Dänemark einen wunderbaren Werbespot über Sex im Alter, namens «Do it forever – Do it for Denmark» (Unbedingt auf YouTube anschauen!), in dem es heißt: Du musst nicht aufhören, Sex zu haben, nur weil du alt wirst. Aber wenn du aufhörst, Sex zu haben, wirst du alt.

5.) Girls Still Wanna Have Fun

Was kaum thematisiert wird und was viele verlernt haben, ist das Vergnügen. Wir Frauen sind geradezu auf Vergnügen ausgelegt und haben sogar ein Körperteil, die Klitoris, die keinen anderen biologischen Sinn erfüllt, als uns Vergnügen zu bereiten. Es ist wichtig, jeden Tag etwas zu tun, das dir richtig Freude macht – sei es, zum Radio laut mitzusingen, mit dem Hund frühmorgens spazieren zu gehen, frische Pfirsiche auf dem Wochenmarkt einzukaufen oder deinen Kleiderschrank zu ordnen. Vergnügen bedeutet für jeden etwas anderes, aber zu oft im Leben vernachlässigen wir die Dinge, die uns guttun, weil wir es nicht mehr gewohnt sind, auf unsere Wünsche zu hören. Automatisch scannt man den Wunsch ab, ob er nicht mit anderen Sachen kollidiert, wie Pflichten oder Arbeit. Gewöhne dir an, jeden Tag etwas Gutes oder wirklich Spaßiges zu tun – Yoga machen, mit Freundinnen treffen oder zur Pediküre gehen. Die Spanierinnen haben das schon lange verinnerlicht: Nie ohne roten Lippenstift aus dem Haus, einmal die Woche zum Friseur, schöne Schuhe und Kleidung werden täglich getragen, und auf Hochzeiten tanzen alle, von Jung bis Alt, bis spät in die Nacht.

6.) Let that Sh*t go

Du bist jetzt in einem Alter, in dem du wählerisch mit deiner Zeit umgehen musst. Jeder Tag ist ein Geschenk, und du solltest ihn nicht mit Menschen verbringen, die dir nicht guttun. Toxische Beziehungen hinterlassen Spuren, machen uns latent fertig und rauben Energie. Jeder, der nicht in dein seelisches Konto einzahlt, sondern nur davon abhebt, gehört raus, ein für alle Mal. Obwohl es dafür sicherlich wenige wissenschaftliche Beweise gibt, bin ich überzeugt, dass es Menschen gibt, die genauso Krebs und Herzinfarkte befördern können wie Fastfood und Zigaretten. Es gibt auch Berufe oder Tätigkeiten, die einen langsam umbringen können. Du kannst dich nicht entscheiden, ob jemand oder etwas noch gut für dich ist? Scan es kurz nach den folgenden Kriterien ab:

Wenn du es nicht liebst,
es nicht essen kannst,
es nicht zum Schlafen brauchst,
damit nicht deinen Frieden schließen kannst,
daraus keine Kraft ziehst,
darin keine Freude findest ...

... dann lass die Scheiße los!

8. Verhütung – No Baby on Board

Wenn du willst, dass etwas richtig getan wird, musst du es selbst erledigen. Daher, Mädels: Wenn es um die Verhütung geht, verlasst euch am besten auf euch und euren Verstand. Obwohl zum Sex wie zum Tangotanzen immer zwei gehören, bleibt im Falle einer Schwangerschaft, gewollt oder ungewollt, der Löwenanteil der Belastungen an der Frau hängen. Daher ist dieses Kapitel für dich so wichtig. Wer alle Optionen der Verhütung gut kennt, kann für sich die beste und vernünftigste Entscheidung treffen. Es gibt kein Richtig oder Falsch, Schlechter oder Besser, sondern nur das, was für den einzelnen in seiner aktuellen Lebenssituation am besten funktioniert.

Um nicht schwanger zu werden, gibt es die hormonellen und die nicht hormonellen Methoden. Die hormonellen Verhütungsmittel umfassen nicht nur die klassische Antibabypille (auch Mikropille genannt), sondern ebenso die Minipille (aka Stillpille), den Verhütungsring, die Dreimonatsspritze, die Hormonspirale, das Hormonstäbchen und das Verhütungspflaster.

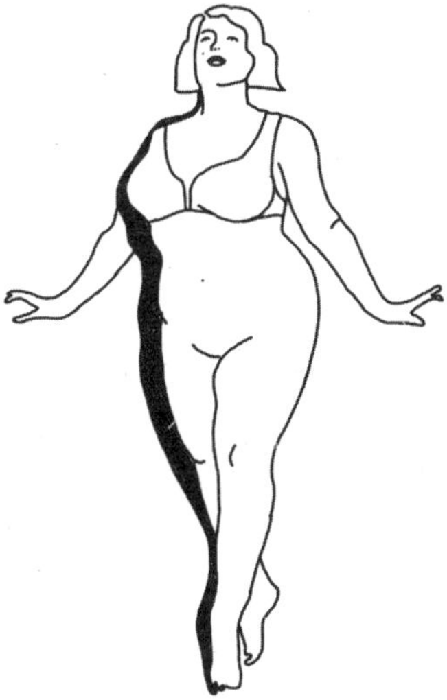

Hormonelle Verhütungsmittel: Pille und Co.

Ich frage mich manchmal, ob es über irgendetwas mehr Horrorstorys im Internet gibt als über hormonelle Verhütungsmittel. In Chats werden Gerüchte verbreitet, in Blogs mangelhaft durchgeführte Studien zitiert oder Ergebnisse von Studien falsch oder verzerrt wiedergegeben. Mir ist bewusst, dass man sich heute die meisten seiner Informationen – vom Tipp zur Entfernung von Schimmel in der Dusche bis hin zur Beratung beim Autokauf – aus dem Internet holt, das mache ich genauso. Aber wenn es um die Hormone im Allgemeinen und die Pille im Besonderen geht, wird im Netz oft eine emotional gefärbte Debatte mit Halbwahrheiten und Mutmaßungen geführt, die mich zum Teil an das Dorfgeflüster in *Die Schöne und das Biest* erinnert, als alle von dem gefährlichen Monster im Schloss erfahren. Wenn man sich im Internet auf die Suche nach einem Verhütungsmittel begibt, kann man daher sehr leicht verunsichert werden oder sogar den Eindruck bekommen, dass man vielleicht besser gar keinen Sex mehr haben sollte, weil alles andere zu riskant oder kompliziert ist. Spätestens dann solltest du den Frauenarzt deines Vertrauens nach dem besten Verhütungsmittel für dich fragen. Und wir Gynäkologen sprechen gerne alle Optionen an, beginnen unsere Ausführungen aber meistens mit der Pille, der Urmutter aller hormonellen Verhütungsmittel.

Ich fange mal damit an, mit den zehn häufigsten Gerüchten über die Pille aufzuräumen, die seit Jahr und Tag weitergeflüstert werden, von Mutter zur Tochter, von der Friseuse zu ihrer Kundin, von der Schulfreundin zur besten Freundin zur Bekannten in der Umkleide vom Fitnessstudio:

Die Top 10 der Pillengerüchte

1.) Die Pille macht unfruchtbar.
2.) Die Pille macht dick.
3.) Man darf die Pille insgesamt nicht zu lange nehmen.
4.) Man sollte immer mal wieder die Pille wechseln.
5.) Man sollte immer mal wieder eine Pillenpause machen.
6.) Wenn man nicht oder kaum blutet unter der Pille, bedeutet das, dass etwas nicht stimmt.
7.) Es gibt Pillen, die sehr viel gefährlicher sind als andere.
8.) Die Pille macht Krebs.
9.) Die Pille schädigt einen langfristig.
10.) Man kann die Pille nicht ohne Pause durchnehmen, weil das Menstrualblut dann nicht herauskann und etwas verstopft oder der Körper dann nicht entgiften kann.

Was ist an diesen Gerüchten dran? Steckt da nicht ein Körnchen Wahrheit drin, sonst würden sie sich doch nicht so hartnäckig halten, oder? In diesen Glaubenssätzen verbirgt sich tatsächlich mehr verzerrte Wahrheit und falsches Verständnis vom eigenen Körper als harte Fakten und kühle Daten. Sie konnten aber sicherlich nur deshalb entstehen, weil über Jahre Fragen nicht vernünftig angegangen oder ernst genommen wurden. Ich möchte, liebe Leserin, in diesem Kapitel weder die eine Methode schönreden noch die andere verteufeln, sondern dir zu allen Methoden das Für und Wider zeigen, damit du eine individuelle Entscheidung treffen kannst. Wir machen hier erst einen kleinen Lehrgang zur Pille und erfahren dann mehr über die anderen hormonellen Verhütungsmethoden.

Die erste Pille kam 1960 auf den Markt und war ein Meilenstein der weiblichen Emanzipation. Damals war sie noch richtig hochdosiert – ca. fünfmal so hoch wie die Pillen heute – und hatte viele Nebenwirkungen, aber sie ermöglichte Frauen eine komplett andere Herangehensweise an das eigene Leben und passte vom Zeitgeist zu der damaligen Frauenbewegung, die die Frauen vom Haus und Herd emanzipieren wollte. Mit Pille konnte man eine Schwangerschaft planen oder ganz vermeiden, und endlich hatte die Frau es alleine in der Hand, ob sie schwanger werden wollte oder nicht, was sowohl für die Familienplanung als auch für ihre berufliche Situation eine ganz neue Dimension eröffnete. Seit Einführung der Pille in den sechziger Jahren haben mehr Frauen akademische Berufe ergriffen, waren insgesamt länger berufstätig und haben auch höher bezahlte Berufszweige gewählt, wie Medizin oder Jura. Auch wenn die erste Pille relativ viele Nebenwirkungen hatte – das haben viele in Kauf genommen.[54]

Ende der Siebziger schraubte man die hohe Dosierung herunter, und die erste Mikropille mit entsprechend weniger Nebenwirkungen wurde geboren. Seitdem sind die Pillen allesamt noch mal leichter geworden. Die Mikropille besteht aus zwei Komponenten:

1.) einem chemisch veränderten Östrogen namens Ethinyl-Estradiol, abgekürzt EE.
2.) einem Progestagen. Das ist ein chemisch verändertes Progesteronmolekül, das durch ein Anhängsel eine Art Superkraft verliehen bekommen hat. Davon gibt es verschiedene Sorten, aber alle fallen unter den Oberbegriff *Progestagene* und haben je nach Superkraft ein anderes Einsatzgebiet, so ähnlich wie Spider-Man, Mr. Invisible oder Aquaman. So gibt es Progestagene, die Haarausfall bekämpfen oder gegen Wassereinlagerungen wirken. Wir lernen sie im Folgenden ausführlicher kennen.

Der wichtigste Player zur eigentlichen Verhütung ist das Progestagen, das wir oft abgekürzt nur «Gestagen» nennen. Das Gestagen ist das Progesteron mit Superkräften, weil es den Eisprung unterdrückt und einen dichten Schleimpropf vor dem Muttermund bildet. Damit sitzen die Spermien vor verschlossener Tür und kommen nicht weiter.

Das Ethinyl-Estradiol (EE) ist dafür zuständig, den Zyklus stabil zu halten, das heißt, dafür zu sorgen, dass wir nicht unkontrolliert Schmierblutungen bekommen.

Um zu verstehen, wie die Pille in den Zyklus eingreift, erinnern wir uns an Felix Baumgartner und seine Raumkapsel nach dem Sprung.

In der Mitte des Zyklus springt das Ei. Danach haben wir ein hohes Progesteronlevel in der zweiten Zyklushälfte, produziert von der Raumkapsel, der kaputten Eihülle, während die Gebärmutter auf ein befruchtetes Ei wartet. Wenn das befruchtete Ei kommt und sich einnistet, bleibt der Progesteronspiegel hoch; wenn kein Ei eintrifft und die Gebärmutterschleimhaut vergeblich auf einen Gast wartet, sinkt das Level im Blut ab, und wir bekommen unsere Periode.

Dieses Prinzip nutzt die Pille: Man gibt dem Körper eine höhere Dosis an Progestagen, sodass der Eisprung unterdrückt wird, ähnlich wie in der Schwangerschaft – deshalb wird oft vereinfacht gesagt, dass die Pille dem Körper eine Schwangerschaft «vorgaukelt».

Mythbuster

Wenn man die Pille lange nimmt – auch über viele Jahre – und dem Körper sehr lange eine Schwangerschaft «vorgaukelt», rüttelt das nicht an der eigenen Fähigkeit, schwanger zu werden. Die Pille setzt den eigenen Zyklus lediglich in Flugmodus, wie beim Handy vor dem Abflug in den Urlaub. Nach Absetzen der Pille schalten wir den Flugmodus aus, haben wieder Empfang, und nach ein paar Monaten ist alles wieder beim Alten. Die eigene Fertilität wird null Komma null davon beeinflusst, wie lange man die Pille genommen hat!

Die Pille übernimmt die hormonelle Versorgung im Körper. Die Eierstöcke werden von der Hypophyse (wir erinnern uns an Bosley aus Kapitel 7) nicht mehr stimuliert und legen sich zur Ruhe. Bosley und Charlie erhalten, ähnlich einem Thermostat, über das Blut die Rückmeldung, dass die Zielwerte der Hormone erreicht sind, und halten ihrerseits die Füße still. Man sieht im Ultraschall, wenn die Eierstöcke offline sind, weil sie sehr klein werden. Auch das ist nicht schlimm und komplett reversibel.

Die Pille oder ein anderes hormonelles Verhütungsmittel zu verwenden, kann ein paar nervige Begleiterscheinungen beinhalten, und auch einige Gefahren lauern in den Schatten. Damit befassen wir uns später im Kapitel. Zunächst schauen wir uns an, welche Vorteile die Pille hat:

- Die Blutung wird weniger.
- Regelschmerzen werden entscheidend verbessert.
- Akne wird oft viel besser.
- Haarausfall kann vermindert werden.
- Endometriose kann in Schach gehalten werden.
- Frauen mit PCO-Syndrom bekommen regelmäßig eine Blutung.
- Man kann seine Blutung steuern und zeitlich regeln.
- Man kann ganz hervorragend damit verhüten.

Die meisten Pillen gibt es in Packungen mit 21 Tabletten. Man nimmt sie drei Wochen lang, jeden Tag eine zur selben Tageszeit, und wenn die Blister-Packung der Pille zu Ende ist, macht man sieben Tage Pause.

Während dieser Pause kommt die Periode. Genau genommen ist es keine Periode, sondern eine Hormonentzugsblutung. Das muss man sich klarmachen: Man hat unter der Pille keinen natürlichen Zyklus, sondern es wird alles von der Pille diktiert und dirigiert. Wann die Blutung kommt, kann variieren – am Anfang der sieben Tage, in der Mitte oder sogar erst am Ende – und sagt rein gar nichts über die Qualität der Verhütung in dem Monat aus.

Mythbuster

Die Blutung unter der Pille ist keine vom Körper verursachte Periode, sondern lediglich eine Hormonentzugsblutung. Wenn du nur mit der Pille eine regelmäßige Blutung bekommst und ohne nie blutest, kann das an einer Eierstockschwäche liegen. Diese kann ein Problem werden, wenn man später Kinder bekommen möchte, und gehört daher abgeklärt.

Die sieben Tage Pause sind nicht wirklich notwendig; man weiß mittlerweile, dass das ein Marketingtrick der Pharmafirmen war, weil viele Frauen es als unnatürlich empfunden hätten, nie mehr zu bluten. Wenn man will, kann man daher versuchen, die Pille durchzunehmen. Das ist zum Beispiel vorteilhaft, wenn man seine Periode verschieben will oder aber Probleme hat, die nur in der Pillenpause auftauchen, wie Migräne, Regelschmerzen oder Herpesausbrüche.

Ist es schlimm oder belastend für den Körper, die Pille durchzunehmen? Überhaupt nicht. Es ist für den Körper viel stressiger, die Pille an- und abzusetzen, als eine hormonelle Flatrate einzuhalten. Theoretisch kann man die Pille ein Jahr lang durchnehmen und nur einmal im Jahr eine Pause von sieben Tagen einlegen. Praktisch ist es aber eher so, dass die meisten Frauen alle drei bis vier Monate eine Pause einlegen; manche bekommen auch Schmierblutungen als Zeichen, dass der Körper langsam mal bluten will. Das ist zwar nicht schlimm, kann aber andauern, wenn man die Pille dann nicht absetzt. Daher rate ich in der Situation immer dazu, gleich die Sieben-Tage-Pause einzulegen und nicht zu warten, bis die Pillenpackung des Monats aufgebraucht ist (wann man die Sieben-Tage-Pause macht, ist dem Körper wurstegal).

Die hormonelle Flatrate ist in jedem Fall günstiger für den Körper als das Auf und Ab einer Pause – daher bitte keine längere Pillenpause einlegen, nur um den Körper zu entwöhnen, oder eine gutfunktionierende Pille einfach so wechseln. *Never change a winning team* – auch bei der Verhütung.

Mythbuster

Wenn deine Blutung während der siebentägigen Pause sehr leicht wird oder ganz aufhört, liegt das sehr wahrscheinlich daran, dass dein Körper unter dem Hormoneinfluss mit der Zeit nur noch wenig Schleimhaut in der Gebärmutter aufbaut. Das heißt nicht, dass du schwanger bist oder unfruchtbar, sondern nur dass die Pille sehr gut wirkt! Wenn du die Pille absetzt, bekommst du nach einer Übergangszeit von vier bis sieben Monaten wieder ganz normal deine Periode, so wie du es kennst.

Welche Begleiterscheinungen hat die Pille? Durch das Absenken des freien Testosterons in der Blutbahn kann die Libido vorübergehend so gedämpft werden, dass man sich nach Jahren der Einnahme wie ein Neutrum fühlt und allein schon der Gedanke an Sex anstrengend klingt. In diesem Fall kann es hilfreich sein, die Pille für ein paar Monate abzusetzen, um zu schauen, ob dein Mojo wiederkommt. Andere typische Nebenwirkungen der Pille sind Zwischenblutungen, Stimmungsschwankungen, Brustspannen, Kopfschmerzen bis hin zu Migräneanfällen und noch vielem mehr, aber – Achtung! – keine Gewichtszunahme.[55]

Mythbuster

Fett durch die Pille? Nein! Es wurden zahlreiche Studien der letzten Jahre ausgewertet und festgestellt: Die Pille macht nicht dick![56]

Eine zu hoch dosierte Pille verursacht gerne Wassereinlagerungen, was sich auf der Waage zeigt, meistens aber nicht mehr als ein Kilo ausmacht. Aber zu niedrig darf eine Pille auch nicht dosiert sein: Neben Zwischenblutungen kann eine dauerhaft zu niedrig dosierte Pille die Schleimhaut in der Vagina ausdünnen, was zu Schmerzen beim Sex führt. Wenn das auftritt, rate ich immer dazu, die Pille abzusetzen und nach einer Karenzzeit zu schauen, ob es sich bessert. Ich habe auch schon ganz andere Sachen gesehen, Phänomene, die nach Absetzen der Pille verschwunden sind: von Verdauungsstörungen, Geschmacksstörungen über Bauchschmerzen, Hautveränderungen bis hin zu Persönlichkeitsveränderungen. Wenn man unerklärliche Beschwerden hat, lohnt sich daher eine Pillenabstinenz von drei bis vier Monaten, um zu schauen, ob sich etwas verbessert.

Mythbuster

Dir wird gesagt, deine Pille sei zu niedrig dosiert – heißt das, sie wirkt nicht? Nein, keine Panik. Die Gestagen-Komponente, die für die Verhütung zuständig ist, bleibt ja gleich, die Stärke der Pille wird von der Östrogen-Komponente festgelegt, die es in den Größen XS, S, M und L gibt. Wenn sie zu niedrig ist, gibt es Schmierblutungen und andere Scherereien, aber die Verhütungspower bleibt!

Wer jahrelang ein und dieselbe Pille nimmt und gut verträgt, wundert sich vermutlich, wenn er sich plötzlich mit Nebenwirkungen konfrontiert sieht. Das kann mehrere Gründe haben. Wenn man Belastungen ausgesetzt ist, kann es durchaus sein, dass man die Pille anders verstoffwechselt. Stress jeglicher Art – auch Krankheiten oder Operationen – kann beeinflussen, wie wir die Pille vertragen und ob wir zum Beispiel Schmierblutungen bekommen oder Kopfschmerzen in der Pillenpause. Wer aber dauerhaft neue Symptome unter der Pille hat, darf nicht vergessen, dass der Körper sich mit der Zeit verändert. Oft braucht man mit Anfang dreißig eine andere Pille als mit 18. Rede mit deiner Ärztin daher, wenn du unerwartete Nebenwirkungen hast, die nicht von allein weggehen, um zu schauen, ob eine andere Pille besser zu dir passt.

Bei der Mikropille gibt es verschiedene Stärken in der Östrogen-Komponente, und zwar solche mit 15, 20, 30 oder 35 Mikrogramm Ethinyl-Estradiol – entsprechend der Stärke XS, S, M und L. Welche für einen am besten geeignet ist, kann vom Körpergewicht und Alter abhängen, aber man muss es ausprobieren. Ich fange bei einem jungen Teenie gerne mit der 20er-Dosierung an, dann schaue ich erst mal, wie es ihr damit geht. Die Gestagen-Komponente bleibt in der Dosierung immer gleich, hier gibt es lediglich verschiedene Typen mit verschiedenen Special Effects, die Superkräfte, die ich oben schon angesprochen habe. Außerdem teilt man die Gestagene und damit die Pillen nach ihrer Entstehungszeit ein in Antibabypillen der ersten, zweiten, dritten und vierten Generation. Die Gestagene in den Pillen der ersten und zweiten Generation sind einfache Moleküle, die sich neben der eigentlichen Verhütungswirkung günstig auf die Haut und Regelschmerzen auswirken können und beispielsweise Norethisteron, Chloramidinon oder Levonorgestrel heißen. Die der dritten und vierten Generation sind *fancy* und heißen Desogestrel, Drospirinon oder Dienogest. Mit ihnen sind Pillen mit neuen Fähigkeiten auf den Markt gekommen, die beispielsweise Akne und Haarausfall bekämpfen können oder die Entwässerung des Körpers fördern. Obwohl die neueren Pillen diese raffinierten Zusatzfunktionen haben, gibt es auch einen Wermutstropfen: Die Gefahr einer Thrombose ist höher als bei den älteren Pillen, zum Teil doppelt so hoch.[57] Alle Pillen mit Ethinyl-Estradiol enthalten nämlich ohnehin ein Thrombose- und Schlaganfallrisiko, das mit zunehmender Dosierung des EEs steigt. Pillen mit einer niedrigen EE-Dosierung und dem Gestagen Levonorgestrel scheinen das kleinste Risiko zu haben – aber auch bei ihnen ist es immerhin doppelt so hoch, wie wenn man keine Pille nimmt.

Es gibt also keine Pille, die *safe* ist, daher gilt es zuerst zu klären, ob es Sinn macht, deine Pille lediglich aus Angst vor einer Thrombose auf eine andere umzustellen, wenn du sie eigentlich gut verträgst.

Anders sieht die Geschichte allerdings aus, wenn du Risikofaktoren hast, daher musst du dein persönliches Risikoprofil anschauen: Wenn du Übergewicht hast, Migräne mit Aura hast, rauchst, über 35 Jahre bist oder jemand in deiner Familie in jungen Jahren (unter fünfzig) aus unklaren Gründen eine Thrombose oder einen Schlaganfall bekommen hat, solltest du über Alternativen bei der Verhütung nachdenken.

Aber auch ohne jegliche Risikofaktoren kann man unter der Pille eine Thrombose bekommen, meistens im ersten Jahr der Einnahme. Das Risiko ist aber immer noch gering – in großen Studien hat man herausgefunden, dass per 100 000 gelebten Anwenderinnen-Jahren umgerechnet 21 Fälle von Schlaganfall, 10 Fälle von Herzinfarkt[58] und ein Fall von tödlich verlaufender Lungenembolie vorkommen.[59]

Statistiken nutzen einem aber natürlich rein gar nichts, wenn man selbst betroffen ist. Eine Thrombose im Bein kann sich lösen und im Herzen oder in der Lunge Gefäße verstopfen, was immer dramatisch ist und tödlich verlaufen kann. An einem Schlaganfall kann man sterben, oder größere Teile des Gehirns sterben ab, und man trägt dauerhafte Behinderungen davon, wie Schwierigkeiten, zu sprechen und zu gehen. Deshalb, ganz im Ernst: Wenn du übergewichtig bist oder rauchst oder sonstige Risiken hast, ist die Pille nichts für dich.

Insidertipp

Eine erhöhte Gefahr für eine Thrombose hat man nach einer Operation, wenn man viel liegen muss. Gerade OPs am Bein oder am Knie bergen die Gefahr einer Thrombose! Daher empfehle ich, in der Zeit vor der OP und in der Nachgenesungszeit auf die Pille wenn möglich zu verzichten – sicher ist sicher.

Bei Langstreckenflügen rate ich dazu, viel Wasser zu trinken – ich kaufe immer Wasser im Duty-free-Shop und schleppe einen Liter mit an Bord. Außerdem hilft es, jede Stunde aufzustehen und ein paar Schritte zu gehen. Wer will, kann Stützstrümpfe tragen – würde ich vor allem in der Schwangerschaft empfehlen!

Ein weiterer Nachteil der Pille ist die Belastung der Leber, weswegen Frauen mit Lebererkrankung die Pille nicht nehmen dürfen, und auch bei gesunden Frauen sollten die Leberwerte beim Hausarzt immer mal wieder überprüft werden. Es gibt auch Pillen mit natürlichem Estradiol, die die Leber nicht so belasten, die sind aber nach meiner Erfahrung nicht zu 100 Prozent zyklusstabil, weil das natürliche Estradiol eben nicht die Power eines synthetischen Ethinyl-Estradiols hat, daher kann es hin und wieder Zwischenblutungen geben. Wen das aber nicht so stört, hat eine schöne Pille, die er auch gerne in der Perimenopause zum Ausgleich hormoneller Schwankungen bei gleichzeitiger Verhütung nehmen kann.

Es ist nach wie vor nicht ganz geklärt, inwieweit die Einnahme der Pille Brustkrebs fördert; in mehreren Studien hat man gesehen, dass das Auftreten von Brustkrebs in Kollektiven von Frauen vermehrt ist, die die Pille nehmen. Allerdings mehren sich die Hinweise, dass die Gefahr sinkt, sobald man die Pille absetzt, und sich weiter reduziert, je länger man sie nicht mehr nimmt. Die Pille scheint wiederum vor Eierstock-, Gebärmutterkörperkrebs und Darmkrebs zu schützen.[60, 61] Dem Anschein nach bekommen auch mehr Frauen Gebärmutterhalskrebs, die die Pille nehmen, aber es ist noch unklar, ob das lediglich daran liegt, dass man nur Gebärmutterhalskrebs bekommen kann, wenn man viel Sex hat (und sich mit dem HP-Virus ansteckt), was das Ergebnis dieser Nachforschung entsprechend verfärben würde.

Wer aber die Pille gut verträgt, hat ein super Verhütungsmittel, meistens schöne Haut und schönes Haar sowie eine kontrollierbare Blutung. Vor lauter Risiken und Nebenwirkungen könnte man den Eindruck gewinnen, die Pille sei extrem gefährlich. Das ist sie aber nicht, wenn die Pille zur Frau passt! Hunde können auch gefährlich sein – oder lieb wie Lassie. Man muss die Risiken der Pille und die Konstitution der Frau immer abwägen, und wenn es passt – wunderbar. Aber genauso wenig, wie man nach einer tragischen Hundeattacke in den Nachrichten alle Hunde verteufeln darf, sollte man allen kategorisch von der Pille abraten, weil man Geschichten von Komplikationen oder gar Todesfällen gehört hat.

Weisheitsperle – der Pearl Index

Jedes Verhütungsmittel kann auch bei gewissenhafter Einnahme und fehlerfreier Anwendung versagen. Da setzt sich die Natur einfach durch, wie in *Jurassic Park* – das Leben findet einen Weg. Diese Wahrscheinlichkeit wird mit dem Pearl Index ausgedrückt: Der PI ist eine Zahl, die beschreibt, wie sicher ein Verhütungsmittel ist. Sie bezieht sich auf 100 Frauen, die ein Jahr lang Verhütungsmethode X nehmen und darunter ungewollt schwanger werden. Ein PI von 1 bedeutet, eine Frau von 100 ist in einem Jahr schwanger geworden trotz Verhütung – je *niedriger* der Pearl Index ist, desto *besser* also die Verhütungspower.

Das Hormonstäbchen hat den besten PI von 0.08, dicht gefolgt von der Hormonspirale und der männlichen Sterilisation mit 0,1 (in dem Fall eine ungewollt Schwangere von 1000 Anwendern). Die Pille hat einen PI von 0,1 bis 0,9, weil Anwenderfehler mit einberechnet werden. Bei Kondomen reicht der PI von 2 bis 12! Wieso, erfährst du weiter unten.

Wann wirkt die Pille nicht? Bei schlimmem Durchfall kann es sein, dass die Wirkung der Pille vermindert ist. Wenn man die gängigen Antibiotika nimmt, zum Beispiel bei einer Blasen- oder Nasennebenhöhlenentzündung, wird die Wirkung der Pille laut Studien *nicht* beeinträchtigt! Die einzige Ausnahme ist Rifampicin, ein Antibiotikum, das aber nur selten eingesetzt wird.[62] Allerdings gibt es sehr vereinzelt Fälle von Frauen, die unter Penizillin individuelle Schwankungen des Hormonspiegels der Pille hatten.[63] Ob du zu diesen Einzelfällen gehörst, erfährst du leider meistens erst, wenn du unerwartet schwanger wirst – ob das aber an den Antibiotika lag oder du eher zu den natürlichen TroPi-Mädels (trotz Pille schwanger) gehörst, lässt sich am Ende nie sagen.

Wer nicht jeden Tag eine Pille schlucken, aber trotzdem die Vorteile dieser genießen will, kann einen Verhütungsring ausprobieren. Das ist ein Silikonring, der in die Vagina geschoben wird und nach und nach die Hormone an die Schleimhaut abgibt. Er bleibt drei Wochen lang in der Vagina, und man muss währenddessen an nichts weiter denken – keine Angst haben, wenn man sich übergibt, dass die Pille mit rauskommt, oder ob bei Durchfall die Pille nicht aufgenommen wurde. Nach den drei Wochen macht man eine Pause von sieben Tagen und bekommt seine Periode. Wie bei der Pille ist es möglich, den Ring im Dauerzyklus zu nehmen, was praktisch sein kann für Urlaube etc. Während des Sex kann man den Ring herausnehmen, wenn man das Gefühl hat, er stört, muss man aber nicht – die meisten Männer spüren ihn nicht. Der Ring kann manchmal zu verstärktem Ausfluss führen, weshalb einige Frauen gerne auf ein Verhütungspflaster ausweichen, das nach demselben Prinzip funktioniert.

Wenn man die Pille (oder den Ring oder das Pflaster) absetzt, kann es sein, dass die Periode erst einmal länger nichts von sich hören lässt. Das ist besonders doof, wenn man schwanger werden will, aber das muss man schlicht aussitzen. Durch die Einnahme der Pille sind die Eierstöcke offline gegangen, sie sind im Flugmodus, wie tiefgefroren. Nach dem Absetzen der Pille müssen sie erst mal wieder wach werden und abtauen, und bis alles wieder rundläuft, kann das dauern. Die Hormonschwankungen sind zum Teil unberechenbar, daher kann man nach dem Absetzen auch plötzlich Pickel bekommen, Haarausfall oder andere komische Nebeneffekte. Aber keine Sorge, das geht vorbei.

Mythbuster

Wie lange kann man die Pille nehmen? Macht sie nicht doch irgendwann unfruchtbar? Nein. Und noch mal klar und deutlich: Nein! Die Pille friert nur das System ein, stellt es, wie wir bereits gelernt haben, auf Flugmodus. Und auch wenn der Körper nicht sofort wieder anspringt wie ein Handy nach dem Landen, wenn er aus dem Tiefschlaf erwacht, erinnert er sich perfekt an seine Aufgaben. Nach einer gewissen Anlaufzeit fängt er wieder an zu arbeiten mit dem Hormonsystem, das dem aktuellen Alter entspricht. Allerdings kann es dauern, bis der Eierstock warm gelaufen ist und die Blutung wieder regelmäßig kommt, bis zu sieben Monate. Bis dahin bitte relaxed abwarten. Die Pille führt auch nach Jahren der Einnahme zu keinem hormonellen Dauerschaden. Man kann sie Jahre, sogar jahrzehntelang nehmen – und nach dem Absetzen sofort schwanger werden. Wenn man nach Absetzen der Pille richtige Fertilitätsprobleme hat, waren diese – zum Beispiel blockierte Eileiter oder eine natürliche Eierstockschwäche – wahrscheinlich die ganze Zeit schon da. Oder es liegt daran, dass man inzwischen in einem Alter ist, in dem viele der Eizellen ihr Mindesthaltbarkeitsdatum schon überschritten haben.

Gibt es ein Cut-off-Alter für die Pille? Ist man irgendwann auch zu alt dafür? Manchmal ja, aber nicht unbedingt: Wenn man keine Risikofaktoren hat, kann man die Pille nehmen, bis man 52 Jahre alt ist – und das tun viele, weil sie so eine geregelte Blutung haben und damit perimenopausale Beschwerden einfach überschminkt werden. Aber die natürliche Thrombosegefahr steigt im Alter, weshalb ich irgendwann schon dazu rate, die Pille zu lassen und erst mal zu schauen, wie der tatsächliche Hormonbedarf ist.

Master the disaster

Pille vergessen, was tun? Es gibt eine Toleranzspanne von zwölf Stunden, um die Pille nachzunehmen. Wenn diese überschritten ist, geht man folgendermaßen vor:

1.) Die vergessene Pille trotzdem nachnehmen (ja, an dem Tag zwei Pillen nehmen anstatt einer).
2.) Wenn du am Anfang oder in der Mitte der Pillenpackung bist, mit Kondom weiter verhüten.
3.) Wenn du am Ende der Packung bist, kannst du auch den Zyklus vorzeitig (zwei bis drei Tage) abbrechen und die Blutung kommen lassen – und trotzdem mit Kondom

verhüten. Nach sieben Tagen Pause fängst du wieder von vorne an.

4.) Um auf Nummer sicher zu gehen, immer die «Pille danach» bis fünf Tage nach dem Unfall zu der normalen Pille dazunehmen. Gibt es rezeptfrei in der Apotheke!

Dasselbe gilt für Unsicherheiten: Wenn du Durchfall oder Erbrechen hattest und nicht weißt, ob die Pille dringeblieben ist oder nicht – lieber für den Rest des Zyklus zusätzlich ein Kondom verwenden!
Mit Beginn der nächsten Packung ist alles wieder rebootet, und du kannst wieder entspannen.

Neben der Mikropille gibt es die sogenannte **Minipille**, die nur aus einem Gestagen besteht. Die früheren Versionen der Minipille bestanden aus niedrig dosiertem Levonorgestrel, das stets exakt zur selben Uhrzeit eingenommen werden musste und den Eisprung nicht zuverlässig verhindert hat. Die neueren enthalten das Desogestrel, das den Eisprung viel besser unterdrückt und daher eine höhere Sicherheit bietet. Diese können wie die Mikropille auch täglich zur selben Tageszeit eingenommen werden (morgens oder abends, zum Beispiel nach dem Zähneputzen). Die Minipille nimmt man täglich ohne Pause, sie ist vor allem Frauen zu empfehlen, die aufgrund von Risikofaktoren kein Östrogen nehmen dürfen. Außerdem ist die Minipille gut geeignet für der Stillzeit, weil sie den Milchfluss nicht stört und die Zusammensetzung der Milch nicht verändert. Die tägliche Einnahme bewirkt zudem unter anderem, dass die Periode irgendwann nicht mehr kommt oder nur unregelmäßig. Die Vorteile der Minipille ohne Östrogen können aber auch Verursacher von lästigen Blutungen sein – die typischste Nebenwirkung der Minipille ist die Schmierblutung, die jederzeit und in jeder Stärke und Länge auftreten kann. Das gilt auch für sämtliche andere Verhütungsmittel, die nur mit Progesteron-Derivaten arbeiten, sogenannte Progesteron-Only-Contraception, POCs. Zu den POCs gehören neben der Minipille die Hormonspirale, das Hormonstäbchen und die Dreimonatsspritze.

Mythbuster
Es kursieren immer wieder Gerüchte, dass man, obwohl man seine Periode regelmäßig bekommt, trotzdem schwanger sein kann. Da kann ich Entwarnung geben, das stimmt so nicht. Was es gibt, sind Blutungen während der Schwangerschaft – die sind aber nie so stark und so regelmäßig wie eine Periode!

Die **Hormonspirale** setzt in der Gebärmutter kontinuierlich Gestagen ab und kann drei bis fünf Jahre in der Gebärmutter bleiben, je nach Modell. Durch die kontinuierliche Freigabe des Hormons bekommt man anfänglich noch eine normale Periode, die dann unregelmäßig werden und irgendwann ganz aufhören kann. Viele Frauen haben noch nach Monaten nervige Schmierblutungen, aber die meisten sind irgendwann über Monate und Jahre blutungsfrei und finden das richtig klasse.

Die Hormonspirale wird während der Periode eingesetzt, meistens ohne Narkose, und diese Prozedur tut wie bei der Kupferspirale eine Minute lang weh. Allerdings tickt hier jede Frau anders, manche fallen fast in Ohnmacht vor Schmerzen, während andere nicht mal mit der Wimper zucken. Erfahrungsgemäß liegt das Schmerzempfinden der meisten irgendwo dazwischen. Die Hormonspirale ist sehr gut geeignet für Frauen, die zu schlimmen Regelblutungen und -schmerzen neigen, allerdings kann sie sehr viele Nebenwirkungen haben. Abgesehen von unregelmäßigen Blutungen beobachte ich häufig Haarausfall, Akne, Stimmungsschwankungen und eine ausgedünnte Vaginalschleimhaut mit Schmerzen beim Sex sowie eine verminderte Libido.

Das **Hormonstäbchen** ist von den Wirkungen und Nebenwirkungen her ähnlich wie die Hormonspirale, hat aber zudem als Vorteil einen sehr niedrigen Pearl Index. Das Stäbchen, auch Hormonimplantat genannt, wird mit einem Injektor unter die Haut am Oberarm gelegt. Das Einsetzen geht schnell und ist kein Problem, aber das Rausnehmen mit einer lokalen Betäubung kann eine echte Aufgabe sein, wenn das Stäbchen sich in die Tiefe eingegraben hat. Das passiert zwar selten, man muss es nur wissen. Das Hormonstäbchen kann drei Jahre lang verwendet werden und muss dann gewechselt werden.

Die **Dreimonatsspritze** ist geeignet für alle, die eine absolute Kontrolle bei der Verhütung brauchen, zum Beispiel für sehr junge Teenies, Mädchen, die im Heim leben, oder Anastasia in *50 Shades of Grey*. Die Depot-Spritze ist wegen ihrer hohen Sicherheit die bevorzugte Verhütungsmethode von Christian Grey für seine Gespielinnen, weil er als bekennender Kontrollfreak die Verhütung nicht aus der Hand geben will. Die Spritze wird in den Muskel oder unter die Haut gesetzt, und die Injektion muss alle drei Monate wiederholt werden, nicht später.

Die Dreimonatsspritze hat neben all den bekannten Nebenwirkungen der POCs den uncharmanten Zusatzeffekt, dass sie das einzige Verhütungsmittel ist, bei dem man nachgewiesenermaßen über die Jahre wirklich Gewicht zunimmt.[64]

Wer über lange Zeit nur mit POCs verhütet, bietet dem Körper dauerhaft nicht ausreichend Östrogen. Das ist wichtig zu wissen, insbesondere für Frauen, die in sehr jungen Jahren damit anfangen, weil das Fehlen von Östrogen auf Dauer alle möglichen Probleme mit sich bringen kann wie poröse Knochen und eine dünne vaginale Schleimhaut. Für eine Phase im Leben sind sie sicherlich okay, aber nicht auf ewig. Wenn du unter 20 bist, würde ich nicht länger als sieben Jahre damit verhüten, um die Knochenstabilität nicht zu gefährden. Ab dem 30. Lebensjahr kann man eher dauerhaft damit verhüten, aber man sollte die Gefahren im Hinterkopf behalten und mit seinem Arzt in regelmäßigen Abständen checken, ob alles noch so bleiben darf oder nicht.

Barrieremethoden: Kondome, Spirale und andere Date Crasher

Irgendwann kommt bei vielen Frauen die Frage auf, ob man nicht auch anders verhüten kann, meistens dann, wenn sie die Nase voll haben von Hormonen. Es kann sein, dass man entweder alle Pillen durchhat und mit keiner zurechtgekommen ist oder aber aus anderen Gründen die Pille abgesetzt hat, vielleicht weil kein Bedarf mehr war und man festgestellt hat: «Wow, ich fühle mich einfach besser.»

Verhütung ohne Hormone bedeutet, dass man entweder versucht zu verhindern, dass Spermien und Eizelle sich treffen, oder dass ihr Date ruiniert wird durch eine feindliche Atmosphäre. Der Klassiker ist also das gute alte Kondom. Das ist günstig und praktisch und verhindert Geschlechtskrankheiten, hat aber eine relativ hohe Versagerrate mit einem Pearl Index zwischen 2 und 12. In einer Studie meines Freundes Professor Kai Bühling aus Hamburg wurden Studenten anonym zum Thema Kondome befragt: Immerhin 30 Prozent der Männer hatten ihrer Partnerin schon einmal verschwiegen, dass das Kondom kaputtgegangen war! Insofern sind Kondome als einziges Verhütungsmittel – gerade bei neuen Typen – nicht die sicherste Wahl.

OMG!
In einer Umfrage gaben 30 Prozent der Männer an, ihrer Partnerin schon mal verheimlicht zu haben, dass das Kondom geplatzt ist!

Wer es leid ist, in einer festen Beziehung mit Kondomen zu verhüten, kann mittlerweile problemlos mit einem intrauterinen – also innerhalb der Gebärmutter liegenden – Helfer verhüten namens Kupferspirale, Kupferkette oder Kupferball. Durch den Kupferanteil in den Strukturen werden die Spermien daran gehindert, hochzusteigen, und auch die Gebärmutterwand wird als Gastgeberin sehr unfreundlich für ein befruchtetes Ei.

Viele Frauen glauben, dass man keine Spirale verwenden dürfte, wenn man noch keine Kinder bekommen hat, doch das stimmt schon lange nicht mehr. In den siebziger und achtziger Jahren waren Spiralen noch große, starre Teile, die man ohne Ultraschall und die diagnostischen Möglichkeiten von heute eingesetzt hat. Dass dabei eher mal eine Entzündung mit eingeschleppt oder durch den Fremdkörper an sich unterhalten wurde, kann man sich vorstellen, wenn man sich die Teile mal anschaut – ab und zu bekomme ich bei Frauen, die ihre Spirale im Ausland haben legen lassen, noch ein älteres Modell zu Gesicht: große, unhandliche Teile, die antiquiert wirken wie ein Handy aus den neunziger Jahren.

Die Kupferspirale gibt es inzwischen in verschiedenen Größen, für große oder kleine Gebärmütter. Man misst die Gebärmutter vorher aus, um zu schauen, welche am besten passt.

Mythbuster

Die Spirale, die Kupferkette oder der Kupferball dürfen von allen verwendet werden – auch von Frauen, die noch keine Kinder bekommen haben!

Die Kupferspirale sieht aus wie ein T und hat einen dünnen Kupferdraht um ihren Körper gewickelt. Die T-Arme sind aus flexiblem medizinischem Kunststoff und passen sich den Bewegungen der Gebärmutter, zum Beispiel während der Periode, an. Dennoch gibt es viele Mädels, denen auch die kleinste Spirale Probleme bereitet wie Dauerschmerzen oder Krämpfe.

Man weiß, dass der Durchmesser der Gebärmutterhöhle gerade bei jungen Mädchen kleiner ist als bei Frauen, die schon mal ein Kind bekommen haben.[65] Auch die Blutung kann generell verstärkt werden, weswegen ich bei Frauen, die ohnehin unter einer starken Blutung oder Krämpfen leiden, wie zum Beispiel Frauen mit Endometriose, keine Kupferspirale lege. Für sie empfiehlt sich geradezu eine Hormonspirale, weil sie damit wenig bis gar nicht bluten.

Eine schöne Alternative zur Kupferspirale ist die Kupferkette, die einfach lose in den Gebärmutterinnenraum hängt.

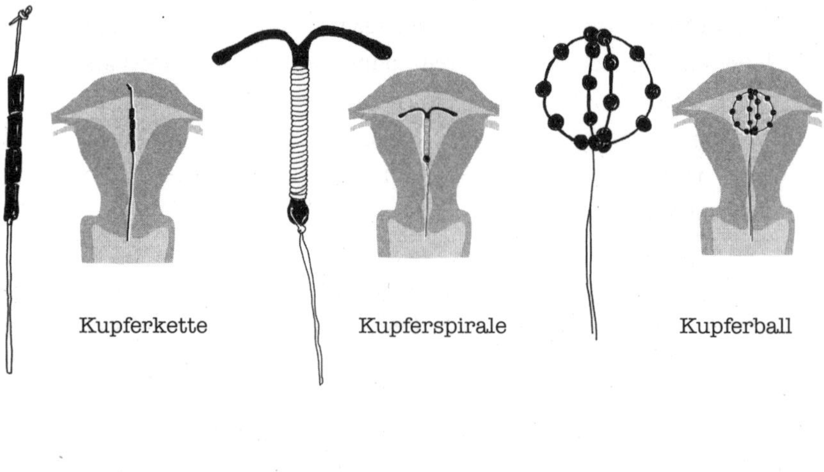

Die Kette wird wie ein Kronleuchter in die obere Gebärmutterdecke eingebohrt. Das erfordert spezielles Training, außerdem darf die Muskelschicht nicht zu dünn sein. Bei der Kupferkette kommen eine verstärkte Blutung oder Schmerzen viel seltener vor, und wenn sie gut sitzt, findet sie unter ihren Anwenderinnen viele treue Anhänger.

Der Kupferball kommt ganz ohne Bohren in die Wand aus. Er wird als Stäbchen in die Gebärmutter eingeführt und springt in der Gebärmutterhöhle in Form eines Balles auf, wie eine Wurf-Strandmuschel im Dänemarkurlaub.

Alle Intrauterin Devices (auch IUDs genannt), egal ob die Hormonspirale, die Kupferspirale, die Kupferkette oder der Kupferball, bieten eine hervorragende Sicherheit, vermutlich noch besser als die Pille, weil es bei ihnen schlicht keine Einnahmefehler gibt. Spirale und Co. wirken unabhängig davon, ob man unter Durchfall, Erbrechen oder Jetlag auf Reisen leidet und nicht weiß, wie viel Uhr es ist. Außerdem kann man sie jederzeit wieder entfernen lassen (was meist nicht weh tut!), wenn man ein Baby will. Und man kann – mit Ausnahme der Hormonspirale – anschließend sofort schwanger werden, weil der natürliche Zyklus im Gegensatz zur Pille ungestört ist.

Insidertipp: Legen einer Spirale, Kette oder eines Balls

Am besten vereinbart man einen Termin für den ersten oder zweiten Tag der Periode, weil dann der Gebärmutterhals leicht geöffnet ist, um das Blut rauszulassen. Wir sind aber gerade an den Tagen unserer Periode schmerzempfindlich, also bitte eine Stunde vor dem Legen eine Ibuprofen 600 nehmen!

Es wird zunächst eine normale gynäkologische Untersuchung gemacht, mit Ultraschall und Schwangerschaftstest. Dann wird die Vagina leicht desinfiziert und eventuell der

Muttermund etwas betäubt (das macht jeder Arzt anders). Über eine Sonde wird die Länge der Gebärmutter gemessen, dann wird die Spirale eingelegt. Das tut kurz weh – zwischen 30 und 60 Sekunden –, dann ist es vorbei. Der Rückholfaden der Spirale wird gekürzt, damit er beim Sex nicht stört. Etwas Krämpfe hinterher sind normal. Es folgt eine kurze Kontrolle mit dem Ultraschall, ob alles sitzt – und du hast Verhütung für fünf Jahre!
Und wenn die Spirale wieder raus muss? Keine Sorge, das ist im Vergleich zum Einsetzen ein Picknick. Wir ziehen an dem Rückholfaden und – zack! – IUD weg. Zum Vergleich: Einen Pickel auszudrücken oder Intimwaxing tut fünfmal so weh!

Natürlich haben auch diese Methoden ihre Nachteile – sie sind eben Gegenstände, Fremdkörper. Sie können daher verrutschen oder vom Körper abgestoßen werden, weswegen sie in regelmäßigen Abständen mit dem Ultraschall kontrolliert werden müssen. Sie können auch versagen – die TroSpi-Schwangerschaften (trotz Spirale schwanger) gibt es, wenn auch selten. In sehr seltenen Fällen (man schätzt 1 von 1000) kann die IUD – egal ob Spirale, Kette oder Ball – sich auf Wanderschaft begeben und durch die Gebärmutterwand migrieren. Das geht meistens langsam und verursacht keine Beschwerden – bis man ungewollt schwanger wird. Der Fremdkörper muss auch auf alle Fälle operativ entfernt werden.

Selbst wenn keine Katastrophen passieren müssen, muss man sich beim Wechsel von der Pille zum Kupfer-Tool immer vor Augen halten, dass man seinen natürlichen Zyklus mit allem Drum und Dran wiederbekommt. Das bedeutet vielleicht auch mehr Hautunreinheiten, wenn man dazu vor der Pilleneinnahme neigte, und eine Periode, die von der Natur aus gesteuert kommt, mit ihrer natürlichen Stärke und Frequenz.

Es gibt bei den Verhütungsmethoden auch Exoten, wie zum Beispiel das Frauenkondom, das aussieht wie eine Plastiktüte und das ich daher vermutlich mit einem Beutel für Kosmetika im Bordgepäck verwechseln würde. Dann gibt es noch die Portiokappe, auch Diaphragma genannt, die an einen überdimensionalen Fingerhut erinnert und die man vor dem Sex einführt. Beim Diaphragma ist die Positionierung wichtig, und man arbeitet am besten mit einem Spermizid, das man vor dem Sex einführt und dessen Einwirkzeit man abwarten muss. Gähn ... Mit spontanem Sex oder Zubettgeh-Sex abends unter der Woche ist das nicht vereinbar; viele Frauen würde beim Abwarten auf die Einwirkzeit eher der dringend benötigte Schlaf einholen. Aber nicht nur aus diesem Grund hat das Diaphragma einen schweren Stand. Auch wegen der Verrutschgefahr hat es einen hohen Pearl Index, also ein hohes Risiko für eine ungewollte Schwangerschaft.

Paaren mit definitiv abgeschlossener Familienplanung empfehle ich wärmstens die Sterilisation – allerdings die männliche. Dabei werden in einem ambulanten Eingriff unter lokaler Betäubung zwei kleine Schnitte gemacht, die man kaum sieht, und der Samenleiter wird durchtrennt. Keine Sorge – die Erektion wird davon nicht beeinflusst. Und auch Konsistenz, Menge, Geruch und, ja, auch der Geschmack des Spermas sind anschließend genauso wie vorher. Der Partner kann sich beim Urologen in die Praxis legen – schnipp, schnapp ist alles vorbei, und fortan schießt er nur noch mit Platzpatronen.

Die Sterilisation bei der Frau beinhaltet dagegen eine Vollnarkose und eine Bauchspiegelung, um die Eileiter zu durchtrennen. Danach ist man zum einen in der Regel mindestens eine Woche arbeitsunfähig, zum anderen kann dieser Wahleingriff riskant sein: Größere Gefäße, der Darm oder die Harnblase können verletzt werden, mit langfristigen Folgen.

Die Sterilisation ist immer als endgültig anzusehen – es gibt heroische Versuche, Samenleiter oder Eileiter zusammenzuflicken. Diese Eingriffe sind aber teuer und selten von Erfolg gekrönt.

Ich persönlich finde die männliche Sterilisation am elegantesten, wenn man definitiv keine Kinder mehr bekommen möchte. Dass die Männer Bedenken haben vor dem Eingriff, ist verständlich – es ist das erste Mal in ihrem Leben, dass jemand von ihnen verlangt, an ihrem Körper etwas zu verändern, um zu verhüten, und das mit einer scharfen Klinge in der Nähe ihres besten Stücks. Dabei tragen sie – im Gegensatz zu den Optionen, die wir Frauen haben – fast überhaupt kein Risiko. Ermutigen wir sie doch zu dem Schritt, zum Wohle der Verhütung in ihr Fortpflanzungssystem einzugreifen – wir haben schließlich lebenslange Erfahrungen damit.

Herrin der Gezeiten: natürliche Familienplanung

Was kannst du tun, wenn dir der Sinn weder nach Hormonen noch nach Latex, einem Fremdkörper oder einer endgültigen OP steht? Ein paar Möglichkeiten haben wir noch: Wer seinen Zyklus gut kennt, kann es mit NFP versuchen, also mit natürlicher Familienplanung. Das bedeutet, dass man weiß, wann die fruchtbare Zeit ist und wann man relativ gefahrlos ungeschützt Sex haben kann. Dabei arbeitet man entweder mit einem Zykluscomputer, der jeden Morgen den Hormonspiegel im Pipi misst, oder mit der Temperaturmethode, bei der man jeden Morgen um dieselbe Uhrzeit die Körpertemperatur misst; nach dem Eisprung geht ja die Temperatur um 0,5 Grad nach oben. Diese Methoden erfordern einen gewissen Grad an Commitment, gerade am Anfang, und funktionieren am besten bei Frauen, die ohnehin einen regelmäßigen Zyklus haben. Mit NFP kann man gut verhüten, aber die Natur ist nicht immer berechenbar, weshalb ich diese Methode nur Frauen empfehle, für die eine ungewollte Schwangerschaft keine Katastrophe darstellt. Auch einfache Zyklus-Apps überzeugen noch nicht wirklich, weil sie nur ausrechnen, wann der Eisprung sein müsste, und daher nur für Frauen geeignet sind, die einen sehr beständigen Zyklus ohne Schwankungen oder Abweichungen haben.

Zu unserem Glück kommen spannende Neuerungen auf dem Gebiet der technologisierten Zyklusbeobachtung auf uns zu, und dieses Next Big Thing auf dem Markt hat sogar schon einen Namen: FemTech, also Female Technology. Diese umfasst derzeit kleine Messgeräte, die in der Vagina, im Ohr oder am Arm getragen werden. Sie arbeiten mit einer App zusammen und messen nachts die Körpertemperatur, tagsüber werden die Werte ausgemessen. Es ist schön, dass in Zeiten von Fitbits, Siri und automatischen Insulinpumpen mit Bluetooth-Übertragung auch intelligente Devices für uns Frauen entwickelt werden. Viele dieser Start-up-Unternehmen wurden von Frauen gegründet und haben Investoren in Millionenhöhe gefunden. Primär geht es um die Bestimmung der fruchtbaren Tage, wenn man schwanger werden will – wenn die Technologie uns präziser sagen kann, wann man fruchtbar ist, als das gute, alte Thermometer im Po, umso besser für uns! Man darf aber nie vergessen: Zyklus-Tracking, egal in welcher Form, bedeutet, dass wir die Natur beobachten und versuchen, sie zu lesen – wie das Wetter oder die Gezeiten. Das kann funktionieren, aber es kann auch danebengehen. Mutter Natur hat gerne das letzte Wort.

9. Brüste – alles über die Beletage

Gibt es ein Körperteil, das mehr für Weiblichkeit steht als die Brust? Die richtige Oberweite macht eine Sanduhrfigur erst vollkommen, und eine schmale Taille wirkt eigentlich nur in Verbindung mit einem entsprechenden Busen. Brüste sind zum einen sexuell belegt und scheinbar auf die Anziehung des männlichen Geschlechts ausgerichtet: In einer *Playboy*-Ausgabe käme es uns merkwürdig vor, wenn die Centerfolds nur untenrum nackt wären. Brüste sind zum anderen aber auch nützlich für ihre Trägerin – sie sind, wie wir gelernt haben, mit ihren sensiblen Brustwarzen eine Außendienstmitarbeiterin der Klitoris und dienen der sexuellen Erregung. Die wichtigste Funktion der Brust evolutionstechnisch gesehen ist als Nahrungsquelle für Babys; in Entwicklungsländern sichert

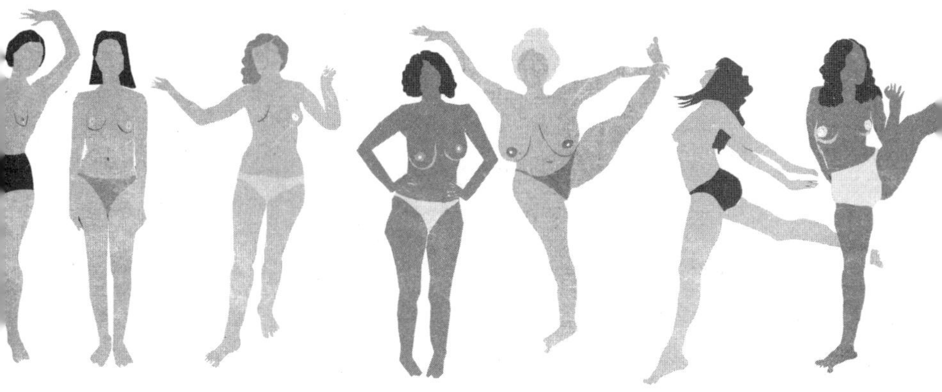

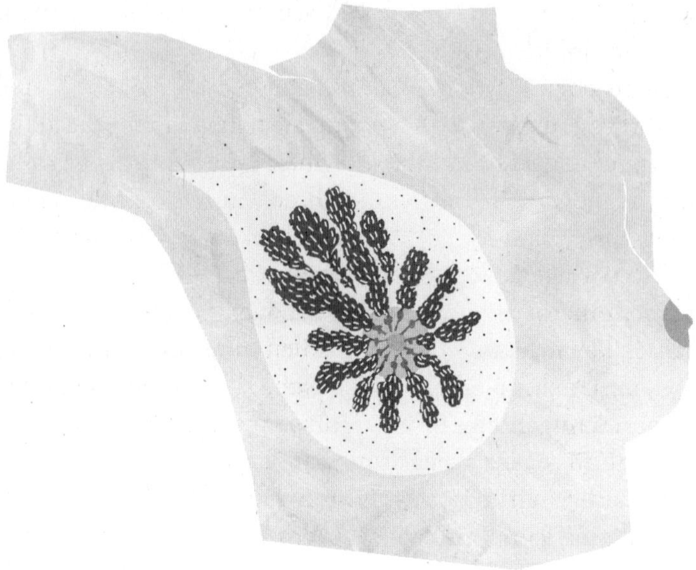

Brustdrüsen: Oben und außen sind sie am dichtesten.

sie das Überleben von Säuglingen, wenn weder Milupa noch Milchfläschchen vorhanden sind. Sie steht aber auch stellvertretend für Trost: Eine herzliche Umarmung von der Oma, sich als Kind an ihre Brust drücken zu können, ließ alle Tränen schneller trocknen. Ja, die weibliche Brust ist ein Multitalent und in jeder Lebensphase sinnvoll einsetzbar.

Die Entwicklung der Brust kann bereits im Alter von acht Jahren dezent beginnen (bei Mädchen mit südländischen Genen ist das oft so), mit 13 hat sie bei den meisten eingesetzt.

Die Brustdrüse sitzt auf dem Brustmuskel, dem Pectoralis Major, und besteht aus Milchdrüsen und Milchgängen sowie Bindegewebe und Fettanteilen. Die Milchdrüsen und -gänge sind ringförmig um den Hauptausgang angeordnet wie eine

Ringelblume, wobei die Drüsen nach links und rechts außen am konzentriertesten sind.

Größe oder Form der Brüste sind für viele Frauen eine Quelle des Frusts – die eine meint, sie hat zu kleine, die andere zu große, wiederum andere haben unterschiedlich große. Manche mögen nicht die Größe ihrer Warzenvorhöfe, andere sind traurig, dass ihr Busen hängt und schlaff ist. Ich finde jedoch, wir alle sollten unsere Brüste mit Stolz tragen. Warum auch nicht? Die Auswahl an schönen Modellen ist groß: egal, ob kleine, runde Orangenhälften, die an der Brustwand harmonisch sitzen, perfekt identische C-Körbchen-Zwillinge mit der richtigen Menge an Hautspannung oder große Mutter-Erde-Brüste, die den Look eines jeden Curvy-Models erst vollkommen machen. In meinen Augen sind alle Brüste, die gesund sind, perfekt. Und weil ihre Gesundheit ein Thema ist, das jede Frau irgendwann beschäftigt, gehen wir das heute an.

Die Selbstuntersuchung der Brust: Bist du Wackelpudding oder Milchreis?

Viele Frauen haben ein latent schlechtes Gewissen, weil sie sich selbst nie oder nur selten die Brust abtasten. Kaum eine scheint genau zu wissen, wie man dabei vorgeht. Und wenn dann doch mal ein Versuch gestartet wird, ertastet man überall kleine Knoten und bekommt schnell das mulmige Gefühl, dass da vielleicht doch etwas ist …

Grundsätzlich gibt es zwei verschiedene Gewebevariationen der Brust: Entweder es fühlt sich alles homogen wie Wackelpudding an, oder man fühlt überall kleine Knötchen wie Milchreis.

Frauen mit Wackelpudding-Brust haben meistens einen eher unempfindlichen Busen. Dieser fühlt sich immer gleich an, egal wo sie sich im Zyklus befinden, Brustschmerzen vor der Periode kennen sie nicht, und auch die Stimulation der

Brustwarzen gibt ihnen sexuell nicht sehr viel. Beim Abtasten fühlt sich die Brust weich an, kleinere Körnchen im Innern lassen sich nur selten ertasten. So eine Wackelpudding-Brust hat einen höheren Fett- als Bindegewebeanteil.

Ganz anders sieht es aus bei Frauen mit Milchreis-Brust: Bei diesem Typ ist die Architektur der Brust körniger oder fibröser, wie man das auf Medizinisch sagt. Man spürt überall Knötchen, größer oder kleiner, mal mehr, mal weniger. Die Milchreis-Brust verändert sich mit der hormonellen Ebbe und Flut: Am Ende eines Zyklus, kurz vor der Periode, weist sie mehr Knötchen und Wassereinlagerungen auf, nach der Blutung entspannt sie sich wieder. Sie neigt überdies eher zu Zysten und sogenannten Fibroadenomen, das sind gutartige Gebilde, die wir weiter unten näher kennenlernen.

Man sollte seine Brust nach der Periode untersuchen, weil sie dann am weichsten ist. Die Wassereinlagerungen sind weg, kleinere Knötchen sind meistens verschwunden (womit in der Regel der Beweis erbracht ist, dass sie nicht schlimm sind). Wenn du keine Periode mehr hast, würde ich einen festen Tag im Monat als Abtasttag festlegen, wie beispielsweise immer den 1. jeden Monats. Auch wenn du es nur alle paar Monate schaffst, ist das okay – die Hauptsache ist, dass du deine Brust kennst und für dich eine Regelmäßigkeit findest. Ich empfehle, die Untersuchung entweder im Liegen oder im Stehen zu machen und dann bei einer Methode zu bleiben.

Wie tastet man nun genau ab? Teile deine Brust jeweils links und rechts gedanklich in eine Uhr ein. Bei 12 Uhr, also ganz oben, fängst du an: Streife mit flachen Fingern vom Brustansatz außen nach innen, und zwar mit etwa dem Druck, den du verwenden würdest, um weichen Keksteig zu plätten. Mit dem Zeige- und Ringfinger machst du Bewegungen, als würdest du auf dem Klavier zwei Tasten nebeneinander abwechselnd drücken – wie wenn du beispielsweise die Filmmelodie vom *Weißen Hai* nachspielst.

Es ist normal, wenn die Brust etwas schmerzempfindlich ist, das heißt erst mal nichts, versuche Schmerzempfindungen daher für den Moment gedanklich beiseitezuschieben. Du fängst also bei 12 Uhr an und streifst dann weiter, immer von außen nach innen bis zum Warzenhof. Du kannst beide Hände abwechselnd nehmen, so arbeitest du dich in eine Richtung weiter (ich mache das immer im Uhrzeigersinn). Am Ende kurz die Achselhöhlen abfühlen, ob alles wie immer ist – und fertig. Wer 120-prozentig sein will, kann noch die Brustwarze drücken, um zu schauen, ob Flüssigkeit herauskommt. Insgesamt bedeutet das Abtasten einen Zeitaufwand von 15 Sekunden pro Seite, wenn man etwas Routine hat.

Am sinnvollsten ist es, deine Brust das erste Mal bewusst abzutasten, wenn du gerade bei deiner Frauenärztin warst – dann weißt du mit Sicherheit, dass alle Knötchen und Körnchen und überhaupt alles, was du ertastest, zur normalen Architektur gehören, und du kannst dich entspannt damit vertraut machen. Es geht darum, dass du deine Brust so gut kennenlernst, dass dir auffällt, wenn sich etwas verändert.

Wenn das der Fall ist, keine Panik – wahrscheinlich handelt es sich einfach um eine kleine Drüse, Zyste oder verhärtetes Bindegewebe. Den besten Test, den man machen kann, ist, die nächste Periode abzuwarten und dann zu schauen, ob das, was du gefühlt hast, noch da ist. Gutartige Sachen verschwinden mit der Periode, linke oder bösartige Befunde lassen sich nicht so schnell vertreiben.

Kann man das vielleicht noch eher eingrenzen? Mit ein wenig Übung, ja: Gutartige Knötchen fühlen sich wackelig an.

Sie sind mit ihrer Umgebung im Reinen, stören niemanden und sitzen harmonisch eingebettet im Gewebe. Man kann sie hin und her schieben, ohne Hauteinziehungen oder andere Auffälligkeiten damit zu verursachen. Sie tun oft weh, gerade wenn es Zysten sind. Bösartige Knoten hingegen tun sehr selten weh, meistens sind sie auffällig schmerzneutral. Sie sitzen wie ein Stein oder ein Mandelkern in der Brust und sind oft stark mit dem Gewebe verwachsen.

Es soll aber natürlich nicht deine Aufgabe sein, allein über Befunde in deiner Brust zu urteilen: Alles, was nach der Periode noch in der Brust sitzt oder nach ein paar Wochen nicht von selbst verschwunden ist, gehört beim Gynäkologen untersucht. Wenn dieser auch nur den Schatten eines Zweifels ob der Gutartigkeit des Knotens hat, wird er dich weiter zur Abklärung schicken.

Mythbuster

Auf und um unseren Busen herum kann es jede Menge Dinge geben, die uns ärgern, aber im Grunde harmlos sind:

- *Talgdrüsen in den Brustwarzenvorhöfen*
- *Pickel oder eingewachsene Haare auf der Brust*
- *Hautpilz unter der Brust/zwischen den Brüsten*
- *Muttermale auf der Brust (bei veränderten Muttermalen frage bitte immer einen Dermatologen – wir Gynäkologen haben da oft keinen Plan)*
- *zusätzliche Brustwarzen entlang der Milchleiste, entweder richtig ausgebildet oder nur als Relikt zu erkennen*
- *Haare um die Brustwarze herum*
- *Lipome: Fettgeschwülste, die wackelig direkt in der Haut sitzen*
- *entzündete, schmerzhafte Schweißdrüsen in der Achselhöhle*

Gutartige Dinge in der Brust

Es gibt also viele Dinge in der Brust, die auftauchen und wieder verschwinden können. Was sind diese genau, und was verursacht sie? Vor allem aber wollen Patientinnen wissen: Woher weiß der Arzt so genau, dass sie harmlos sind?

Der häufigste Befund in der Brust ist die **Zyste**. Zysten fühlen sich an wie kleine Bälle oder Trauben und können auch weh tun und spannen. Schätzungsweise 50 Prozent aller Frauen haben aktuell eine Zyste in der Brust, was meistens überhaupt kein Grund zur Aufregung ist. Zysten entstehen in den Milchdrüsen, wenn sich kleine Läppchen mit Flüssigkeit füllen. Typisch für Zysten ist, dass sie mit einem Mal da sind wie ein Pop-up Store und nach vier bis sechs Wochen meistens wieder weg.

Mythbuster
Es ist vollkommen normal, irgendwo eine Zyste in der Brust zu haben, gerade vor den Wechseljahren. Schätzungsweise 50 Prozent aller prämenopausalen Frauen auf der Welt haben in diesem Moment eine Zyste in der Brust!

Zysten sind wie kleine Luftballons oder wie diese Bubble-Einpackplastikfolie. Sie haben eine dünne Wand und enthalten meistens klare bis gelbe Flüssigkeit. Sie können sehr groß werden und auch nach der Periode dableiben. Manche Brüste haben immer irgendwo eine Zyste, und manche sind sogar immer voller Zysten. Doch einfache Zysten operiert man nicht, weil sie nie böse sind, ohnehin wieder von allein weggehen und man wahrscheinlich im nächsten Monat eh wieder eine Zyste woanders in der Brust hat.

Woran erkennt der Arzt im Ultraschall, was gutartig ist,

und das meistens auf Anhieb? Wie kann er sich so sicher sein? Erinnerst du dich, als ich im Kapitel über Eierstockzysten gesagt habe, dass deren Flüssigkeit im Ultraschall immer schwarz aussieht? Das nutzt mir auch beim Beurteilen einer Zyste der Brust, weil ich im Brustultraschall sofort sehe, ob in der Zyste nur schwarze Flüssigkeit ist; wenn ja, weiß ich, dass sie harmlos ist.

Zysten entstehen, weil unsere Milchdrüsen durch den hormonellen Einfluss, selbst wenn wir nicht stillen, immer etwas Flüssigkeit produzieren; diese wird meistens von den Gängen wieder resorbiert. Wenn die Drüsen jedoch zu viel Flüssigkeit produzieren oder der Milchgang durch Bindegewebe verändert ist wie bei der Mastopathie (siehe unten), kann eine Zyste entstehen. Zysten sind fast ausschließlich beim Typ Milchreis-Brust zu finden und scheinen auf hormonelle Einflüsse zu reagieren. Bei Östrogen-Überhang wachsen sie eher, unter dem Einfluss von Progesteron verkleinern sie sich. Rauchen und andere schlechte Lifestyle-Entscheidungen scheinen eher die Entstehung von Zysten zu begünstigen. Doch egal ob groß oder klein, Zysten müssen im Ultraschall nicht ständig kontrolliert werden, weil sie nie bösartig werden.

Insidertipp

Eine bisher nicht bewiesene, beliebte Theorie in den USA besagt, dass Koffein die Entstehung von Brustzysten fördert. Amerikanerinnen, die nicht immer zum Arzt gehen können, wenn sie etwas Neues in der Brust ertastet haben, vermuten daher oft hinter neuen Tastbefunden erst mal einen «Caffeine Lump». Sie lassen dann den Kaffee weg und warten ab, ob der Knoten von alleine weggeht. Ob der fehlende Kaffee damit zu tun hat, dass die Zyste schneller weggeht, sei dahingestellt – eine Scheibe der amerikanischen Gelassenheit können wir uns jedenfalls ruhig abschneiden!

Ein guter Kumpel der Brustzyste, der gerne mit ihr zusammen auftritt, ist der **Fibroadenom**. Fibroadenome sind kleine feste Gebilde in der Brustdrüse, die kaum Stoffwechsel haben und wie eine Erdnuss im Gewebe liegen. Sie sind meist 0,5 bis 2 Zentimeter groß und verändern sich nie, wenn sie wirklich nur Fibroadenome sind. Die beiden treten so gerne zusammen auf, dass ich, wenn ich ein Fibroadenom als Erstes finde, danach immer nach Zysten suche und meistens auch finde. Fibroadenome und Zysten sind wie Erdnüsse und Rosinen im Studentenfutter: Wenn sie in der Mischung dabei sind, können sie überall in der Tüte verteilt sein. Fibroadenome sind hellgraue bis anthrazitfarbene Gebilde, die im Ultraschall horizontal liegend in der Brustdrüse anzufinden sind. Sie haben einen gut abgegrenzten Rand und fügen sich harmonisch in ihre Umgebung ein.

Es gibt spezielle Fibroadenome der Jugend, die bei Teenies und jungen Twens anzutreffen sind; diese können sehr

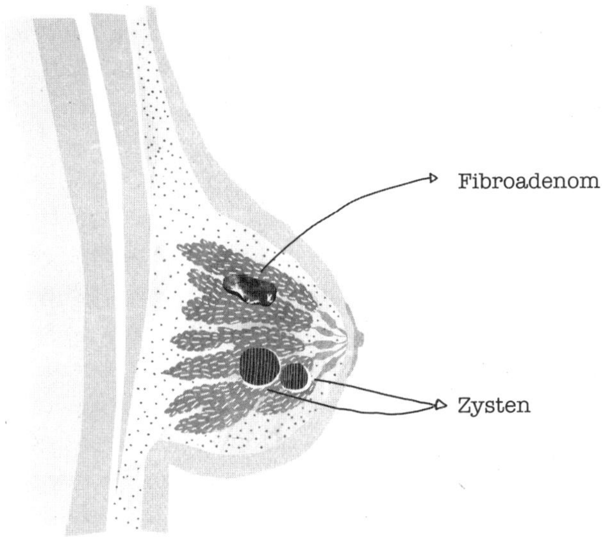

groß werden, bis zu sechs Zentimeter, und sollten aus diesem Grund operiert werden. Ansonsten lässt man Fibroadenome in Ruhe, wenn sie als solche sehr eindeutig sind. Fibroadenome, die schon lange in der Brust leben und nie ihre Größe verändern, müssen ebenso wie Zysten nicht ständig im Ultraschall kontrolliert werden, besonders dann nicht, wenn wir eine Diagnose per Biopsie bekommen haben. Ein wahrer Fibroadenom wird nie bösartig.

Natürlich gibt es auch gelappte Fibroadenome oder solche mit einer außergewöhnlichen Form, und weil alles, was komisch aussieht, bis zum Beweis des Gegenteils suspekt ist, gehören diese weiter abgeklärt. Das geschieht mit einer Nadelbiopsie bei lokaler Betäubung. Bei der geringsten Unsicherheit schickt man die Gewebeprobe zur Untersuchung ins Labor, und nur wenn ich ganz sicher bin, gebe ich Entwarnung.

Zysten und Fibroadenome gibt es in verschiedenen Ausführungen – manchmal hat man sie vereinzelt, manchmal vermehrt. Ein weiterer sehr häufiger Grund für Verhärtungen in der Brust ist ein sehr bindegewebiger Umbau der Brust, sodass die komplette Brust sich wie ein Sack mit Kieselsteinen anfühlt. Das nennt sich **Mastopathie**. Eine mastopathische Brust hat viel Bindegewebe, wie ein Steak mit viel weißer Maserung, und sehr oft ist sie mit Zysten und Fibroadenomen durchsetzt. Eine Mastopathie entsteht unter anderem durch ein erhöhtes Ansprechen auf die Stimulation der Hormone, und zwar folgendermaßen: Während des Zyklus wird die Gebärmutterschleimhaut auf den Ankömmling vorbereitet, und die Brust als künftiger Nahrungsspender ebenso: Neue Zellen an den Drüsen werden gebaut, kleinere Reparaturen durchgeführt und die Milchgänge mit neuen Zellen als neuen Anstrich ausgestattet. Wenn keine Schwangerschaft eintritt, wird alles wieder abgebaut, Zellen sterben ab und werden weggeräumt.

Hierbei kann es zu Verhärtungen im Gewebe kommen, sogenannten Fibrosierungen, entsprechend unseren Maserungen im Steak. Wenn durch den hormonellen Einfluss sehr viele Zellen in den Milchgängen gebildet werden oder sogar zu viele, können diese nicht schnell genug weggeräumt werden. Diese vermehrte Bildung von Zellen nennt man Proliferation. Wenn diese Zellen anfangen sich zu verändern, sieht man diese Art der Proliferation oft in der Mammographie, was auf alle Fälle Anlass gibt zu weiteren Untersuchungen, wie zum Beispiel einer Nadelbiopsie. Das passiert jedoch bei maximal fünf Prozent der Frauen mit einer ausgeprägten Mastopathie.

Es liegt nah zu fragen, ob Frauen mit Mastopathie eine erhöhte Chance haben, Brustkrebs zu entwickeln. Circa 70 Prozent haben eine einfache Mastopathie und damit mit dem Faktor 1,3 ein sehr gering erhöhtes Brustkrebsrisiko. Wenn man einfache Zellwucherungen in den Milchgängen, die sogenannten Proliferationen, hat, ist das Risiko 1,5 bis zweimal so hoch, Brustkrebs im Laufe des Lebens zu entwickeln, als bei jemand, der keine Mastopathie hat. Das klingt zunächst nach viel, wenn man es aber auf das ganze Leben umrechnet, ist es immer noch gering und daher kein Grund für eingreifende Maßnahmen.

Wenn man auffällige Proliferationen hat, kann der Pathologe die Zellen der Biopsie unter dem Mikroskop nach abnormen Zellen, sogenannten Atypien, untersuchen. Wenn er Atypien in der Probe findet, was bei fünf Prozent aller Mastopathie-Patientinnen vorkommt, ist das Risiko vier- bis fünfmal so hoch, Brustkrebs zu bekommen.[66] Ein Mastopathieknoten dieser Art muss auf alle Fälle vollständig entfernt werden. Es gibt auch Überlegungen, Frauen mit atypischen Zellen in den Milchgängen schon mal prophylaktisch Medikamente zu geben, die den Hormonrezeptor in der Brust unterdrücken. Da diese Medikamente viele Nebenwirkungen haben und außerdem selbst Krebs auslösen können, muss das aber im Einzelfall immer gut abgewogen werden.

Zysten oder Fibroadenome entfernt man aus Prinzip nicht; gerade bei Zysten macht es keinen Sinn, weil sie im nächsten Monat woanders entstehen. Es gibt auch keine Heilung für Mastopathie, aber man kann eine Menge tun, um sie zu verbessern: eine gesunde Ernährung, Sport und ein gesunder Lifestyle wirken sich positiv auf die Brust aus. Und auch wenn das nicht vollständig hilft: Nach der Menopause baut sich alles zurück, und das Ganze beruhigt sich meistens.

Ein weiteres Symptom, das Frauen oft um den Schlaf bringt, sind **Brustschmerzen**. Schmerzen in einer oder beiden Brüsten sind sicherlich einer der Hauptgründe, weshalb Patientinnen sich rasch einen Arzttermin wünschen. Sie sind aber in 99,9999 Prozent aller Fälle harmlos. Wirklich!

Mastopathie und Zysten können Brustschmerzen verursachen, ebenso wie Wassereinlagerungen. Daher treten die meisten Brustschmerzen bei Frauen mit Milchreis-Brust auf – sie reagieren einfach empfindlicher auf das hormonelle Auf und Ab. Meistens ist nach meiner Erfahrung die linke Brust betroffen, es können aber auch beide parallel weh tun, und dabei am häufigsten oben und außen auf der Brust, in der Nähe der Achselhöhle, weil hier die Brustdrüsen am dichtesten sind.

Mythbuster

Schmerzen in einer oder beiden Brüsten sind in 99,99 Prozent der Fälle harmlos! Meistens ist die Brust oben und außen betroffen, nah der Achselhöhle.

Brustschmerzen werden heftiger und bleiben länger je nach hormonellen Einflüssen. Eine Schwangerschaft bereitet natürlich schmerzende Brüste, aber auch Stress kann sich in schmerzenden Brüsten ausdrücken, und zwar indem der erhöhte Cortisollevel als Störenfried in unser weibliches Hormonsystem hineinspielt.

Am besten wartet man die nächste Periode ab; wenn man keine Periode mehr hat oder die Schmerzen nicht weggehen, hilft häufig ein Progesterongel, das man zweimal am Tag auf die Haut aufträgt. Meistens ist der Spuk dann nach zwei bis drei Tagen vorbei.

Eine weitere, meist harmlose Erscheinung ist der **Austritt von Flüssigkeit** aus der Brustwarze. Das kann viele Gründe haben: Wenn es ein einseitiger Austritt ist, steckt oft eine Zyste, gerade bei ausgeprägter Mastopathie, dahinter, die sich in den Gang entleert. Bei blutigem Austritt ist in den meisten Fällen ein Papillom der Auslöser, also eine erst mal gutartige Wucherung der Milchgänge. Da aber nie ganz klar ist, was der Auslöser ist, und weil Papilloma ein kleines Entartungsrisiko haben, müssen diese operativ entfernt werden.

Ein beidseitiger Austritt von trüber Flüssigkeit kann bedeuten, dass Prolaktin, unser Stillhormon, im Blut zu hoch ist. Das gibt es relativ oft und ist ein Hinweis auf einen sehr kleinen gutartigen Tumor der Hypophyse, also unseres John-Bosley-Organs im Kopf. So ein Prolaktinom bereitet außerdem oft Zyklusunregelmäßigkeiten und Probleme mit der Fertilität, weshalb man ihn mittels Tabletten versucht zu schrumpfen. Eine Kernspinuntersuchung des Kopfes kann den Verdacht bestätigen, und man gehört damit auf alle Fälle in die Hände eines Endokrinologen, also eines Hormonarztes.

Einige wenige Frauen produzieren nach dem Abstillen noch Milch, die beim Zusammendrücken der Brustwarzen austritt; bei ihnen wurde die Milchbar nach dem Stillen einfach nicht komplett außer Betrieb genommen. Das ist nicht schlimm und muss nur korrigiert werden, wenn es sehr stört.

Die Brust kann sich auch entzünden, das nennt sich **Mastitis**. Zu einer Mastitis kommt es immer, wenn Bakterien der Umwelt sich in die Milchgänge verirren: Beim Stillen passiert das relativ oft, gerade wenn man viel Stress hat und die Milch nicht gut abfließen kann. Doch auch bei der nicht stillenden Brust kommt es vor, dass Bakterien über Risse an der Brustwarze oder auch vereinzelt über den Nippel direkt in die Brustdrüse gelangen. Auch Raucherinnen sind hierfür wieder anfälliger, einerseits weil die Immunabwehr ohnehin geschwächt ist, andererseits weil der Körper versucht alle Gifte auszuscheiden, auch über die Milchgänge – da haben Bakterien leichtes Spiel.

Eine Mastitis zeigt sich in einer geröteten, schmerzenden Brust, die häufig verhärtet ist. Man muss dann relativ rasch handeln, sonst können sich Eiterhöhlen ausbilden, die man nur operativ beheben kann. Die Therapie besteht in Antibiotika, Ruhe und Kühlen, Kühlen, Kühlen.

Wenn man nicht stillt, rate ich unbedingt dazu, die Brust noch mal mit dem Ultraschall und vielleicht auch einer Mammographie untersuchen zu lassen, sobald die Entzündung etwas abgeklungen ist, weil sich dahinter immer der seltene inflammatorische Brustkrebs verstecken kann – eine sehr miese Brustkrebssorte, die sich als Entzündung maskiert.

Good Girl Gone Bad – Feind in meiner Brust

Alle paar Monate kommt es in meiner Praxis vor, dass ich eben noch mit meiner Patientin während der Routine-Krebsvorsorge über allerlei geplänkelt habe und sich die Situation schlagartig verändert, weil ich etwas Verdächtiges in der Brust finde. Wenn sich im Ultraschall das Bild eines Herdes abzeichnet, der nicht freundlich aussieht, sage ich das der Patientin direkt, und wir leiten Maßnahmen ein, um der Sache auf den Grund zu gehen. Wenn etwas böse aussieht im Ultraschall, sieht man das oft sehr eindeutig. Und solltest du dich jetzt fragen, ob man als Arzt manchmal versucht, die Wahrheit zu beschönigen oder gar mit verdeckten Karten zu spielen, kann ich dir sagen: Das macht heute niemand mehr – wir sind immer geradeheraus. Bei guten wie bei bösen Sachen.

Brustkrebs befällt Frauen am häufigsten zwischen dem 50. und 70. Lebensjahr, weswegen Mammographien in diesem Alter regelmäßig alle zwei Jahre im Rahmen von Screening-Programmen durchgeführt werden. Das heißt aber nicht, dass das reicht! Schätzungsweise 30 Prozent aller Brustkrebserkrankungen befallen Frauen, die jünger sind. Jede Arztpraxis Deutschlands hat Frauen zwischen 30 und 40 Jahren in ihrer Kartei, die Brustkrebs haben, und es gibt sogar noch jüngere. Dabei sind nur zehn Prozent aller Brustkrebserkrankungen familiär bedingt. Schätzungsweise eine von neun Frauen bekommt im Laufe ihres Lebens Brustkrebs. Das macht diese Krebsart zur häufigsten bei uns Frauen, aber nicht zur Todesursache Nummer 1 – das sind immer noch Herz-Kreislauf-Erkrankungen, gefolgt von Demenz und Diabetes.

Mythbuster

Keine familiäre Vorbelastung, also safe? *Nur weil bisher niemand Brustkrebs in der Familie hatte, heißt das keineswegs, dass das persönliche Risiko kleiner ist – lediglich 10 Prozent aller Brustkrebserkrankungen sind familiär bedingt!*

Das Thema Brustkrebs ist zu groß, um ihm hier in irgendeiner Art gerecht zu werden. Was aber alle betrifft und was du unbedingt wissen solltest, ist, was du zur Prävention tun kannst. Es ist nachgewiesen, dass bewusste Ernährung, Sport, Vermeidung von Übergewicht und Alkohol in direktem Zusammenhang mit einer Risikoreduzierung von Brustkrebs stehen.[67]

Bei der Hormonersatztherapie würde ich von der Verwendung von kombinierten, synthetischen Präparaten abraten, da das eine veraltete Methode ist, und eher bedarfsangepasste bioidentische Hormone verwenden, solange man die Therapie braucht und das eigene Risikoprofil es erlaubt.

Es ist noch nicht ganz das letzte Wort darüber gesprochen, ob aluminiumhaltige Deos Brustkrebs fördern. Der Verdacht liegt nahe, weil Brustkrebs am häufigsten den äußeren, oberen Teil der Brust befällt, der in der Nähe der Achselhöhle liegt.[68] Doch ob das wirklich darauf zurückzuführen ist, dass die meisten Frauen in der westlichen Welt Deos benutzen, oder darauf, dass die Brustdrüse oben außen am meisten Läppchen hat, weiß man nicht, insgesamt ist die Beweislage im Moment eher dünn. Es gibt ja mittlerweile aluminiumfreie Deos, auf die man ausweichen kann, oder – mal was ganz anderes – man kann sich die Achseln auch botoxen lassen, damit man nicht schwitzt! Ohne Witz, es gibt keine Substanz, die purer und sicherer ist und besser untersucht wurde als Botox. Das ist natürlich nicht jedermanns Sache und außerdem eine ziemlich kostspielige Angelegenheit.

Frauen, die ein besonders erhöhtes Brustkrebsrisiko haben, können nach Einzelfallentscheid zur Prophylaxe ein Medikament namens Tamoxifen oder Raloxifen bekommen. Diese Medikamente sind nicht ganz ohne, weil sie den Hormonrezeptor im ganzen Körper blockieren und entsprechend viele Nebenwirkungen haben, unter anderem eine Stimulation der Gebärmutterschleimhaut mit Gefahr für Gebärmutterkrebs.

Frauen, die eine nahe Verwandte ersten Grades haben, etwa eine Schwester, eine Tochter oder die eigene Mutter, die vor dem 50. Lebensjahr Brustkrebs oder Eierstockkrebs bekommen hat, können sich genetisch beraten lassen; dann wird entschieden, ob eine genetische Testung wie bei Angelina Jolie sinnvoll ist, um zu schauen, ob sie einen Defekt in den Genen BRCA1 oder BRCA2 haben. Die Schauspielerin hat sich mutig dazu entschlossen, sich beide Brüste und die Eierstöcke entfernen zu lassen, weil man ihr ein um 70 Prozent erhöhtes Risiko attestierte, an Eierstockkrebs zu erkranken, und ein um 50 Prozent erhöhtes Brustkrebsrisiko. Rate ich im Einzelfall dazu? Eher nicht. Ich bin für eine engmaschige Überwachung in jungen Jahren mittels der Magnetresonanztomographie, kurz MRT oder Kernspin. Vor dem MRT kann sich wenig verstecken, und daher rate ich zur jährlichen Untersuchung.

Insidertipp

Faktoren, die das Brustkrebsrisiko erhöhen:

- Übergewicht
- täglicher Konsum von Alkohol
- Ernährung, die arm an Gemüse und fett- und fleischlastig ist
- kombinierte Hormonpräparate, die zu hoch dosiert und zu lange genommen werden
- Mastopathie mit Zellüberwucherungen und Atypien (siehe oben)
- eine familiäre Vorbelastung ersten Grades

Faktoren, die das Brustkrebsrisiko nicht beeinflussen:

- die Brustquetscherei und Strahlen der Mammographie
- zu enge BHs oder BHs mit Bügel

- Sicherheitsgurte im Auto
- große Brüste! Das Risiko ist nicht höher als bei kleinen Brüsten
- Brustimplantate[69]
- wenn eine Verwandte zweiten oder dritten Grades spät Brustkrebs bekommen hat (genetischer Brustkrebs schlägt meistens vor dem 50. Lebensjahr zu)

Ultraschall oder Mammographie?

Brustkrebs ist bei weitem kein Todesurteil, und die Überlebenschancen steigen, je früher man den Herd entdeckt. Das kann man am besten mit einem bildgebenden Verfahren wie Brustultraschall, Mammographie oder Brust-MRT. Aber welches ist für wen geeignet, und was ist besser?

Im Ultraschall und in der Mammographie sehen wir einen auffälligen Herd, bevor wir ihn fühlen können, daher rate ich allen Frauen ab dem 30. Lebensjahr, eine diagnostische Untersuchung der Brust regelmäßig – am besten einmal im Jahr – durchführen zu lassen.

Zunächst einmal entscheidet das Alter darüber, welches Verfahren sich empfiehlt: Bei der jungen Brust, also bei allen, die jünger sind als 50 Jahre und noch regelmäßig ihre Periode haben, empfehle ich die Brustultraschalluntersuchung, weil die junge Brust dichter und kompakter ist. Sie reagiert noch auf das hormonelle Auf und Ab, und genau das kann die Interpretation der Mammographie erschweren. Dichtes Gewebe sieht in der Mammographie weiß aus, und Tumore sind ebenfalls weiß – Veränderungen im mammographischen Röntgenbild zu sehen, ist dann so kniffelig, wie einen Eisbär auf 200 Meter Entfernung im Schnee zu entdecken.

Der Brustultraschall erkennt dagegen sehr viel, man kann damit bei kleinen bis mittelgroßen Brüsten von der Haut bis auf den Brustkorb alles erfassen. Bei großen bis sehr großen Brüsten ist es naturgemäß etwas schwieriger, aber dennoch nützlich, denn dem Ultraschall ist es egal, ob die Brust dicht oder dünn besiedelt ist. Harmlose Zysten, die in der Mammographie unklar erscheinen können, werden im Bruchteil einer Sekunde als solche klassifiziert. Fibroadenome können schnell als freundlich eingestuft werden, und auch unfreundliche Herdbefunde haben ihre recht eindeutigen Merkmale.

Aber auch die Mammographie hat ihre Berechtigung. Sie erstellt ein Röntgenbild der Brust, wobei die Brüste einzeln nacheinander zwischen zwei Metallplatten gepresst werden. Das fühlt sich an, als würde ein sehr dicker Mensch sich langsam auf die Brust setzen und diese platt drücken, und ist ein Grund, weshalb man nicht vor der Periode mit prämenstruellen Brustschmerzen hingehen sollte. Man kann in der Mammographie auch suspekte Herde sehen, aber eine Sache besonders gut, die man nicht im Ultraschall sieht, und das ist der sogenannte Mikrokalk. Mikrokalk entsteht bei frühem Brustkrebs und ist häufig das einzige Indiz dafür, dass sich etwas Böses zusammenbraut. Das ist eins der Hauptargumente für die Mammographie als Screening-Methode, die bei allen Frauen zwischen 50 und 69 Jahren alle zwei Jahre eingesetzt wird. Die Strahlenbelastung bei der modernen Mammographie mit digitalen Geräten ist megagering und sollte kein Grund sein, eine Mammographie zu schwänzen. Ich finde es übrigens nach wie vor vernünftig, jedes Jahr die Brust untersuchen zu lassen und ab dem 50. Lebensjahr die Mammographie mit dem Brustultraschall abzuwechseln. Die erste Mammographie, eine sogenannte Basis-Mammographie, empfehle ich – je nachdem, wie klein oder dicht die Brust ist – schon ab Mitte bis Ende 40.

Das Allerbeste zur Erkennung von kleinen Herden ist die MRT-Untersuchung, sie wird gerne und oft eingesetzt, um den Narbenbereich bei Frauen zu untersuchen, die schon mal Brustkrebs hatten. Ein MRT ist zeitaufwendig und teuer und nicht als Vorsorgeinstrument für die Massen geeignet. Die gesetzlichen Krankenkassen bezahlen daher kein MRT zur Vorsorge, das muss man meistens selbst tun, und es kostet zwischen 400 und 600 Euro. Sogar bei einer familiären Vorbelastung, die gruselig nahe ist, beispielsweise wenn die Mutter mit 39 Jahren Brustkrebs hatte oder die Zwillingsschwester damit diagnostiziert worden ist, muss die gesetzliche Krankenkasse die Kosten nicht übernehmen – dennoch, nachfragen würde ich auf alle Fälle.

Alle Brüste, groß und klein

So viele Frauen sind mit ihrer Brustgröße unzufrieden, dass ich dem Thema einen eigenen Abschnitt widmen möchte.

Sehr große Brüste können eine seelische und auch körperliche Belastung darstellen, gerade wenn man dadurch sehr viel Gewicht mit sich rumschleppt, kann das etwa zu Rückenschmerzen führen. Wer eine operative Verkleinerung vornehmen lassen will, muss mittlerweile viele Hürden überwinden, um auch nur den Ansatz einer Chance auf Kostenübernahme zu haben. Erst mal wird eine Gewichtsreduktion empfohlen, das steht in fast allen Gutachten der Krankenkassen – häufig auch bei Frauen, die nur leicht übergewichtig sind.

Brüste wachsen bei Gewichtszunahme, hormonellen Einflüssen und im Alter sowieso – man weiß nämlich, dass Testosteron einen hemmenden Effekt auf das Brustwachstum ausübt. Wenn sich nach der Menopause das Testosteron als letztes Hormon verabschiedet, wachsen die Brüste im Alter. Sehr viele Großmütter fragen mich, warum der liebe Gott ihnen ausgerechnet jetzt eine große Brust gibt, während sie in jungen Jahren immer flach wie ein Brett waren. Ich kann nur spekulieren: Vielleicht damit die Enkelkinder eine weiche Oma haben, auf der sie einschlafen können? Sonst wäre das von der Natur wirklich sehr schlechtes Timing mit der großen Brust.

Sehr kleine Brüste bringen hingegen keinerlei körperliche Beeinträchtigung mit sich, belasten aber manche Mädels seelisch. Wer sich nicht mit Push-up-BHs rumärgern möchte (unter anderem, weil es demütigenderweise kaum Brust zum Pushen gibt), dem bleibt nur die Vergrößerung durch Implantate. Wer hier versucht, eine Kostenübernahme durch die Krankenkassen zu bekommen, beißt auf Granit. Kosmetische Operationen werden nicht durch die Allgemeinheit getragen, heißt es, und wir Gynäkologen können nichts dagegen tun, ganz gleich, wie viele Bescheinigungen wir für Ämter und Kassen ausstellen wollen. Auch wenn man sich als junge Frau fürchterlich schämt und deshalb etwa nicht ins Freibad gehen mag – eine Operation muss man selbst bezahlen.

Und obwohl die Pille manchmal das Brustwachstum fördert – eine Körbchengröße kann dazukommen –, würde ich nie allein aus diesem Grund die Pille empfehlen. Am Ende zählt man zu den Mädels, bei denen nicht die Brust wächst, sondern nur die Hüften kräftiger werden.

Mythbuster

Die Pille macht nicht grundsätzlich die Brust größer. Der Wunsch nach mehr Oberweite sollte daher nicht der alleinige Grund sein, sie zu nehmen.

Die meisten Frauen haben eine leichte Seitendifferenz der Brust, das heißt, eine ist größer als die andere. Bei einer extremen Seitendifferenz von zwei Körbchengrößen – auf der einen Seite A, auf der anderen C beispielsweise – lohnt sich auf alle Fälle der Versuch, dass die Kosten für eine Operation von der Kasse übernommen werden. Denn wenn der Unterschied wirklich substanziell ist, kann es auf Dauer zu Fehlhaltungen des Rückens kommen.

Auch eine schlaffe, hängende Brust kann belasten. Sie kann durch schnelle Gewichtsabnahme oder durch den Wegfall von Östrogen entstehen. Das Stillen setzt der Brust ebenfalls zu: Beim Milcheinschuss können die Brüste locker auf Doppel-D anschwellen, um dann nach dem Abstillen traurig und leer gesaugt runterzuhängen. Ja, das sagt einem vorher keiner, oder wenn, will man es vielleicht gar nicht so genau hören.

Eine Lösung besteht darin, die Brust operativ zu straffen, um überschüssige Haut zu entfernen und die Brustwarze in eine höhere Position zu bringen. Wenn man auch mit der Größe unzufrieden ist, kann man ein Implantat einsetzen lassen, da würde ich aber die Wundheilung abwarten. Eine neue Methode ist, die Brust mit Eigenfett aufzufüllen, das man an anderer Stelle entnimmt, beispielsweise an den Knien. Das kann bei lokaler Betäubung gemacht werden und ist relativ risikoarm. Ein Nachteil ist, dass die Methode recht neu ist und daher bei vielen die Erfahrungswerte fehlen, außerdem braucht man meistens mehrere Sitzungen, bis man zufrieden ist.

Unabhängig davon, ob du eine Operation erwägst oder nicht, ob du glücklich oder unglücklich mit deinem Busen bist, möchte ich hier zwei Sachen noch loswerden: Erstens, investiere Geld in gutsitzende BHs. Es ist schwer, seine Brust schön zu finden, wenn man alte, verwaschene, schlechtsitzende BHs trägt. Viele kennen außerdem ihre richtige BH-Größe nicht, glauben etwa, sie hätten 75 B, obwohl sie eigentlich 80 C haben. Laut einer Studie tragen ca. 70 Prozent aller Frauen die falsche BH-Größe![70] Sowohl bei der Körbchengröße als auch beim Umfang kann man sich verschätzen, oder es schleicht sich ein Systemfehler ein, weil die BH-Größe nach der Twenty-something-Zeit nie wieder überprüft wurde. Wenn die Brust zum Beispiel oben über den Körbchenrand quillt oder der BH seitlich nicht mit dem Brustansatz abschließt, ist die Größe zu klein. Hier lohnt sich der Gang in ein Fachgeschäft der alten Garde, wo eine geschulte Mitarbeiterin mit einem Maßband in die Kabine kommt und dich ausmisst. Und zwar alle sechs Monate! Unsere Brust verändert sich oft, und es ist besser, ein paar gutsitzende Modelle zur Auswahl zu haben.

Zweitens – du kennst mich jetzt ein bisschen und ahnst vielleicht, was kommt –, jede Brust ist schön, die gesund ist und gute Dienste leistet, wie beispielsweise Babys zu nähren. Und egal ob deine Brüste klein, groß, unterschiedlich groß sind oder hängen: Verschönere Körperteile nur für dich alleine und für niemand anderen! Der richtige Mann ist ein großer Fan deiner Brüste, egal, wie sie aussehen.

Andere Bewohner im Bikini Bottom – die Harnblase und der After

Wenn sie Probleme mit den Nachbarn der Vagina haben, etwa mit der Harnblase oder dem After, suchen viele Frauen den Gynäkologen ihres Vertrauens auf. Dabei sind das gar nicht die Organe unseres Faches, wir sind ja primär auf das weibliche Genital und sein Zubehör spezialisiert. Durch die beengten Wohnverhältnisse der Organe gibt es aber Überlappungen zwischen den medizinischen Disziplinen, wobei die Harnblase dafür das beste Beispiel ist.

Der Arzt, der sich auf die Harnwege spezialisiert, ist der Urologe. Wenn unser gynäkologisches Einmaleins für deine Probleme nicht mehr ausreicht, schicken wir dich dorthin. Zum Enddarmarzt (Proktologen) überweisen wir dich, falls wir bei deinem After mit unserem Gynäkologen-Latein am Ende sind. Bei ein paar Problemen kann aber auch der Frauenarzt helfen, und die besprechen wir in diesem Kapitel.

Die Harnblase

Burn, Baby, Burn – Schmerzen beim Pipimachen

Ich kann mich noch sehr genau an meinen ersten Harnwegsinfekt erinnern – Mann, hat das gebrannt! Nachdem ich dachte, ich pinkele pures Tabasco, kam die zweite Schmerzwelle in Form von Blasenkrämpfen. Damals war ich im Studium im ersten Semester und wusste vor lauter Schmerzen weder ein noch aus – Krankheiten und dergleichen lernt man ja erst viel später. Mein Hausarzt verschrieb mir Antibiotika und ein Schmerzmittel, sodass ich mich nach einem Tag wieder halbwegs besser fühlte; die Blasenschmerzen blieben aber latent noch ein paar Wochen, und ich habe viel, viel Cranberry-Saft getrunken und ab und zu ein Weizenbier, um die Harnblase zu beruhigen.

Wir Frauen bekommen sehr oft Blasenentzündungen, aber aus verschiedenen Gründen. Schauen wir uns die Top-3-Ursachen für einen Harnwegsinfekt an:

1.) Sex

Die Urethra, also die Harnröhre, sitzt genau zwischen Klitoris und Vagina, eine zugegebenermaßen etwas unglückliche Position. Die natürlichen Bazillen des Außenbezirks geraten sehr schnell und leicht beim Sex in die Harnröhre und können eine fiese Entzündung verursachen. Das kann besonders bei heftigem, penetrativem Sex passieren, aber auch beim Fingern, wenn der junge Mann eifrig versucht, auf der Klitoris zu bleiben, aber ständig abrutscht und auf der Harnröhre rumdrückt. Gerade bei frischen Beziehungen, wenn man viel und oft Sex hat und der Partner noch versucht herauszufinden, was einem gefällt, geht es ratzfatz, dass die Bakterien in die Harnröhre kommen und sich festsetzen. So entstand auch der Begriff «Honeymoon Zystitis», vermutlich aus der Zeit, als die meisten noch bis zur Hochzeit zu Hause wohnten und erst in den Flitterwochen Gelegenheit für ausgedehnte Sex-Sessions miteinander hatten. Was den Frauen vermutlich früher keiner vor der Hochzeitsnacht zugeflüstert hat: zur Vorbeugung von Blasenentzündungen ist es wichtig, nach jeder Penetration und nach jedem Sex auf die Toilette zu gehen, um die eventuell eingeschleusten Bakterien wieder auszuspülen.

Wenn man eine Blasenentzündung hat, muss sie auch behandelt werden. Das kann mit pflanzlichen Präparaten geschehen, die gut funktionieren, oder aber mit Antibiotika. Bei heftigen Infektionen bin ich dafür, mit Antibiotika über fünf Tage die Bazillen vollständig abzutöten; bei leichteren Infekten kann man durchaus mit pflanzlichen Mitteln arbeiten, da gibt es mittlerweile richtig gute. Die kann man auch schon prophylaktisch nehmen oder über eine längere Zeit: Manche Frauen haben das Problem, dass sie nach jedem Sex eine Blasenentzündung bekommen. Woran das liegt, darüber lässt sich nur spekulieren: Hat sie viel Sex, oder hat der Partner viele Bakterien; ist die Technik die falsche, oder ist er supergut bestückt und reizt die Harnröhre – all diese Dinge weiß ich nicht und kann ihnen auch nicht auf den Grund gehen, aber ich empfehle allen, die schnell einen Harnwegsinfekt bekommen, etwas prophylaktisch einzunehmen, bevor Symptome auftreten. Das kann etwas Pflanzliches sein oder aber auch Mannose, ein Zuckermolekül, das hervorragend dazu geeignet ist, Bakterien zu schädigen. Das kann man auch als Dauertherapie über Wochen nehmen, wenn es sein muss; damit macht man auf alle Fälle nichts falsch. Es gibt auch eine tolle Impfung gegen Harnwegsinfekte – damit hat man oft endgültig Ruhe.

Wenn viele Antibiotika ausprobiert wurden und nichts hilft, muss man mit einem gesonderten Test Chlamydien ausschließen (alles über Chlamydien kannst du in Kapitel 5 nachlesen). Diese Biester werden über Sex übertragen, und obwohl sie nicht unbedingt in der Harnröhre sitzen müssen, können sie das tun und Symptome eines Harnwegsinfektes bereiten.

2.) Hormonmangel

Eine andere häufige Ursache von Harnwegsinfekten ist Hormonmangel. Die Harnblase und die Harnröhre sind genauso auf Hormone angewiesen wie die Vagina. Ohne Hormone verliert die Harnröhre an Spannung und verschließt nicht mehr gut. Das führt zum einen dazu, dass man eher mal ein Leck hat, zum Beispiel wenn man von der Toilette aufsteht, und zum anderen, dass man undicht wird beim Husten und Niesen. Der fehlende vollständige Verschluss nach außen öffnet Bakterien Tür und Tor. Deswegen haben viele Frauen, die die Menopause schon hinter sich haben, sehr oft Harnwegsinfekte. Die Lösung ist, neben der eigentlichen Bekämpfung der Entzündung, eine Dauerbehandlung der Vagina mit Östrogencreme.

Mythbuster

Die Harnröhre und die Harnblase sind genauso dringend auf Hormone angewiesen, um gesund zu bleiben, wie die Vagina! Jede Frau in einer Hormonmangelsituation leidet irgendwann unter wiederholten Harnwegsinfekten.

Das wissen die meisten Frauen nicht und sind daher immer verwirrt, wenn sie wegen wiederholter Blasenentzündungen zum Urologen gehen, und dieser etwas für die Vagina anstatt für die Harnblase verschreibt. Für die Harnblasengesundheit ist es nicht ohne, dauerhaft einen Hormonmangel zu haben; die meisten älteren Damen haben aus diesem Grund Bakterien im Urin, die sie nicht bemerken. Diese Frauen haben oft scheinbar aus dem Nichts beim Pinkeln viel Blut im Urin. Meist haben sie auch ein Problem mit der Kontinenz; daher ist eine Dauerbehandlung der Vagina mit Östrogen für jede, die nicht inkontinent werden will, fast unerlässlich.

3.) Kalte Füße

Viele Frauen reagieren auf kalte Füße mit einem Harnwegsinfekt – über welche Reflexbahnen das läuft, auch darüber lässt sich nur spekulieren. Aber wenn man empfindlich ist, sollte man darauf achten und beispielsweise nie im Flugzeug Flip-Flops tragen. Es gibt auch Frauen, die vom Tragen nasser Badeanzüge, wenn die Harnröhre zu kalt wird, leicht einen Harnwegsinfekt bekommen.

Mythbuster

Nasse Badeanzüge oder kurze Hosen zu tragen oder auf kalten Steinen zu sitzen, beeinträchtigt nicht (wie manche Großmütter noch gewarnt haben) die Fruchtbarkeit und schädigt auch die weiblichen Organe nicht dauerhaft, kann aber einen Harnwegsinfekt provozieren. Unschuldig ist aber wie immer die Toilette: Man bekommt nie von fremden Toiletten Blasenentzündung!

Unfreiwilliges Multitasking: Wenn man gleichzeitig niest und in die Hose macht

Bei jedem Niesen die Beine zusammenpressen, rennen müssen, um es auf die Toilette zu schaffen, beim Joggen bitte nie die Slipeinlage vergessen und im Indoorspielplatz bloß kein Trampolin springen? Vergiss es! Inkontinenz macht keinen Spaß, ist demütigend und lässt uns uns älter fühlen, als wir sind. Dabei muss das nicht sein! Es gibt viele Therapien, die an unterschiedlichen Punkten ansetzen, je nachdem, was die Undichtigkeit auslöst.

Grundsätzlich unterscheidet man zwischen Stressinkontinenz, Dranginkontinenz, auch genannt *Urge*-Inkontinenz (englisch für Drang), und Mischformen.

Stressinkontinenz bedeutet, dass man unfreiwillig die Unterhose etwas nass macht, wenn von oben Druck auf die Harnblase ausgeübt wird. Das kann beim Husten und Niesen geschehen, bei Lachanfällen oder beim Laufen und Springen.

Urge-Inkontinenz bedeutet: Sowie man merkt, dass man Pipi muss, hat man gefühlt 5 Sekunden Zeit, es auf die Toilette zu schaffen, bevor man sich selbst bepieselt. Nicht. Gut.

Es gibt in der Gynäkologie einen speziellen Fachbereich, der sich mit Inkontinenz beschäftigt, die Urogynäkologie. Und wenn ich nicht weiterkomme, schicke ich meine Patientinnen gerne zu einer Kollegin, die sich darauf spezialisiert hat. Aber bevor ich das tue, packe ich meine Zauberkiste aus und probiere alles aus, was helfen kann.

Stressinkontinenz kommt zustande, weil der Druck von oben zu hoch ist oder der Verschluss nicht richtig zugeht. Ist der Druck von oben zu hoch, ist oft Übergewicht schuld. Es ist der Tod einer jeden Kontinenz, gerade im Alter. Das Gewicht macht dem Beckenboden dauerhaft zu schaffen, die Muskeln

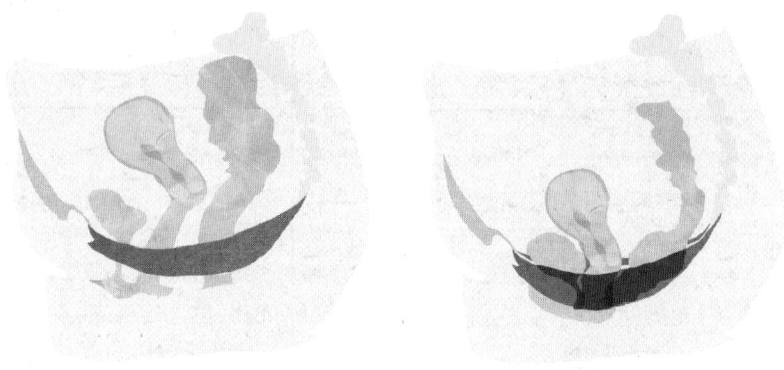

Wie eine alte Hängematte: ein geschwächter Beckenboden.

des Beckenbodens klaffen auseinander, und wenn dann noch die Harnröhre schlaff wird aufgrund von Hormonmangel, ist es mit der Kontinenz endgültig vorbei. Deshalb ist erstens eine Gewichtsreduktion wichtig und zweitens eine Stärkung der Beckenbodenmuskulatur.

Der Beckenboden wird aus verschiedenen Gründen geschwächt: durch Geburten, durch Muskelrückgang im Alter oder auch von schwerem Schleppen. Ja, ich sage immer gerne, dass die Beckenbodenschwäche die Erkrankung der hartschuftenden Frau ist. Eine Stärkung des Beckenbodens erreicht man durch gezielte Beckenbodenübungen oder mit Gewichten in Tampon-Form, die man in die Vagina einführt. Es gibt auch Geräte für eine Elektrostimulation des Beckenbodens, die man sich mittlerweile verschreiben lassen kann.

Was zur Vorbeugung von Inkontinenz in den Wechseljahren wichtig ist, ist die Behandlung der Harnröhre mit einer lokalen Hormonsalbe; diese Zaubersalbe hilft einerseits den richtigen pH-Wert aufrechtzuerhalten, andererseits weiß man, dass der Verschluss der Harnblase auch auf stetige hormonelle Versorgung angewiesen ist. Bei dauerhaftem Hormonmangel in der Vagina ist also die Harnröhre ebenfalls betroffen! Daher sage ich immer, dass eine Hormonsalbe so wichtig ist für die Inkontinenz-Prophylaxe wie Zahnseide für das Zahnfleisch. Wer die Salbe nicht verwenden oder die Wirkung der Salbe verstärken möchte, kann sich mittels der modernen CO_2-Lasertechnik die Vagina lasern lassen. Diese schmerzfreie Behandlung kann wunderbar leichte Inkontinenzformen rückgängig machen, und auch mittelschwere Inkontinenzformen werden damit verbessert. Auch eine Behandlung mit dem Emsella-Stuhl (den die Amerikanerinnen schon «my pee-pee chair» nennen) verspricht Besserung. Der Emsella-Stuhl sieht aus wie ein Klo, man setzt sich völlig bekleidet darauf, und der Beckenboden wird mit elektromagnetischen Impulsen durchdrungen, sodass er in einer Minute um die 500 Kontraktionen vollführt. Die Firma wirbt mit einer Reduktion der Slipeinlagen (wie z. B. Tena Lady) um 75 Prozent – erste Anbieter finden sich bereits in Deutsch-

land. (Wer noch mal nachlesen will: Diese Techniken haben wir in Kapitel 4 kennengelernt.)

Bei der Dranginkontinenz spielt eine nervale Komponente eine Rolle. Die Harnblase ist hyperaktiv, zieht sich beim Harndrang zu schnell und eifrig zusammen und macht die trockene Unterwäsche der peinlich berührten Besitzerin nass. Die Dranginkontinenz entsteht oft durch eine dauerhafte Harnblasenreizung aufgrund von Bakterien, daher ist eine konsequente Sanierung der Harnblase unerlässlich. Es gibt noch andere Medikamente, um die Hyperaktivität der Harnblase zu zähmen, aber insgesamt gehört diese etwas kompliziertere Form der Inkontinenz in die betreuenden Hände der Urogynäkologen und der Urologen.

Der After

Der After gehört eigentlich so gar nicht zum Kompetenzbereich von uns Frauenärzten. Da er aber eher ein Underdog in der Medizin ist, um den sich nur wenige gern kümmern, und da er nun mal der Nachbar unseres Vulva-Vagina-Duos ist, nehmen wir Gynäkologen uns seiner an, zumindest für die Basics. Der After hat so was wie den Status eines Nachbarskinds: Eigentlich gehört er nicht zu unserem Haushalt, aber er mischt mit unseren Kindern mit, also mitgehangen, mitgefangen, und dann wird er eben auch versorgt bei uns. Wir schauen ihn mit an, verschreiben vielleicht eine einfache Salbe für das Poloch oder andere einfache medizinische Maßnahmen. Aber für ihn gilt das Gleiche, wie wenn das Nachbarskind zu Besuch da ist: Bei kleineren Schürfwunden am Knie können wir gerne ein Batman-Pflaster aufkleben, bei größeren Sachen wird er nach Hause geschickt zu seinen Eltern, und das sind in der Welt der Medizin die Enddarmärzte, auch Proktologen genannt.

Aber was sind denn in der Welt des Afters die kleinen Problemchen, die auch Gynäkologen behandeln können? Die häufigsten Beschwerden, mit denen Patientinnen zu uns kommen, sind Juckreiz und Schmerzen am After.

Wenn es am Po juckt und brennt

Ein Jucken am Po ist peinlich und kann sehr, sehr intensiv sein, weil wir viele empfindliche Nerven um das Poloch herum haben. Sehr unangenehm! Aber warum juckt es, und wie kann man dem vorbeugen?

Einer der häufigsten Gründe für sehr intensives Jucken am After ist **ein Pilz** der Haut, die das Poloch umgibt. Pilze lieben diesen Bereich, gerade im Sommer: Da ist es warm, da schwitzt man, es ist dunkel, und man findet als Pilz Unmengen von Bakterien im Pobereich, die einem Gesellschaft leisten. Bei jeder Gelegenheit versucht sich ein Pilz, in die Haut einzugraben, und er kann sich wunderbar ausbreiten. Durch Kratzer entstehen kleine Verletzungen der Haut, wo sich die Bakterien draufsetzen, dann ist die Popo-Pilz-Party komplett. Das juckt wie Hulle und kann auch weh tun. Eine vernünftige Salbenbehandlung über gut 14 Tage ist notwendig, um den Pilz vollständig abzutöten. Und ganz wichtig: nicht vorher mit der Salbe aufhören, nur weil es nicht mehr juckt! Pilze können tief in der Haut sitzen. Wenn man die Behandlung zu früh einstellt, ist der Pilz nach ein paar Wochen wieder da. Damit er nicht wiederkommt, ist es das Beste, sich nach dem Duschen immer gut zwischen den Pobacken abzutrocknen! Wer mit einem üppigen Hintern ausgestattet ist und entsprechend große Pobacken hat, die aneinanderreiben, kann auch gerne mit Babypuder arbeiten, um den Bereich trocken zu halten, oder versuchsweise mit einem sehr milden Deo zwischen die Pobacken gehen – aber nur wenn die Haut völlig gesund ist.

Zu **heftiges Waschen** und Abtrocknen des analen Bereiches oder zu rigoroses Abwischen nach dem großen Geschäft kann einen Pilz ebenfalls auslösen. Dadurch werden kleine Verletzungen in der Haut hervorgerufen, und dem Pilz und den Bakterien sind Tür und Tor geöffnet.

Aber auch mangelhaftes Po-Abwischen kann zu Juckreiz führen, dieser ist allerdings meistens erträglich; und feuchtes Toilettenpapier schafft schnell Abhilfe. Dieses ist sehr mild zur Haut, man sollte nur nach dem feuchten mit trockenem Papier nachtupfen, um keinen Pilz einzuladen.

Auch nach dem Rasieren **nachwachsende Haare** um das Poloch können unangenehm jucken. Wer ein glattes Poloch haben möchte, dem empfehle ich daher Waxing.

Hauterkrankungen autoimmuner Natur wie Lichen sclerosus oder Psoriasis können Juckreiz verursachen, der in Schüben verläuft. Diesen erkennen wir oft (aber nicht immer) auf den ersten Blick; beim Lichen sclerosus steht als Erstes eine Kortison-Behandlung an, später kann man dann mit dem CO_2-Laser arbeiten, um ihn in Schach zu halten. Beim Verdacht auf Psoriasis wird dein Frauenarzt dich zu einem spezialisierten Hautarzt schicken, mit dem wir Gynäkologen uns ebenfalls das Pogebiet teilen.

Hämorrhoiden sorgen ebenfalls für Juckreiz. Diese Venen-Aussackungen schauen nach außen aus dem Enddarm und können sehr stören. Sie entstehen sehr gern in der

Schwangerschaft, wenn der Druck im Bauch zu viel ist für die Venen im Enddarm; dann suchen sie sich einen Ausweg und drücken sich nach außen. Am besten nutzt man Hämorrhoiden-Salbe, um sie abschwellen zu lassen, und duscht nach jedem Stuhlgang das Poloch mit kühlem Wasser ab. Alternativ kann man auch einen kühlen, nassen Lappen nehmen. Wenn die Hämorrhoiden zu groß sind oder sehr stören, kann eine Operation helfen.

Was viele nicht wissen, ist um die Existenz von **Würmern**. Kleine Fadenwürmer namens Oxyurien sind hochansteckend. Meistens sind kleine Kinder betroffen, aber ab und zu können auch Erwachsene sie bekommen. Das geschieht meistens, wenn die körpereigene Immunabwehr geschwächt ist, zum Beispiel in der Schwangerschaft oder im Wochenbett. Tagsüber merkt man die Würmer meistens überhaupt nicht, aber nachts machen sie einen wahnsinnig: Die Weibchen kriechen nachts vom Darm in den After, um dort ihre Eier zu legen, und das juckt wie Teufel. Die Eier sind nicht sichtbar und kleben an den Fingern, wenn man sich kratzt. Und wenn man sich anschließend an den Mund fasst, sind die Eier – zack – wieder im Körper, wo sie im Darm schlüpfen. Eine Ansteckung erfolgt über Eier, die an kleinen Kinderhänden kleben oder an Spielzeug. Wer kleine Kinder hat: Immer, immer, immer alle Hände waschen vor dem Essen! Die Behandlung ist zum Glück unkompliziert mit Tabletten, die alle nehmen können – Kinder, Schwangere, Stillende –, und dann ist der nächtliche Wurmspuk vorbei.

Ansonsten können sich ein paar **Geschlechtskrankheiten** am Poloch ausbreiten, wie Herpes oder Feigwarzen, wobei der Juckreiz nicht unbedingt das typischste Symptom ist.

Bei völlig unklarem Juckreiz wird dich deine Frauenärztin zur weiteren Abklärung zum Proktologen schicken.

Wenn es am Poloch brennt, können das Hämorrhoiden

sein oder aber auch Einrisse in der Analhaut, sogenannte **Analfissuren**. Dazu kommt es bei sehr hartem Stuhlgang oder zu starkem Pressen. Diese reißen sehr gerne immer wieder ein, wenn sie gedehnt werden. Das Beste, was man tun kann, ist, darauf zu achten, dass man viel trinkt und den Stuhl weich hält.

Richtige Schmerzen am Poloch bereiten **Analvenen-Thrombosen**: Diese entstehen unter anderem bei sehr hartem Stuhlgang und tun richtig weh. Thrombosen müssen operativ behandelt werden, weswegen wir dich in diesem Fall zum Proktologen schicken.

Is a Backdoor Guest Always Best? Das kleine Einmaleins des Analverkehrs

Obwohl Analverkehr seit Menschengedenken betrieben wird, ist er erst in den letzten zehn Jahren unter Heterosexuellen richtig Mainstream geworden: Laut einer schwedischen Umfrage hat sich in den letzten 15 Jahren die Zahl der Frauen, die regelmäßig Analverkehr betreiben, fast verdoppelt![71] Es gibt ein Paar Dinge beim Backdoor-Sex zu bedenken und zu beachten, die du wissen solltest, gerade wenn du noch anale Jungfrau bist. Der Anus hat beim Mann wie bei der Frau sehr viele Empfindungsrezeptoren und ist durchaus geeignet, zum sexuellen Erlebnis beizutragen, aber nur wenn er richtig behandelt wird. Lese diesen Abschnitt ruhig deinem Partner vor! Er muss mit an Bord sein, sonst ist der Analverkehr mühselig bis schmerzhaft, aber kein Spaß. Der gelungene Analverkehr hat zwei Geheimzutaten: Geduld und Gleitmittel.

Erstens, der Anus hat einen sehr festen Muskelring, den Schließmuskel. Dieser steht immer unter Spannung, auch wenn man schläft, und hat als einzige Funktion, Stuhl und Pupse drinzubehalten. Wenn er gewaltsam oder einfach nur zu ungeduldig gedehnt wird, tut das richtig weh, und er kann sogar einreißen. Wenn man den Schließmuskel aber langsam und vor allem lange genug dehnt, kommt ein Entspannungsreflex, und der Anus öffnet sich. Das erfährt ja schließlich jede Stuhlwurst, die unten rauswill. Wenn der Enddarm gedehnt wird und die Wurst lange genug von hinten drückt, kommt ein Signal: Der Schließmuskel entspannt sich, und man drückt dann gleichzeitig, damit die Wurst problemlos in die Freiheit gelassen wird.

Wie simuliert man dieses Sesam-öffne-dich am besten? Mit Fingern und Geduld. Zunächst sollte dein Partner einen Finger mit Gleitmittel befeuchten und langsam während des Sex einführen. Er sollte den Finger da lassen – nicht hin und her bewegen, nicht kreisen, einfach da lassen. Anstelle des Fingers kann man auch sehr gut mit einem Butt-Plug arbeiten, den es in Anfängergrößen gibt. Nach mindestens drei Minuten kann dein Partner einen zweiten Finger langsam einführen – wieder nicht hin und her, keine Fingerakrobatik. Nach fünf bis zehn Minuten haben sich die meisten Polöcher an die Dehnung gewöhnt und den Schließmuskel reflexartig entspannt, und man kann dazu übergehen, den Penis einzuführen.

Darüber hinaus braucht man Gleitmittel, ist klar. Aber wie viel? Die Antwort lautet: Wenn du glaubst, du benutzt zu viel Gleitmittel, hast du wahrscheinlich gerade mal genug. In diesem Fall gilt: Viel hilft viel! Um dem Penis möglichst leicht Zutritt zu gewähren, solltest du etwas drücken, wie um auf die Toilette zu gehen: Dann ist der Widerstand geringer. Und nun langsam, langsam den Penis einführen und aufhören, wenn es weh tut. Wenn er reinkommt, spielst du am besten gleichzeitig an deiner Klitoris, dann hast du erstens mehr davon, zweitens sind die Orgasmen, bei denen der Anus mitmachen darf, tiefer und heftiger. Wer es raushat, versteht, warum der Analverkehr bei manchen der Hit ist. Wenn es nicht beim ersten Mal klappt, nur Geduld. Lieber abbrechen, Schwamm drüber, und ein anderes Mal erneut versuchen, wenn Zeit und Muße ist.

Es versteht sich hoffentlich von selbst, dass, nachdem sein bestes Stück in der Hintertür war, es vorne nicht mehr reinkommt, und in den Mund schon gar nicht. Punkt, aus. Es kommen noch genug Mädels mit Infektionen in die Praxis, weil sie sich im Eifer des Gefechts haben überreden lassen.

Eine andere Entwicklung, die ich beobachte und hier ansprechen möchte, ist, dass viele junge Mädchen glauben, sie müssten Analsex auch bei losen Begegnungen haben, dass es sie sexy und attraktiv macht, diesen in ihrem Sex-Repertoire zu haben. Ja, Analsex ist anscheinend der neue Oralverkehr, dennoch meine ich, dass man sich keinen Gefallen damit tut, eine riskante Sexualpraxis mit jemandem zu teilen, den man kaum kennt. Zum Analsex gehört viel Vertrauen, weil der Mann dir sehr weh tun kann und du dich in deiner Haut wohl fühlen musst, um zu kommunizieren, wann etwas für dich nicht geht. Außerdem gehen viele Kondome beim Analsex kaputt, und Geschlechtskrankheiten können easy peasy übertragen werden. Der Mann, der auf Analsex besteht, ist deine Zeit nicht wert. Daher: A backdoor guest is not always best! Wische den drängenden Popo-Popper nach links, und weiter geht's.

11. Hacks für einen gelungenen Besuch beim Frauenarzt

Ja, ja, ich weiß – niemand geht gerne zum Frauenarzt. Auch wenn man seinen Frauenarzt mag, steigt man nicht gerne auf dessen Stuhl, der einen in eine Position bringt, in der man seinen intimsten Bereich offenbart. Ich höre so oft im Scherz: Frauenarzt und Zahnarzt sind für mich das Schlimmste. Na ja, wenigstens schneiden wir besser ab als der Bestatter und der Finanzbeamte.

Oft hat man beim Besuch der Gynäkologin den Kopf so voll mit anderen Dingen, wie der Angst vor der Untersuchung oder der Furcht vor schlechten Nachrichten, dass man vergisst, Dinge zu fragen, die einen beschäftigen, oder rausgeht und nur noch die Hälfte von dem weiß, was einem gesagt wurde. Wer das meiste aus seinem Frauenarzttermin herausholen will, sollte folgende Tipps beachten:

1.) Schreib alle Fragen auf, und nimm den Zettel mit rein auf den Stuhl. Hast du Angst, du könntest schwanger sein? Raus damit. Du hast am Wochenende einen One-Night-Stand gehabt und weißt jetzt nicht, ob du dich mit etwas angesteckt hast? Du hast etwas am Poloch, das seltsam aussieht? Das sollten wir am besten alles *vor* der Untersuchung wissen, damit wir diese an das jeweilige Problem anpassen können. Nichts, nichts, nichts darf dir peinlich sein, wir kennen alles und haben alles schon mal gesehen. Also raus mit der Sprache!

2.) Wenn es um Fragen nach einer Schwangerschaft oder auch um Blutungsstörungen allgemein geht, sind Details über deinen Zyklus wichtig. Gerade bei komplizierten Blutungsgeschichten! Ich will zum Beispiel oft wissen, wann die letzte Periode war, ob sie anders war als sonst, und häufig interessiert mich auch die Blutung im Vormonat.

3.) Bedenke bitte, dass deine Ärztin den ganzen Tag alle 15 Minuten eine neue Patientin anschaut, das heißt, sie muss sich ständig auf jemand Neues im Kopf einlassen. Deine Gynäkologin wird dich sehr lieben, wenn du ihr schnell hilfst, dein Problem zu verstehen. Das geht am besten, wenn du keine längere Geschichte erzählst, sondern deine Probleme oder Symptome auf das Wesentliche runterbrichst: Ich habe das seit dann und dann, es fühlt sich so und so an. Das hilft ihr, klar zu denken, und sie kann dann spezifisch nachfragen.

4.) Am Ende der Untersuchung wiederholst du alles, was du verstanden hast, um sicherzugehen, dass du alles mitbekommen hast. Schreibe es dir zur Not auf, damit du nicht auf die Packungsbeilage angewiesen bist – die ist oft verwirrend und liefert dir Informationen, die du für dich nicht gewichten kannst. Hake besser gleich nach, bis du es verstanden hast, schreib es auf oder hinterlass eine Sprachnotiz auf deinem Handy. Untersuchungen zeigen, dass man in Stresssituationen nur 10 Prozent von dem behält, was einem gesagt wird!

Mythbuster

Wenn du nicht gerade eine chronische Krankheit hast, die man beachten muss, oder allergisch auf viele Medikamente reagierst, tue dir und deinem Arzt den Gefallen und lese nicht die Packungsbeilage. Dein Arzt denkt sich etwas dabei, wenn er etwas verschreibt. Was im Waschzettel steht, ist nicht mit dem Kleingedruckten eines Vertrages gleichzusetzen oder einem Warnhinweis, dass du sehr wahrscheinlich Schäden davonträgst. Die Packungsbeilage wurde erfunden, um die Pharmafirmen rechtlich gegen alle bekannten Nebenwirkungen abzusichern, ganz gleich, wie selten sie vorkommen, und bietet ihnen sogar eine rechtliche Absicherung gegen eventuell unbekannte Begleiterscheinungen eines Medikamentes. Also gegen alles, was theoretisch sein könnte. Wenn das andere Industriebereiche genauso machen und vor allen möglichen und extrem seltenen Gefahren warnen müssten, würde keiner mehr Auto fahren, niemand mehr Eiernudeln essen oder ins Freibad gehen.

Was machen wir da eigentlich? Die Vorsorge

Fast jede gynäkologische Untersuchung beginnt mit der Begutachtung des äußeren Genitals, bei der wir schauen, ob alles normal aussieht oder ob es Anzeichen für Infektionen oder andere Probleme gibt. Die Größe der Schamlippen oder das

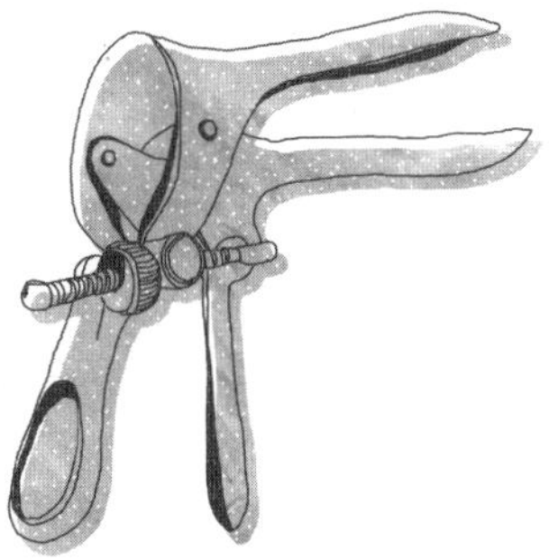

Das allseits beliebte Spekulum

Aussehen allgemein nehmen wir nur am Rande zur Kenntnis. Dann nehmen wir die Spekulae, also die Instrumente, um zunächst die großen Schamlippen, dann die Kleinen auseinanderzuhalten. Der Eingang mit Harnröhre und Bartholinischen Drüsen wird begutachtet. Erinnerst du dich? Das ist das Cockpit mit dem Hymenalsaum, den Drüsenausgängen, dem Damm, der Harnröhre und der Klitoris. Dann führt man das Spekulum langsam ein, um die Vagina auseinanderzuhalten. Spekulae gibt es in Plastik als Einmalartikel oder in Metall zur Wiederverwendung. Es gehört zum guten Ton, dass die Spekulae nicht kalt sind, sondern angewärmt!

Insidertipp

Viele junge Frauen aus den neuen Bundesländern bringen ein Handtuch zur Untersuchung mit. Das hat den entscheidenden Vorteil, dass man es sich umwickeln kann, wenn man unten ohne aus der Umkleidekabine kommt, und auch dass man sich auf dem Untersuchungsstuhl daraufsetzen kann und somit etwas Vertrautes unter dem Po hat. Viele meiner Patientinnen haben auch ihren «Frauenarzt-Rock», den sie immer zum Termin tragen und nur hochziehen müssen für die Untersuchung.

Es gibt Spekulae in XS, also in sehr schmal für eine sehr enge Vagina, sowie in S, die man bei Mädchen anwenden kann, die noch keinen Sex hatten, aber schon Tampons benutzen. Ich verwende die kleinen Spekulae auch gerne bei Frauen, die noch keine Kinder geboren haben, weil sie oft ausreichen, um den Gebärmutterhals zu sehen. Es gibt sie zudem in M und L, die sind dann etwas breiter und länger. Diese nimmt man für Frauen, die schon Kinder geboren haben, weil bei ihnen der Gebärmutterhals einfach breiter ist, und so kann ich sie besser einsehen. Auch bei Frauen, bei denen die Gebärmutter

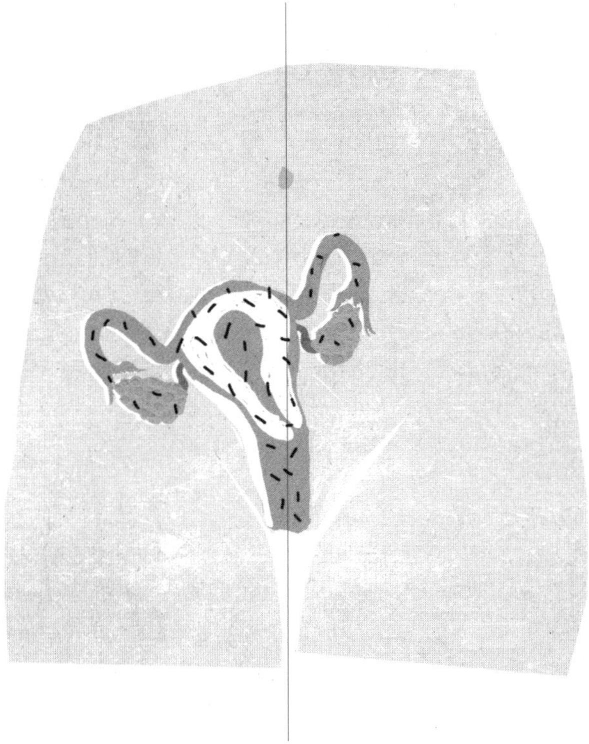

Ein Uterus schief wie der Turm von Pisa – der Abstrich kann erschwert sein.

wie der Schiefe Turm von Pisa nach links oder nach rechts kippt und der Gebärmutterhals nicht gerade in der Vagina liegt, sondern schräg, kann die korrekte Durchführung eines Abstriches sonst eine Herausforderung sein.

Weißt du noch, dass die Vagina wie eine Einkaufsklappkiste zusammenfällt? Die Wände müssen wir auseinanderhalten, um sie zu begutachten sowie den Gebärmutterhals zu sehen. Wir wollen sehen, wie sie aussieht, wie der Ausfluss aussieht, ob es blutet oder ob die Oberfläche des Gebärmutterhalses (aka Cervix) Auffälligkeiten aufweist wie eine ausgeprägte

Ektopie – das ist, wenn die Tapete der Cervix nach außen wandert (wenn du es nicht mehr auf dem Schirm hast, in Kapitel 3 kannst du dein Wissen auffrischen).

Von der Cervix entnehmen wir den Krebsabstrich und vielleicht noch einen Abstrich für Geschlechtskrankheiten wie HPV oder Chlamydien. Wenn man einen mikrobiellen Abstrich machen will, ist jetzt auch der Zeitpunkt, wobei man den meistens nicht vom Inneren des Gebärmutterhalses machen muss, sondern schlicht vom Ende der Vagina.

Mythbuster

Uns ist die Schamhaarfrisur und ob du rasiert bist oder nicht, so was von piepegal. Wirklich! Du musst dich weder dafür entschuldigen, unrasiert zu sein, noch dafür, wenn du am Morgen geduscht hast und dein Termin erst nachmittags ist – wir sehen (und riechen) das nicht, keine Sorge.

Beim Abstrich kann es etwas bluten, gerade wenn man eine Ektopie aufgrund hormoneller Einflüsse hat – wir erinnern uns. Meistens hört die Ektopie-Blutung nach einer Minute wieder auf.

Anschließend tasten wir das Becken ab und den Bereich der Eierstöcke, um zu sehen, ob etwas weh tut. Zysten an den Eierstöcken oder Veränderungen in der Gebärmutter können wir nicht fühlen, aber meistens die Größe und Lage der Gebärmutter. Es hilft, wenn du bei diesem Teil der Untersuchung den Unterbauch weich machst und die Muskeln nicht anspannst und genau angibst, ob etwas weh tut, was sonst nie weh tut bei der Untersuchung. Bei Frauen ab 50 wird zusätzlich noch die rektale Untersuchung durchgeführt, wobei das viele früher machen oder auch gar nicht – seit 2009 gehört es nicht mehr offiziell zur Vorsorge dazu, aber wenn ich schon mal in der Nachbarschaft bin, kann ich auch kurz prüfen, ob alles okay oder ob Blut am Handschuh ist.

Mythbuster

Periode bekommen ausgerechnet am Tag der Vorsorge – muss ich jetzt meinen Frauenarzttermin absagen? Nicht unbedingt! Wenn es nicht gerade der erste oder zweite Tag mit starker Blutung ist, können wir denoch einen Krebsabstrich machen. Wenn man zu stark blutet, kann es sein, dass zu viel Blut im Abstrich ist, aber eine mäßige bis leichte Blutung stört nicht. Anders ist es, wenn du vor der Periode Aussfluss oder einen Pilz hattest und dann während der Periode nachschauen lassen willst, ob alles okay ist – dann sehen wir nichts mehr.

Eine Ultraschalluntersuchung gehört nicht zu den von den gesetzlichen Krankenkassen erforderlichen Maßnahmen für die reine Vorsorge, wird aber bei begründetem Verdacht auf Probleme gemacht. Wir raten den meisten Frauen mit Kinderwunsch und über 30 dazu, sich einmal im Jahr die Organe anschauen zu lassen, damit wir Zysten oder Myome finden und dokumentieren können – das kann für später wichtig sein. Ein Ultraschall vom Unterleib ist natürlich kein Muss, sondern erhöht die Genauigkeit der Untersuchung – aber mit dem Wissen über deinen Körper, das du jetzt hast, kannst du für dich besser abschätzen, was du haben willst oder nicht.

Anschließend wird die Brust abgetastet. Laut deutschen Regelungen für die Vorsorge wird das erst ab dem 30. Lebensjahr empfohlen, aber es gehört zum Handwerk von uns Gynäkologen dazu, deshalb machen wir das eigentlich immer, egal wie alt du bist.

Ein Brustultraschall ist einerseits wichtig, wenn ich etwas Auffälliges ertaste, und andererseits bei Frauen ab dem 30. Lebensjahr – daher empfehle ich auch, wie du jetzt weißt, dass man einmal im Jahr etwas Diagnostisches wie einen Brustultraschall für die Brust machen lässt. Viele gesetzliche Krankenkassen geben etwas dazu, lass dir daher eine detaillierte Rechnung ausstellen und reiche sie ein!

Insidertipp

Viele Krankenkassen zahlen bei IGeL-Leistungen etwas dazu. Nachfragen lohnt sich! Und auch wenn die Krankenkassen-Mitarbeiter am Telefon nein sagen – lass dir immer eine detaillierte Rechnung geben und versuche es trotzdem. Manche lassen Kulanz walten.

Time, Love and Tenderness

Wir Ärzte stehen oft vor einem Dilemma. Wir wollen nicht, dass Wartezeiten entstehen – gleichzeitig wollen wir der Patientin die volle Aufmerksamkeit geben, die sie braucht. Das kann heißen, dass aus einem 10-Minuten-Termin plötzlich eine halbe Stunde wird, sei es, weil eine Patientin vom untreuen Ehemann Herpes bekommen hat und sich erst mal ausheulen muss oder weil wir sonstige schlechte Nachrichten verkünden müssen, die der Patientin den Teppich unter den Füßen wegziehen. Manche Dinge – gerade die Unerwarteten – brauchen einfach Zeit und gehen nicht im Schnellverfahren.

Wenn du schon weißt, dass dein Anliegen zeitlich eine normale Vorsorge sprengt, sage das ruhig bei der Terminvergabe. Das hilft uns sehr, Wartezeiten zu vermeiden und eine Sprechstunde für alle angenehmer zu gestalten. Es ist wie beim Friseur: Willst du nur Waschen und Föhnen, geht das schneller als mit Färben und Strähnen. Ansonsten heißt es beim Warten: Geduld. Wer nicht gerne wartet, kann die Helferinnen um eine ehrliche Einschätzung der Lage bitten, damit man erst mal etwas anderes tun kann und nicht frustriert rumsitzt. Wenn ich einen Arzttermin habe, rufe ich manchmal vorher an und frage, ob ich pünktlich sein muss oder ob noch Luft ist für eine Erledigung zwischendurch.

Wer von vornherein unter Zeitdruck steht, soll das bitte gleich sagen – ein sehr netter Hinweis, dass man in Kürze wegmuss, kann Wunder bewirken. Entweder wird man schneller drangenommen, oder es wird einem ehrlich gesagt, dass man besser einen neuen Termin ausmacht.

Arzthelferinnen freuen sich ebenfalls enorm über liebe, freundliche Patientinnen, die mithelfen, die gute Laune auch in stressigen Zeiten aufrechtzuerhalten. Für einen netten Menschen brät man dann doch gerne die Extrawurst wie beispielsweise nach Feierabend noch die Tür aufzuschließen, um dir vor deinem Flug auf die Kanaren dein Pillenrezept schnell zu geben. Wir gehen gerne die Extrameile für unsere Patientinnen, und umso mehr für die, die uns mit den Jahren ans Herz gewachsen sind und mit denen wir schon viel erlebt und geteilt haben. Wenn die Chemie stimmt und die Sterne richtig stehen, werden aus Stammpatientinnen Freundinnen, und aus Arzthelferinnen werden Vertraute, denen du allerlei erzählen kannst – von der nervigen Schwiegermutter bis hin zu der neuen Liebe. Mit etwas Glück wird die Frauenarztpraxis ein Ort, wo du weinen und lachen kannst, aber immer gerne hingehst – sogar lieber als zum Zahnarzt.

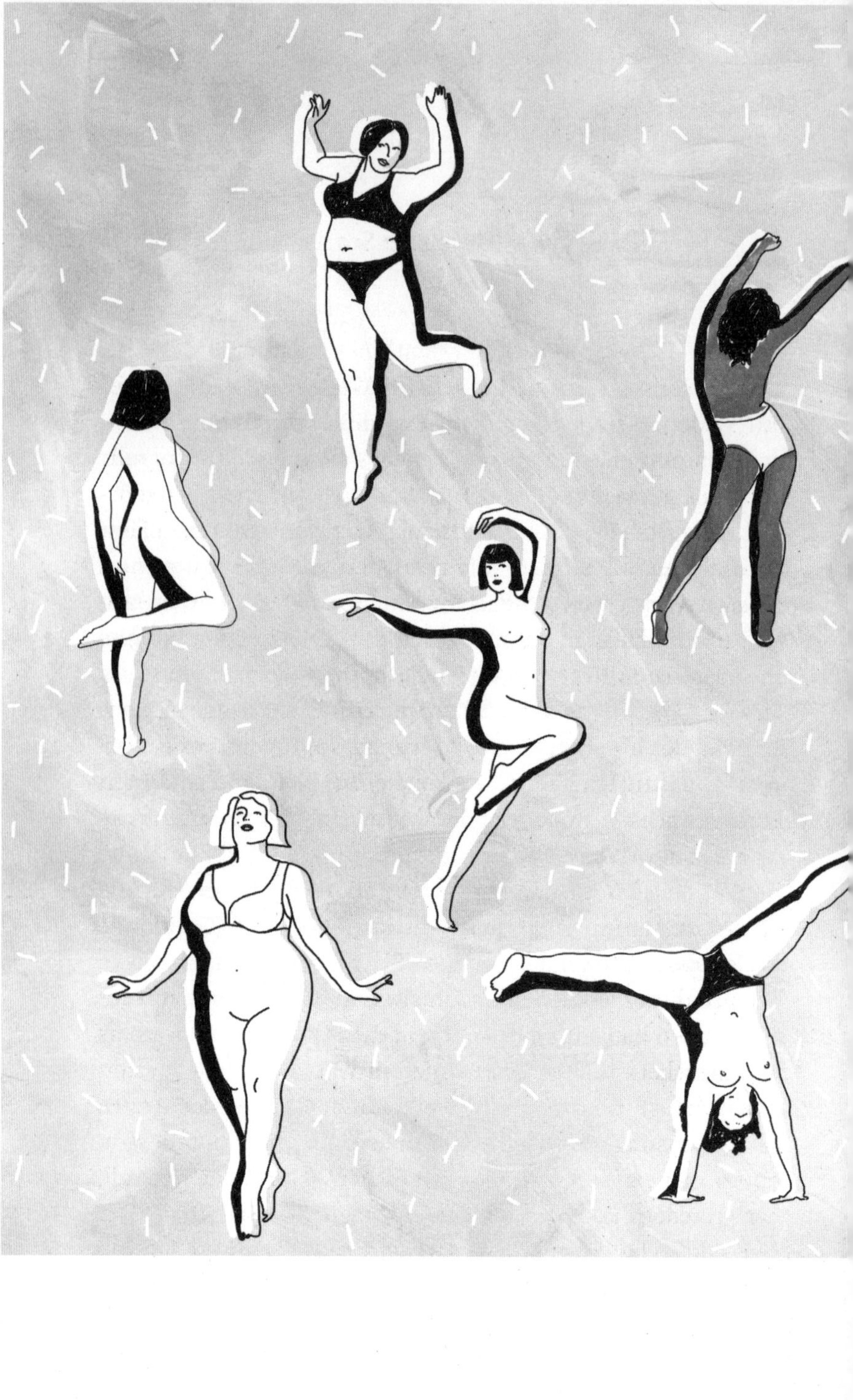

Ein paar Worte zum Schluss

Liebe Leserin, du hast es geschafft! Wir beide beenden hier fürs Erste unsere gemeinsame Expedition durch den weiblichen Körper, und ich hoffe sehr, dass sie dir nicht nur sehr viel Spaß gemacht hat, sondern dass du jetzt einen Wissensfundus besitzt, der dich selbstsicher und gelassener sein lässt im Umgang mit deiner weiblichen Gesundheit. Du hast nun das notwendige Wissen in der Hand, um deinen Körper besser zu verstehen und um mit deiner Ärztin auf Augenhöhe zu reden. Du bist quasi upgegradet worden in die First Class der Gynäkologie und hast Zugang zur VIP-Lounge, einem Bereich, der bisher exklusiv für wenige vorgesehen war. Warum war das früher so? Ich denke, die Tradition vom gelehrten Arzt, der alles weiß, und dem ahnungslosen Patienten hatte zu einer anderen Zeit ihre Berechtigung, einfach im Sinne einer Arbeitsteilung: Einer deckt die Dächer, eine versorgt die Kinder, und einer weiß, was zu tun ist, wenn in der Gemeinde die Grippe ausbricht.

Doch dieses Dogma des exklusiven Medizinerclubs mit Insiderwissen hat sich spätestens mit dem Einzug des Internets sehr gelockert, sodass der Halbgott in Weiß eher eine aussterbende Art ist. Dennoch wird das traditionelle Bild des Arztes als Wissensträger und erste Instanz bei allen Gesundheitsfragen immer existieren, denn es ist nicht möglich oder sinnvoll, sich in jedem Fach der Medizin megagut auszukennen. Der Radiologe oder der Unfallchirurg darf ruhig den Großteil seines Wissensschatzes für sich behalten. Aber die Gynäkologie, das ist die Gebrauchsanweisung mit Troubleshooting für deinen Körper. Und es ist wichtiger als alles andere, dass du diese Gebrauchsanweisung in einer Sprache vorliegen hast, die sich vertraut anfühlt und die du verstehst. Im Prinzip so, wie damals Martin Luther die Bibel für das Volk so übersetzte, dass alle Menschen sie verstehen, habe ich es mir zur Aufgabe gemacht, die weibliche Biologie allen Frauen zugänglich zu machen, damit aus etwas vermeintlich Mysteriösem und Kompliziertem etwas Vertrautes und Einfaches wird. Das Wissen um deinen Körper sollte nicht einigen wenigen vorbehalten sein, sondern geht in erster Linie dich an – du bist die glückliche Besitzerin dieses fabelhaften Körpers, der Leben erschafft, einen Monatsrhythmus aufweist sowie Probleme meisterhaft löst, wie es selbst Mutter Erde nicht besser kann.

Mein Team und ich leben jeden Tag diese neue Herangehensweise, um Frauen zu unterstützen, mit ihnen zu lachen und auch mal eine Träne zu vergießen. Aber nicht nur wir, sondern auch viele tolle Gynäkologen auf der ganzen Welt sind auf deiner Seite, wir sind deine Cheerleader, und zwar vom ersten Moment an, wenn du uns in der Pubertät besuchst, bis ins hohe Alter. Wir begleiten dich in der Schwangerschaft, stehen dir bei hormonellen Veränderungen zur Seite und gehen gesundheitlich mit dir durch dick und dünn. Aber vor allem freuen wir uns, wenn wir dir helfen können, dein bestes Leben zu führen. Dein Körper und dein Leben sind ja schließlich deins und das Einzige, was du wirklich besitzt. Genieße dein Frausein, selbstbewusst und ohne Angst oder falsche Scham. Schnapp dir den Ball, den das Leben dir zuspielt, und lauf wie der Wind. Wir stehen am Spielfeldrand und feuern dich an! Und wenn du unsere Hilfe brauchst, sind wir da – mit Wissen, Erfahrung und Demut vor dem fabelhaften weiblichen Körper.

Dank

Dieses Buch wäre nie entstanden ohne die schicksalhafte Begegnung mit Kathrin Friedl auf Mallorca, einer großartigen Dermatologin aus Regensburg, die mich ermutigt hat, meine Ideen zu Papier zu bringen. Ebenso bin ich Professor Kai Bühling, Professor Alfred Mück, Professor Werner Mendling, Dr. Thomas Fink und Dr. Volker Heyl zu Dank verpflichtet, die mir bei kniffligen Fragen geholfen haben; diese Kollegen sind einige der wirklichen Superstars der Gynäkologie in Deutschland.

Meine wunderbare Lektorin Julia Suchorski, die mich entdeckt und an mich geglaubt hat und die mir im gesamten Schreibprozess eine unglaubliche Stütze war, verdient meinen besonderen Dank, und natürlich die absolut fabelhafte Illustratorin Luisa Stömer; wir haben extrem viel Spaß zusammen gehabt!

Unbezahlbar ist die Vorarbeit, die durch Giulia Enders und Yael Adler geleistet wurde: Diese beiden Kolleginnen haben mit ihren Büchern *Darm mit Charme* und *Hautnah* den Weg in Deutschland für einen entspannteren Umgang mit unserem Körper geebnet und die Kluft zwischen Arzt und Patient geschmälert. Diesen Weg zu gehen, bedeutet für uns alle, die in der konservativen Welt der Medizin groß geworden sind, einen Bruch mit Konformität und dem Dogma, wie ein Arzt zu sein hat. Dieser Schritt erfordert deutlich mehr Mut, als mit dem Strom zu schwimmen.

Ich danke meinem Sohn und meiner Tochter für ihre Geduld, dass sie Mama an den Wochenenden und in den Ferien haben schreiben lassen; besonders meiner Tochter Frida, die auch meine größte Kritikerin ist – sie ist jetzt schon extrem fabelhaft. Ich hoffe, dass ich den beiden den Mut geben kann, eines Tages ihrem eigenen Traum angstfrei nachzujagen.

Der beste Ehemann der Welt darf an dieser Stelle nicht fehlen, der mich mein Ding machen lässt, der mich strahlen lässt, während er im Hintergrund alles zusammenhält. Du bist mein Leuchtturm im Sturm, Matrose.

Mein Team in der Praxis bekommt meinen zutiefst empfundenen Dank, angeführt von meiner überirdischen Maria Saponaro – du bist ein Geschenk des Himmels. Mein Team macht einfach alles mit: Von der Eröffnung eines Kosmetikstudios über Fernsehaufnahmen bis hin zu jeglichen Instagram-Storys sind sie immer ganz vorne mit dabei; ich glaube, sogar wenn ich eine Bäckerei aufmachen würde, wären sie mit an Bord.

Zu guter Letzt danke ich meinen Patientinnen. Ein sehr weiser Kollege in Kapstadt, wo ich ein Auslandstertial absolviert habe, hat uns Studenten einmal bezüglich des Gesprächs mit Patienten gesagt: «You learn more if you keep your mouth shut.» Heute weiß ich, was er damit gemeint hat: Ein guter Arzt ist nicht unbedingt der, der viel spricht, aber sicherlich der, der gut zuhört. Und somit danke ich dir, liebe Leserin, dass du mich durch das Buch begleitet hast; ich habe dich nie gesehen, aber deine Anwesenheit immer gespürt. Für diese besondere Arzt-Patient-Beziehung danke ich dir von Herzen.

1 O'Connell H. E., Hutson J. M., Anderson C. R., Plenter R. J. Anatomical relationship between urethra and clitoris. J. Urol. 1998 Jun; 159(6): 1892–1897.

2 Kinsey A. C., Pomery W. B., Martin C. E., Gebhard P. H. Sexual behavior in the human female. Bloomington, In: Indiana University Press; 1953.

3 Masters W. H., Johnson V. E. Human sexual response. New York: Bantam Books; 1966.

4 Barry R. Komisaruk, Nan Wise, Eleni Frangos, Wen-Ching Liu, Kachina Allen, and Stuart Brody. Women's clitoris, vagina and cervix mapped on the sensory cortex: fMRI evidence J Sex Medicine 2011 Oct;8 (10): 2822–2830.

5 Hoag N., Keast J. R., O'Connell H. E. The «G-Spot» Is Not a Structure Evident on Macroscopic Anatomic Dissection of the Vaginal Wall. J Sex Med. 2017 Dec; 14(12): 1524–1532.

6 Ostrzenski A., Krajewski P., Ganjei-Azar P., Wasiutynski A. J., Scheinberg M. N., Tarka S., Fudalej M. Verification of the anatomy and newly discovered histology of the G-spot complex. BJOG. 2014 Oct; 121(11): 1333–1339.

7 Brody S., et al. Vaginal orgasm is associated with vaginal (not clitoral) sex education, focusing mental attention on vaginal sensations, intercourse duration, and a preference for a longer penis. J Sex Med. 2010.

8 Puppo V. Embryology and anatomy of the vulva: the female orgasm and women's sexual health. Eur J Obstet Gynecol Reprod Biol. 2011.

9 James G. Pfaus, Gonzalo R. Quintana, Conall Mac Cionnaith, and Mayte Parada. The whole versus the sum of some of the parts:

toward resolving the apparent controversy of clitoral versus vaginal orgasms Socioaffect Neurosci Psychol. 2016 Oct 25; 6: 32 578.

10 Komisaruk B. R., Wise N., Frangos E., Liu W. C., Allen K., Brody S. Women's clitoris, vagina, and cervix mapped on the sensory cortex: fMRI evidence. J Sex Med. 2011 Oct; 8(10): 2822–2830.

11 Shorty M. J., et al, Female Orgasmic Experience: A subjective Study. Archives of Sexual Behavior. 1984; 13: 155–164.

12 Nagoski, Emily. Come as You are. Simon & Schuster. 2015.

13 Fraser I. S., McCarron G., Markham R., Resta T. Blood and total fluid content of menstrual discharge. Obstet Gynecol. 1985 Feb; 65(2): 194–198.

14 Godley M. J., Quantification of Vaginal Discharge in Healthy Volunteers, British Journal of Obstetrics and Gynecology 92 (1985): 739.

15 Mendling, Werner. Vaginale Mikrobiota, Der Gynäkologe, 48: 780.

16 Millheiser L. S., Pauls R. N., Herbst S. J., Chen B. H. Radiofrequency treatment of vaginal laxity after vaginal delivery: nonsurgical vaginal tightening. J Sex Med. 2010 Sep;7(9): 3088–3095.

17 Anbieter von vaginalen Laserbehandlungen: www.smilemonalisa.de, www.almafemilift.de

18 Wheeler C. M., Skinner S. R., Del Rosario-Raymundo M. R., Garland S. M., Chatterjee A., Lazcano-Ponce E., Salmerón J., McNeil S., Stapleton J. T., Bouchard C., Martens M. G., Money D. M., Quek S. C., Romanowski B., Vallejos C. S., Ter Harmsel B., Prilepskaya V., Fong K. L., Kitchener H., Minkina G., Lim Y. K. T., Stoney T., Chakhtoura N., Cruickshank M. E., Savicheva A., da Silva D. P., Ferguson M., Molijn A. C., Quint W. G. V., Hardt K., Descamps D., Suryakiran P. V., Karkada N., Geeraerts B., Dubin G., Struyf F.; VIVIANE Study Group. Efficacy, safety, and immunogenicity of the human papillomavirus 16/18 AS04-adjuvanted vaccine in women older than 25 years: 7-year follow-up of the phase 3, double-blind, randomised controlled VIVIANE study. Lancet Infect Dis. 2016 Oct; 16(10): 1154–1168.

19 Z. Khan, R. P. Gada, Z. M. Tabbaa, S. K. Laughlin, C. C. Coddington, E. A. Stewart. Department of OB / GYN, Division of Reproductive Endocrinology & Infertility, Mayo Clinic, Rochester, MN Effect of unilateral oophorectomy on ovarian reserve and IVF stimulation outcomes Fert and Steri, Sept 2011; Volume 96; 3: S83.

20 Elizabeth A. Stewart, Wanda K. Nicholson, Linda Bradley, and Bijan J. Borah. The Burden of Uterine Fibroids for African-American Women: Results of a National Survey. J Womens Health (Larchmt). 2013 Oct; 22(10): 807–816.

21 Benaglia L., Cardellicchio L., Filippi F., Paffoni A., Vercellini P., Somigliana E., Fedele L. The rapid growth of fibroids during early pregnancy. PLoS ONE. 2014; 9: e85 933.

22 Park S.B., Kim J.K., Kim K., Cho K. Imaging findings of complications and unusual manifestations of ovarian neoplasms. RadioGraphics. 2008; 28: 969–983.

23 Philipp T., Philipp K., Reiner A., Beer F., Kalousek D.K. Embryoscopic and cytogenetic analysis of 233 missed abortions: factors involved in the pathogenesis of developmental defects of early failed pregnancies. Hum Reprod. 2003; 18: 1724–1732.

24 Macklon N.S., Geraedts J.P., Fauser B.C. Conception to ongoing pregnancy: the ‹black box› of early pregnancy loss. Hum Reprod Update. 2002; 8: 333–343.

25 Nybo Andersen A.M., Wohlfahrt J., Christens P., Olsen J., Melbye M. Maternal age and fetal loss: population based register linkage study. BMJ. 2000; 320: 1708–1712.

26 Lagranha C.J., Silva T.L.A., Silva S.C.A., Braz G.R.F., da Silva A.I., Fernandes M.P., Sellitti D.F. Protective effects of estrogen against cardiovascular disease mediated via oxidative stress in the brain. Life Sci. 2018 Jan 1; 192: 190–198.

27 Green P.S., Simpkins J.W. Neuroprotective effects of estrogens: potential mechanisms of action. Int J Dev Neurosci. 2000 Jul-Aug; 18(4–5): 347–58.

28 Bäckström T., Sanders D., Leask R., Davidson D., Warner P., Bancroft J. Mood, sexuality, hormones, and the menstrual cycle. II. Hormone levels and their relationship to the premenstrual syndrome. Psychosom Med. 1983 Dec; 45(6): 503–507.

29 Roney J.R., Simmons Z.L. Hormonal predictors of sexual motivation in natural menstrual cycles. Horm Behav. 2013 Apr; 63(4): 636–645.

30 Roney J. R., Simmons Z. L. Within-cycle fluctuations in progesterone negatively predict changes in both in-pair and extra-pair desire among partnered women. Horm Behav. 2016 May; 81: 45–52.

31 Roney J. R., Simmons Z. L. Ovarian hormone fluctuations predict within-cycle shifts in women's food intake. Horm Behav. 2017 Apr;90:8–14.

32 Yamazaki M., Tamura K. The menstrual cycle affects recognition of emotional expressions: an event-related potential study. F1000Res. 2017 Jun 8; 6: 853.

33 Ryu A., Kim T. H. Premenstrual syndrome: A mini review. Maturitas. 2015 Dec; 82(4): 436–440.

34 Jarvis C. I., Lynch A. M., Morin A. K. Management strategies for premenstrual syndrome/premenstrual dysphoric disorder. Ann Pharmacother. 2008 Jul; 42(7): 967–978.

35 Bahrami A., Avan A., Sadeghnia H. R., Esmaeili H., Tayefi M., Ghasemi F., Nejati Salehkhani F., Arabpour-Dahoue M., Rastgar-Moghadam A., Ferns G. A., Bahrami-Taghanaki H., Ghayour-Mobarhan M. High dose vitamin D supplementation can improve menstrual problems, dysmenorrhea, and premenstrual syndrome in adolescents. Gynecol Endocrinol. 2018 Feb 15: 1–5.

36 Bertone-Johnson E. R., Ronnenberg A. G., Houghton S. C., Nobles C., Zagarins S. E., Takashima-Uebelhoer B. B., Faraj J. L., Whitcomb B. W. Association of inflammation markers with menstrual symptom severity and premenstrual syndrome in young women. Hum Reprod. 2014 Sep; 29(9): 1987–1994.

37 Gillings, Michael R. Were there evolutionary advantages to premenstrual syndrome? Evol Appl. 2014 Sep; 7(8): 897–904.

38 Rossouw J. E., Anderson G. L., Prentice R. L., et al. Writing Group for the Women's Health Initiative Investigators. Risks and benefits of estrogen plus progestin inhealthy postmenopausal women: principal results from the Women's Health Initiative randomized controlled trial. JAMA. 2002; 288(3): 321–333.

39 Anderson G. L., Limacher M., Assaf A. R., Bassford T., Beresford S. A., Black H., Bonds D., Brunner R., Brzyski R., Caan B., Chlebowski R., Curb D., Gass M., Hays J., Heiss G., Hendrix S., Howard B. V., Hsia J., Hubbell A., Jackson R., Johnson K. C., Judd H., Kotchen

J. M., Kuller L., LaCroix A. Z., Lane D., Langer R. D., Lasser N., Lewis C. E., Manson J., Margolis K., Ockene J., O'Sullivan M. J., Phillips L., Prentice R. L., Ritenbaugh C., Robbins J., Rossouw J. E., Sarto G., Stefanick M. L., Van Horn L., Wactawski-Wende J., Wallace R., Wassertheil-Smoller S.; Women's Health Initiative Steering Committee. Effects of conjugated equine estrogen in postmenopausal women with hysterectomy: the Women's Health Initiative randomized controlled trial. JAMA. 2004 Apr 14; 291(14): 1701–1712.

40 Chen W. Y., Rosner B., Hankinson S. E., Colditz G. A., Willett W. C. Moderate alcohol consumption during adult life, drinking patterns, and breast cancer risk. JAMA. 2011 Nov 2; 306(17): 1884–1890.

41 Andrew M. Kaunitz and JoAnn E. Manson. Management of Menopausal Symptoms Obstet Gynecol. 2015 Oct; 126(4): 859–876.

42 Manson J. E., Kaunitz A. M. Menopause Management – Getting Clinical Care Back on Track. N Engl J Med. 2016 Mar 3; 374(9): 803–806.

43 Mikkola T. S., Savolainen-Peltonen H., Tuomikoski P., Hoti F., Vattulainen P., Gissler M., Ylikorkala O. Reduced risk of breast cancer mortality in women using postmenopausal hormone therapy: a Finnish nationwide comparative study. Menopause. 2016 Nov; 23(11): 1199–1203.

44 Krakowsky Y., Grober E. D. A practical guide to female sexual dysfunction: An evidence-based review for physicians in Canada. Can Urol Assoc J. 2018 Jun; 12(6): 211–216.

45 Lethaby A., Marjoribanks J., Kronenberg F., Roberts H., Eden J., Brown J. Phytoestrogens for menopausal vasomotor symptoms. Cochrane Database Syst Rev. 2013 Dec 10; (12).

46 Newton K. M., Reed S. D., LaCroix A. Z., Grothaus L. C., Ehrlich K., Guiltinan J. Treatment of vasomotor symptoms of menopause with black cohosh, multibotanicals, soy, hormone therapy, or placebo: a randomized trial. Ann Intern Med. 2006 Dec 19; 145(12): 869–879.

47 Pinkerton J. V., Sánchez Aguirre F., Blake J., Cosman F., Hodis H. N., Hoffstetter S., Kaunitz A. M., Kingsberg S. A., Maki P. M., Manson J. E., Marchbanks P., McClung M. R., Nachtigall L. E., Nelson L. M., Pace D. T., Reid R. L., Sarrel P. M., Shifren J. L., Stuenkel

C.A., Utian W.H. The 2017 hormone therapy position statement of The North American Menopause Society. The NAMS 2017 Hormone Therapy Position Statement Advisory Panel. Menopause. 2017 Jul; 24(7): 728–753.

48 Stuenkel C.A., Davis S.R., Gompel A., Lumsden M.A., Murad M.H., Pinkerton J.V., Santen R.J. Treatment of Symptoms of the Menopause: An Endocrine Society Clinical Practice Guideline. J Clin Endocrinol Metab. 2015 Nov; 100(11): 3975–4011.

49 Santen R.J., Stuenkel C.A., Burger H.G., Manson J.E. Competency in menopause management: whither goest the internist? J Womens Health (Larchmt). 2014 Apr; 23(4): 281–285.

50 Gass M., Larson J., Cochrane B., Manson J.E., Lane D., Barnabei V., Ockene J., Stefanick M.L., Mouton C. Sexual activity and vaginal symptoms in the postintervention phase of the Women's Health Initiative Hormone Therapy Trials. Menopause. 2018 Mar; 25(3): 252–264.

51 Buhling K.J., von Studnitz F.S., Jantke A., Eulenburg C., Mueck A.O. Use of hormone therapy by female gynecologists and female partners of male gynecologists in Germany 8 years after the Women's Health Initiative study: results of a survey. Menopause. 2012 Oct; 19(10): 1088–1091.

52 Biglia N., Cozzarella M., Ponzone R., Marenco D., Maggiorotto F., Fuso L., Sismondi P. Personal use of HRT by postmenopausal women doctors and doctors' wives in the north of Italy. Gynecol Endocrinol. 2004 Mar; 18(3): 165–174.

53 Lindau S.T., Gavrilova N. Sex, health, and years of sexually active life gained due to good health: evidence from two US population based cross sectional surveys of ageing. BMJ. 2010 Mar 9; 340: c810.

54 Goldin, Claudia and Lawrence F. Katz. 2002. The power of the pill: Oral contraceptives and women's career and marriage decisions. Journal of Political Economy 110(4): 730–770.

55 Institute for Quality and Efficiency in Health Care 2006 Informed Health Online Contraception: Do hormonal contraceptives cause weight gain?

56 Gallo M.F., Lopez L.M., Grimes D.A., Carayon F., Schulz K.F.,

Helmerhorst FM. Combination contraceptives: effects on weight. Cochrane Database Syst Rev. 2014 Jan 29;(1).
57 Øjvind Lidegaard, professor of obstetrics and gynaecology, Lars Hougaard Nielsen, statistician, Charlotte Wessel Skovlund, data manager and scientific assistant, Finn Egil Skjeldestad, professor of clinical medicine, and Ellen Løkkegaard, senior registrar in obstetrics and gynaecology. Risk of venous thromboembolism from use of oral contraceptives containing different progestogens and oestrogen doses: Danish cohort study, 2001–9 BMJ. 2011; 343: d6423.
58 Lidegaard Ø., Løkkegaard E., Jensen A., Skovlund C.W., Keiding N. Thrombotic stroke and myocardial infarction with hormonal contraception. N Engl J Med. 2012 Jun 14; 366(24): 2257–2266.
59 Blanco-Molina A., Monreal M. Venous thromboembolism in women taking hormonal contraceptives Expert Rev Cardiovasc Ther. 2010 Feb; 8(2): 211–215.
60 Urban M., Banks E., Egger S., Canfell K., O'Connell D., Beral V., Sitas F. Injectable and oral contraceptive use and cancers of the breast, cervix, ovary, and endometrium in black South African women: case-control study. PLoS Med. 2012; 9(3): e1001182.
61 Gierisch J.M., Coeytaux R.R., Urrutia R.P., Havrilesky L.J., Moorman P.G., Lowery W.J., Dinan M., McBroom A.J., Hasselblad V., Sanders G.D., Myers E.R. Oral contraceptive use and risk of breast, cervical, colorectal, and endometrial cancers: a systematic review. Cancer Epidemiol Biomarkers Prev. 2013 Nov; 22(11): 1931–1943.
62 Archer J.S., Archer D.F. Oral contraceptive efficacy and antibiotic interaction: a myth debunked. J Am Acad Dermatol. 2002 Jun; 46(6): 917–923.
63 Dickinson B.D., Altman R.D., Nielsen N.H., Sterling M.L.; Council on Scientific Affairs, American Medical Association. Drug interactions between oral contraceptives and antibiotics. Obstet Gynecol. 2001 Nov; 98(5 Pt 1): 853–860.
64 Dal'Ava N., Bahamondes L., Bahamondes M.V., Bottura B.F., Monteiro I. Body weight and body composition of depot medroxyprogesterone acetate users. Contraception. 2014 Aug; 90(2): 182–187.
65 Dirk Wildemeersch, Norman Goldstuck, Thomas Hasskamp, Sohela Jandi, and Ansgar Pett. Intrauterine device quo vadis? Why

intrauterine device use should be revisited particularly in nulliparous women? J Contracept. 2015; 6: 1–12.

66 Hartmann L. C., Sellers T. A., Frost M. H., Lingle W. L., Degnim A. C., Ghosh K., Vierkant R. A., Maloney S. D., Pankratz V. S., Hillman D. W., Suman V. J., Johnson J., Blake C., Tlsty T., Vachon C. M., Melton L. J. 3rd, Visscher D. W. Benign breast disease and the risk of breast cancer. N Engl J Med. 2005 Jul 21; 353(3): 229–237.

67 Anthony Howell, Annie S. Anderson, Robert B. Clarke, Stephen W. Duffy, D. Gareth Evans, Montserat Garcia-Closas, Andy J. Gescher, Timothy J. Key, John M. Saxton, and Michelle N. Harvie. Risk determination and prevention of breast cancer. Breast Cancer Res. 2014; 16: 446.

68 Hardefeldt P. J., Edirimanne S., Eslick G. D. Deodorant use and breast cancer risk. Epidemiology. 2013 Jan; 24(1): 172.

69 Obwohl es Hinweise einer holländischen Forschungsgruppe gibt, dass Implantate extrem selten einen anaplastischen großzelligen Lymphom auslösen können. Mintsje de Boer; Flora E. van Leeuwen; Michael Hauptmann; Lucy I. H. Overbeek; Jan Paul de Boer; Nathalie J. Hijmering; Arthur Sernee; Caroline A. H. Klazen; Marc B. I. Lobbes; René R. W. J. van der Hulst; Hinne A. Rakhorst; Daphne de Jong. Breast Implants and the Risk of Anaplastic Large-Cell Lymphoma in the Breast. JAMA Oncol. 2018; 4(3): 335–341.

70 Kamal Kataria, Anita Dhar, Anurag Srivastava, Sandeep Kumar, and Amit Goyal. A Systematic Review of Current Understanding and Management of Mastalgia. Indian J Surg. 2014 Jun; 76(3): 217–222.

71 Christina Stenhammar, Ylva Tiblom Ehrsson, Helena Åkerud, Margareta Larsson, and Tanja Tydén Sexual and contraceptive behavior among female university students in Sweden – repeated surveys over a 25-year period. Acta Obstet Gynecol Scand. 2015 Mar; 94(3): 253–259.